Leben
LERNEN
Klett-Cotta

Zu diesem Buch

»Gestalt ist keine Technik, kein therapeutisches Schnellverfahren, sondern ein ernster Weg, sich selbst zu finden und zu wachsen. Wachstum ist aber ein Prozeß, der Zeit braucht« (F. Perls). Dieses letzte Buch von Fritz Perls ist im Sinne dieses Zitats »instruktiver und näher an dem, was Gestalttherapie eigentlich ist, als ein umfangreiches theoretisches Kompendium« (H. Petzold im Vorwort).
Das Buch führt im ersten Teil in lebendiger und einfacher Sprache in Grundbegriffe der Gestalttherapie ein; im 2. Teil stehen Transskripte von Gestalttherapie-Sitzungen, die als Einführung in bestimmte Schwerpunkte gestalttherapeutischer Arbeit zu verstehen sind.

Die Reihe »Leben Lernen« stellt auf wissenschaftlicher Grundlage Ansätze und Erfahrungen moderner Psychotherapien und Beratungsformen vor; sie wendet sich an die Fachleute aus den helfenden Berufen, an psychologisch Interessierte und an alle nach Lösung ihrer Probleme Suchenden.

Alle Bücher aus der Reihe ›Leben Lernen‹ finden Sie unter:
www.klett-cotta.de/lebenlernen

Fritz Perls

Grundlagen der Gestalt-Therapie

Einführung und Sitzungsprotokolle

Aus dem Amerikanischen
von Monika Ross

Klett-Cotta

Leben Lernen 20

MIX
Papier | Fördert gute Waldnutzung
FSC® C083411

Klett-Cotta
www.klett-cotta.de
J. G. Cotta'sche Buchhandlung Nachfolger GmbH
Rotebühlstraße 77, 70178 Stuttgart
Fragen zur Produktsicherheit: produktsicherheit@klett-cotta.de

Die Originalausgabe erschien unter dem Titel
»The Gestalt Approach & Eye Witness to Therapy«, im Verlag Science and Behavior Books, Inc., Palo Alto, Kalifornien

Umschlag: Jutta Herden, Stuttgart
Unter Verwendung eines Fotos von © Daniele Levis Pelusi on Unsplash
Gesetzt von Eberl & Koesel Studio, Kempten
Gedruckt und gebunden von CPI – Clausen & Bosse, Leck
ISBN 978-3-608-89061-7

18. Auflage, 2026

Bibliografische Information der Deutschen Nationalbibliothek
Die Deutsche Nationalbibliothek verzeichnet diese Publikation in der Deutschen Nationalbibliografie; detaillierte bibliografische Daten sind im Internet über <http://dnb.d-nb.de> abrufbar.

Inhalt

Vorwort
von Hilarion Petzold

Dieses letzte Buch von Fritz Perls, dem Begründer der Gestalttherapie, wurde drei Jahre nach seinem Tode veröffentlicht. Dem ersten Teil liegt ein Manuskript zugrunde, das 1969 begonnen wurde, als Fritz noch in Esalen lebte und arbeitete und das er im Gestaltkibbuz am Lake Cowichan in British Columbia in der Rohfassung abschloß. Im zweiten Teil (Eye Witness to Therapy) finden sich Transskripte von Gestaltsitzungen, die durch Video bzw. Film aufgezeichnet wurden und als Einführung in bestimmte Schwerpunkte gestalttherapeutischer Arbeit zu verstehen sind.

Fritz konnte das Buch in der vorliegenden Form nicht mehr für die Veröffentlichung bearbeiten, und so blieb es in einigen Teilen unabgeschlossen. Er hatte vor, noch einige Kapitel hinzuzufügen: über die Schichten der Neurose, insbesondere über das Phänomen der Impasse, der Blockierung, über das Selbstverständnis und das Verhalten des Therapeuten und über Prinzipien wie Experiment, Kontakt/Rückzug, gezielte Frustration und Support. Für die Erklärung dieser Konzepte bleiben wir auf die verstreuten und oftmals fragmentarischen Bemerkungen in seinen früheren Büchern verwiesen. Den vorliegenden Ausführungen kommt deshalb besondere Bedeutung zu, denn sie stellen wichtige Elemente der Gestalttherapie in einer klaren und allgemeinverständlichen Sprache vor. Dies ist kein Buch, das sich auf einen komplizierten Fachjargon zurückzieht, ein in sich geschlossenes Theoriegebäude vorlegen will oder beabsichtigt, *die* Gestalttherapie darzustellen. Fritz ging es immer um lebendigen Kontakt, die konkrete Wirklichkeit, die vor jedem Hintergrund andere und neue Gestalten hervorbringt. Seine Art der Mitteilung ist das gesprochene Wort, durch das eine Ich-Du-Beziehung entstehen kann. Im Unterschied zu seinen frühen Büchern, die »in guter akademischer Tradition stan-

den«, versucht Fritz seine Leser durch eine Sprache zu erreichen, die jeder gebildete Laie verstehen kann. Es geht ihm darum, den Blick für das *Offensichtliche* zu schärfen, damit es benennbar und erfahrbar wird. Dieser zentralen Aufgabe gestalttherapeutischer Arbeit sah sich Fritz mit seiner ganzen Person verpflichtet. Seine Art zu leben, Therapie zu machen, Theorie zu lehren und Bücher zu schreiben sind in diesem Kontext zu sehen. Für ihn ist Gestalttherapie ein offenes System, das in einem Prozeß kreativer Auseinandersetzung mit jeder neuen Wirklichkeit steht. Fritz hat im Laufe seines Lebens zahlreiche Elemente, die Psychoanalyse, die Gestaltpsychologie, das Psychodrama, Körpertherapie, östliche Philosophie und Meditation aufgenommen und für seine Arbeit ausgewertet. Die verschiedenen Einflüsse aber blieben keine eklektischen Introjekte, sondern führten zu einem in sich konsistenten, integrativen Ansatz, zu einer Methodologie für den Umgang mit der Wirklichkeit.
Die Gestalttherapie hat vielfältige Möglichkeiten. Fritz hatte viele Möglichkeiten. Die in diesem und in seinen anderen Büchern vorgestellten Beispiele gestalttherapeutischer Arbeit spiegeln nur bestimmte Seiten der Gestalttherapie und seines Stils wider. Es handelt sich im wesentlichen um die klassische, personzentrierte »Hot-Seat-Technik«, die zwar die Körpersprache einbezieht, aber vorwiegend auf der verbalen Ebene vorgeht. Sitzungen, in denen die Gruppeninteraktion im Vordergrund steht oder die als Körperarbeit verlaufen, können nicht als Transskripte wiedergegeben werden. Diese Dimensionen der Gestalttherapie werden durch den Praxisteil des Buches nicht erfaßt. Sie müssen aber mitgesehen werden, damit nicht ein einseitiger und unvollständiger Eindruck gewonnen wird.
Fritz hat seine Bücher nie als Rezeptbücher, Lehrbücher oder Praxisanleitungen verstanden, sondern als eine Anregung für den Leser, sich auf gestalttherapeutische Selbsterfahrung einzulassen. Das, was Gestalttherapie ist und zu leisten vermag, kann nicht aus einem Buch gelernt werden, sondern erfordert das eigene Erleben, das persönliche emotionale Engagement und eine Kontinuität in der Arbeit mit sich selbst. Diese Erkenntnis zu vermitteln war für Fritz gerade in seinen letzten Jahren ein zentrales Anliegen und führte zu der Gründung des Gestaltkibbuz am Lake Cowichan, einer Lebensgemeinschaft, die über eine bloße therapeutische Zielsetzung hinausgeht und einen

Raum bereitstellen will, in dem persönliche Entfaltung möglich ist.

»Hier sollen sich Leute heranbilden, die mehr sind als nur Psychotechniker, sondern die die unsinnige Trennung zwischen dem Philosophen, dem Therapeuten und dem Pädagogen in ihrem Leben und in ihrer Arbeit überwinden. Gestalt ist keine Technik, kein therapeutisches Schnellverfahren, sondern ein ernster Weg, sich selbst zu finden und zu wachsen. Wachstum aber ist ein Prozeß, der Zeit braucht. Gestalttherapie erfordert eine Haltung, die nicht in zwei Monaten erworben wird, sondern durch ein langes und ernstes Training, in dessen Zentrum die Entwicklung der eigenen Persönlichkeit steht.«* Das vorliegende Buch vermag etwas von dieser Haltung zu vermitteln, wie sie Fritz in seinem Leben realisiert hat. Es ist in diesem Sinne instruktiver und näher an dem, was Gestalttherapie eigentlich ist, als irgendein umfangreiches theoretisches Kompendium.

Hilarion Petzold
Fritz Perls Institut, Düsseldorf

* Perls, 1969, in einem Gespräch über Cowichan

Einführung

Der moderne Mensch lebt in einem Zustand geringer Vitalität. Wenn er auch im allgemeinen wenig leidet, weiß er eben auch wenig von einem wirklich kreativen Leben. Statt dessen ist er ein ängstlicher Automat geworden. Seine Welt bietet ihm weitgespannte Möglichkeiten der Bereicherung und der Freude, und doch läuft er ziellos umher, weiß nicht wirklich, was er will, und ist daher auch völlig unfähig zu planen, wie er seine Bedürfnisse erfüllen kann. Er stellt sich dem Abenteuer des Lebens ohne Erregung und ohne Begierde. Er meint allem Anschein nach, daß die Zeit des Spaßes, des Vergnügens, des Wachsens und des Lernens die Kindheit und die Jugend sind, und gibt mit der »Reife« das Leben auf. Er ist dauernd in Bewegung, aber der Ausdruck seines Gesichtes zeigt einen Mangel an jedem wirklichen Interesse für sein Handeln. Er trägt für gewöhnlich entweder ein Pokergesicht zur Schau, oder er wirkt gelangweilt, abwesend oder irritiert. Er scheint alle Spontaneität und jegliche Möglichkeit, sich direkt und neu zu fühlen und auszudrükken, verloren zu haben. Er kann sehr gut über seine Schwierigkeiten reden und sehr schlecht mit ihnen fertig werden. Er hat das Leben selbst auf eine Abfolge verbaler und intellektueller Übungen reduziert: er ertränkt sich selbst in einem Meer von Worten. Er hat den Prozeß des Lebens durch psychologische und pseudopsychologische Erklärungen des Lebens ersetzt. Er verbringt endlose Stunden damit, die Vergangenheit zu rekapitulieren oder die Zukunft zu gestalten. Seine gegenwärtigen Aktivitäten sind nichts als lästige Pflichtübungen, die er hinter sich bringen muß. Zuweilen ist er sich der Tätigkeiten des Augenblicks nicht einmal bewußt.

All dies mag eine sehr allgemeine Feststellung sein, aber die Zeit ist gekommen, daß eine solche Feststellung gemacht werden muß. Die letzten fünfzig Jahre haben eine enorme Erweiterung des menschlichen Selbstverständnisses gebracht. Sie haben eine enorme Erweiterung unseres Verständnisses der physiologischen und psychologischen Mechanismen gebracht, durch die wir uns trotz der ständig wechselnden Zwänge und Lebensbedingungen aufrechterhalten. Aber sie brachten keine entsprechende Steigerung unserer Fähigkeiten, uns an uns selber zu freuen, unsere Kenntnisse im eigenen Interesse zu nutzen und unseren Sinn für Lebendigkeit und Wachstum zu entwickeln und zu weiten. Das Verständnis menschlichen Verhaltens rein um seiner selbst willen ist ein angenehmes intellektuelles Spiel, eine vergnügliche oder auch quälerische Art von Zeitvertreib, aber es hat keine notwendige Beziehung zum oder Nutzen für das tägliche Geschäft des Lebens. Tatsächlich erwächst viel von unserer neurotischen Unzufriedenheit mit uns selbst und unserer Welt aus der Tatsache, daß wir große Mengen von Begriffen und Ideen aus der modernen Psychotherapie und Psychologie verschlingen, sie aber weder verdauen und erproben noch unsere verbalen und intellektuellen Kenntnisse als das Machtinstrument nutzen, das sie sein sollten. Im Gegenteil, viele von uns benutzen psychotherapeutische Konzepte als Rationalisierungen, als Mittel zur Fortsetzung ihres unbefriedigenden gegenwärtigen Verhaltens. Wir rechtfertigen unser jetziges Unglück mit unseren vergangenen Erfahrungen und schwelgen in unserem Elend. Wir verwenden unsere Menschenkenntnis als Rechtfertigung für gesellschaftlich destruktives und selbstzerstörerisches Verhalten. Wir sind von dem »Ich kann das nicht allein« des Kindes zum »Ich kann das nicht allein, weil ... meine Mutter mich als Kind zurückgestoßen hat; weil ich nie gelernt habe, meinen Ödipuskomplex zu bejahen; weil ich zu introvertiert bin« des Erwachsenen übergegangen. Psychotherapie und Psychologie hatten nie den Sinn, nachträgliche Rechtfertigungen für fortdauerndes neurotisches Verhalten herzugeben, für ein Verhalten, das dem Individuum nicht erlaubt, auf der Höhe seiner Fähigkeiten zu leben. Das Ziel dieser Wissenschaften ist nicht, uns Erklärungen für Verhaltensweisen zu geben, vielmehr uns *Selbsterkenntnis, Befriedigung und Selbständigkeit* erreichen zu helfen.

Vielleicht ist einer der Gründe, warum sich speziell die Psychotherapie für diese Perversion hergegeben hat, der, daß zu viele der klassischen tiefenpsychologischen Theorien von ihren Verfechtern zu Dogmen versteinert worden sind. Vor Anstrengung, alle verschiedenen Formen und Arten menschlichen Verhaltens in das Prokrustesbett der Theorie zu spannen, ignorieren oder verdammen viele psychotherapeutischen Schulen diejenigen Aspekte menschlichen Lebens, die sich starrköpfig der Erklärung in den Begriffen ihrer Lieblingsideen entziehen. Anstatt eine Theorie aufzugeben oder zu ändern, wenn sie nicht mehr mit den Fakten übereinstimmt und wenn sie nicht mehr adäquat dazu dient, Schwierigkeiten zu lösen, verdrehen sie die Tatsachen des Verhaltens, bis sie sich der Theorie anpassen.

Das dient weder der Erweiterung des Wissens, noch dient es dem Menschen bei der Lösung seiner Probleme.

Dieses Buch dient der Erforschung eines ziemlich neuen Ansatzes in dem Problem des gesamten menschlichen Verhaltens – sowohl hinsichtlich seiner Tatsächlichkeit wie seiner Möglichkeiten. Es ist aus dem Glauben geschrieben, daß der Mensch ein volleres, reicheres Leben führen kann, als die meisten von uns es jetzt tun. Es ist aus der Überzeugung geschrieben, daß der Mensch noch nicht einmal begonnen hat, sein Reservoir an Energie und Enthusiasmus zu entdecken. Das Buch ist bestrebt, sowohl eine Theorie als auch ihre praktische Anwendung auf die Probleme des täglichen Lebens und auf die psychotherapeutischen Techniken darzulegen. Die Theorie selbst gründet sich auf Erfahrung und Beobachtung; sie ist mit den Jahren ihrer praktischen Ausübung und Anwendung gewachsen, *und sie wächst immer noch.*

Erster Teil

Was ist Gestalttherapie?

1. Grundlagen

Gestaltpsychologie

Jeder vernünftige Ansatz einer Psychologie, die sich nicht hinter professionellem Jargon versteckt, muß dem intelligenten Laien verständlich sein und muß auf den Fakten des menschlichen Verhaltens gründen. Wenn das nicht der Fall ist, dann ist etwas ganz Grundsätzliches daran falsch. Die Psychologie beschäftigt sich schließlich mit dem für alle Menschen interessantesten Thema – mit uns und den anderen. Das Verständnis von Psychologie und von uns selbst muß übereinstimmen. Wenn wir uns selbst nicht verstehen können, dann können wir nie hoffen, unsere Probleme zu lösen; dann können wir nie hoffen, ein Leben zu führen, das sich lohnt. Dieses Verständnis des ›Selbst‹ aber umfaßt mehr als intellektuelles Verstehen. Es erfordert Gefühl und Sensibilität.

Der hier vorgelegte Ansatz gründet auf einer Anzahl von Prämissen, die weder abwegig noch unvernünftig sind. Im Gegenteil, sie sind im großen und ganzen Überzeugungen des gesunden Menschenverstandes und durch Erfahrung leicht zu belegen. Tatsächlich liegen diese Überzeugungen, auch wenn sie häufig in komplizierten Terminologien ausgedrückt werden (mit der dreifachen Funktion: den Leser zu verwirren, das Selbstgefühl des Schreibers aufzublasen und die Gegenstände zu verdunkeln, die sie erhellen sollen), weiten Bereichen der modernen Psychologie zugrunde. Leider halten viele Psychologen sie für selbstverständlich und schieben sie in den Hintergrund, während ihre Theorien immer weiter von der Wirklichkeit und dem Sichtbaren weggaloppieren. Wenn wir aber diese Prämissen mit einfachen Worten vorbringen, werden wir sie jederzeit als Maßstab benutzen können, um die Zuverlässigkeit und Nützlichkeit unserer Ideen daran zu prüfen, und wir werden unsere Untersuchung mit Vergnügen und Profit vornehmen können.

Wir wollen die erste Prämisse durch ein Beispiel einführen. Wir sagten schon, daß der Ansatz dieses Buches in vieler Hinsicht neu ist. Das bedeutet nicht, daß dieser Ansatz keine Beziehung zu anderen Theorien menschlichen Verhaltens oder zu Anwendungen von Theorien auf die Probleme des täglichen Lebens oder auf die psychotherapeutische Praxis hätte. Es bedeutet auch nicht, daß dieser Ansatz exklusiv aus neuen und revolutionären Elementen zusammengesetzt wäre. Die meisten seiner Elemente finden sich in vielen anderen Ansätzen zu diesem Thema. Was hier neu ist, sind nicht unbedingt die Bausteine und Teilerkenntnisse, die schließlich die Theorie aufbauen, es ist vielmehr *die Art ihrer Benutzung und Organisation, die diesem Ansatz seine Einzigartigkeit und seinen Anspruch auf Beachtung verleiht.* Die erste grundlegende Voraussetzung dieses Buches steckt in diesem letzten Satz. Es ist die Grundannahme, daß Fakten, Sinneswahrnehmungen, Verhaltensweisen und Phänomene erst durch ihre Organisation, nicht schon durch ihre einzelnen Bestandteile definiert werden und ihre eigenständige und besondere Bedeutung erlangen.

Ursprünglich wurde dieses Konzept von einer Gruppe deutscher Psychologen* entwickelt, die auf dem Gebiet der Wahrnehmungspsychologie arbeiteten und bewiesen, daß der Mensch die Gegenstände nicht als unzusammenhängende Bruchstücke wahrnimmt, sondern daß er sie im Wahrnehmungsprozeß zu einem sinnvollen Ganzen organisiert. Ein Mann z. B., der in einen Raum voller Leute kommt, nimmt nicht einfach Farbflecke und Bewegungsfetzen, Gesichter und Körper wahr. Er erblickt den Raum und die Leute darin als eine Einheit, in der ein aus vielen ausgewähltes Element in den Vordergrund tritt, während die anderen im Hintergrund bleiben. Die Wahl des hervortretenden Elementes ist das Ergebnis vieler Faktoren, die auf den Generalnenner *Interesse* gebracht werden können. Solange Interesse vorhanden ist, wird die ganze Szene sinnvoll organisiert erscheinen. Nur wenn jegliches Interesse fehlt, wird die Wahrnehmung atomisiert, und der Raum wird als eine Anhäufung unzusammenhängender Objekte wahrgenommen.

* M. Wertheimer, 1880–1943; K. Koffka, 1886–1941; K. Lewin, 1890–1947; W. Köhler, 1887–1967; W. Metzger, geb. 1899.

Wie funktioniert dieses Prinzip in einer einfachen Situation? Angenommen, der Raum ist ein Wohnzimmer, und die Szene ist eine Cocktailparty. Die meisten Gäste sind bereits anwesend, die Nachzügler kommen nach und nach herein. Ein Neuankömmling betritt den Raum.

Er ist chronischer Alkoholiker und braucht dringend etwas zu trinken. Für ihn wird alles – die anderen Gäste, die Sessel und Sofas, die Bilder an den Wänden – unwichtig sein und im Hintergrund bleiben. Er wird sich schnurstracks an die Bar begeben; sie wird von allen Objekten im Raum als einziges in den Vordergrund treten. Jetzt kommt ein weiterer Gast. Es ist eine Malerin, und die Gastgeberin hat gerade eins ihrer Werke erworben. Ihr Hauptanliegen ist es, herauszufinden, wie und wo ihr Bild hängt. Sie wird das Gemälde unter allen Objekten im Raum auswählen. Wie der Alkoholiker wird sie von den Leuten überhaupt nicht berührt sein, sie wird auf ihr Bild zusteuern wie eine Taube zum Taubenschlag. Oder nehmt den Fall des jungen Mannes, der auf die Party gekommen ist, um seine Freundin zu treffen. Er wird die Menge durchkämmen, er wird zwischen den Gesichtern suchen, bis er sie gefunden hat. Sie wird die »Figur« bilden, alles übrige den Hintergrund. Für den umherschweifenden Gast, der von Gruppe zu Gruppe wechselt und von einer Unterhaltung zur nächsten, von der Bar zum Sofa, von der Gastgeberin zur Zigarettendose, wird der Raum zu verschiedenen Zeiten unterschiedlich aussehen. Während er mit einer Gruppe redet, wird sie und die Unterhaltung »Figur« sein. Wenn er sich, gegen Ende des Gesprächs, müde fühlt und sich entschließt, sich hinzusetzen, wird der eine leere Platz auf dem Sofa als »Figur« hervortreten. Da sein Interesse wechselt, ändert sich seine Wahrnehmung des Raumes, der Leute und der Gegenstände, sogar seiner selbst. »Figur« und Hintergrund werden ständig vertauscht, sie bleiben nicht statisch wie beispielsweise für den jungen Liebhaber, dessen Interesse fixiert und unwandelbar ist. Nun kommt der letzte Gast. Er wollte zuerst gar nicht kommen (wie viele von uns bei Cocktailparties) und hat an dem ganzen Verlauf kein wirkliches Interesse. Für ihn bleibt die ganze Szene ungegliedert und bedeutungslos, wenn nicht etwas geschieht, was sein Interesse und seine Aufmerksamkeit auf sich lenkt.

Die psychologische Schule, die sich aus diesen Beobachtungen entwickelte, nennt man die Gestaltpsychologie. Eine Gestalt ist ein Muster, eine Figur, die besondere Art, wie die vorhandenen Einzel-Elemente organisiert sind. Die Grundannahme der Gestaltpsychologie ist, daß die menschliche Natur in Strukturen oder Ganzheiten organisiert ist, daß sie vom Individuum auf diese Art erfahren wird und daß sie nur als eine Funktion dieser Strukturen oder Ganzheiten, aus denen sie besteht, verstanden werden kann.

Homöostase

Unsere nächste Annahme ist, daß alles Leben und Verhalten von einem Prozeß regiert wird, den die Naturwissenschaftler Homöostase nennen und die Laien Anpassung. Der homöostatische Prozeß ist der Vorgang, durch den der Organismus sein Gleichgewicht und dadurch seine Gesundheit unter wechselnden Bedingungen aufrechterhält. Homöostase ist also der Prozeß, durch den der Organismus seine Bedürfnisse befriedigt. Da seine Bedürfnisse mannigfaltig sind und jedes Bedürfnis das Gleichgewicht stört, läuft der homöostatische Prozeß ständig ab. Alles Leben ist durch dieses endlose Spiel von Gleichgewicht und Un-Gleichgewicht im Organismus gekennzeichnet. Wenn der homöostatische Prozeß bis zu einem gewissen Grade versagt, wenn der Organismus zu lange in einem Zustand des Ungleichgewichts bleibt und seine Bedürfnisse nicht befriedigen kann, ist er krank. Wenn der homöostatische Prozeß ganz versagt, stirbt der Organismus.
Einige wenige einfache Beispiele sollen zur Verdeutlichung dienen. Der menschliche Körper funktioniert einwandfrei nur dann, wenn der Blutzuckerspiegel innerhalb bestimmter Grenzen bleibt. Wenn der Blutzuckerspiegel unter diese Grenzen sinkt, sondert die Nebennierenrinde Adrenalin ab; das Adrenalin bewirkt, daß die Leber aus ihren Glykogenvorräten Zukker bereitstellt; dieser Zucker wandert ins Blut und hebt den Blutzuckerspiegel an. All dies geschieht auf rein physiologischer Basis; der Organismus ist sich dessen nicht bewußt. Aber ein Absinken des Blutzuckerspiegels hat noch eine andere Wirkung. Es wird von einem Hungergefühl begleitet, und der Organismus befriedigt seinen Mangelzustand und sein Ungleichgewicht

durch Essen. Die Nahrung wird verdaut, ein bestimmter Anteil, der Zucker, wird dem Blut wieder zugeführt. So fordert, in diesem Fall, der homöostatische Prozeß vom Organismus Aufmerksamkeit und bewußtes Handeln.

Wenn der Blutzucker extrem steigt, sondert die Bauchspeicheldrüse mehr Insulin ab, und dies bewirkt, daß die Leber dem Blut Zucker entzieht. Die Nieren helfen auch, den Überschuß abzubauen; Zucker wird mit dem Urin ausgeschieden. Auch diese Prozesse sind wie der vorher beschriebene rein physiologischer Natur. Aber der Blutzuckergehalt kann gezielt gesenkt werden, als Ergebnis bewußten Handelns. Der medizinische Fachausdruck für dieses chronische Versagen der Homöostase, das sich in einem dauernden Überschuß an Blutzucker äußert, ist Diabetes. Der Organismus des Diabetikers kann sich offensichtlich nicht selbst regeln. Aber der Patient kann mit Hilfe künstlicher Vermehrung des Insulins durch Injektionen ein Kontrollsystem errichten.

Nehmen wir ein anderes Beispiel. Für die Gesundheit des Organismus muß auch der Wassergehalt des Blutes auf einem bestimmten Niveau gehalten werden. Wenn er unter dieses Niveau absinkt, sind Schweiß, Speichelfluß und Harnabsonderung verringert, und die Gewebe geben etwas von ihrem Wasser an das Blut ab. So sorgt der Körper dafür, daß er während einer solchen Periode des Mangels Wasser behält. Das ist die physiologische Seite des Prozesses. Aber wenn der Wassergehalt des Blutes zu tief sinkt, dann fühlt das Individuum Durst. Es tut dann, was es kann, um das notwendige Gleichgewicht aufrechtzuerhalten. Es trinkt Wasser. Wenn der Wassergehalt des Blutes zu hoch wird, werden all diese Aktivitäten umgekehrt wirksam, wie im Falle des Blutzuckers. Noch einfacher können wir es so sagen: Der physiologische Fachausdruck für Wasserverlust im Blut ist Dehydration; chemisch kann er beschrieben werden als Verlust einer gewissen Anzahl von H_2O-Einheiten; sensorisch wird er als Durst gespürt mit den Symptomen der Trockenheit im Mund und der Unruhe; und psychologisch wird er als der Wunsch zu trinken gefühlt.

Wir könnten also den homöostatischen Prozeß den der *Selbstregulierung* nennen, den Prozeß, durch den der Organismus sich mit seiner Umgebung auseinandersetzt. Obwohl die Beispiele, die ich hier gegeben habe, komplexe Aktivitäten seitens des Organismus bedeuten, handelt es sich doch bei beiden um die einfachsten Funktionen, die alle dem Überleben des Individuums, und dadurch dem der Art, dienen. Das Bedürfnis, den Blutzuckerspiegel und den Wassergehalt innerhalb bestimmter Grenzen zu halten, ist für alles animalische Leben grundlegend. Aber es gibt andere Bedürfnisse, die nicht so eng mit der Frage nach Leben und Tod verknüpft sind, in denen der Prozeß der Homöostase aber ebenso eine Rolle spielt. Das menschliche Wesen kann mit zwei Augen besser als mit einem sehen: aber auch wenn ein Auge zerstört ist, kann das Opfer weiterleben. Es ist nicht länger ein zweiäugiger Organismus. Es ist ein einäugiger Organismus und lernt bald, in dieser Situation gut zu funktionieren, zu ermessen, welches seine neuen Bedürfnisse sind, und die passenden Mittel für ihre Befriedigung zu finden.

Der Organismus hat gleichermaßen psychische *Kontakt*-Bedürfnisse wie physiologische; sie werden immer dann spürbar, wenn das psychische Gleichgewicht gestört ist, genauso wie physiologische Bedürfnisse gespürt werden, wenn das physische Gleichgewicht gestört ist. Diese psychischen Bedürfnisse werden durch etwas befriedigt, was man die psychologische Entsprechung zum homöostatischen Prozeß nennen könnte. Ich möchte aber ganz deutlich machen, daß der psychologische Prozeß nicht vom physiologischen geschieden werden kann; der eine enthält Elemente des anderen. Diese primär psychologischen Bedürfnisse und die homöostatischen oder adaptiven Mechanismen, durch die man ihnen begegnet, konstituieren zum Teil den Gegenstand der Psychologie.

Menschen haben Tausende solcher Bedürfnisse auf rein psychologischer Ebene. Und auf der sozialen Ebene gibt es wieder Tausende von Bedürfnissen. Je intensiver wir fühlen, wie wesentlich sie für unser tägliches Leben sind, desto stärker identifizieren wir uns mit ihnen und desto intensiver werden wir unsere Aktivitäten auf ihre Befriedigung richten.

Hier haben wieder die statischen Konzepte der älteren psychologischen Schulen dem Verständnis im Wege gestanden. Weil die Theoretiker gewisse gleiche Antriebe in allen Lebewesen konstatiert hatten, postulierten sie die »Triebe« als die herrschenden Kräfte im Leben und beschrieben die Neurose als das Resultat der Unterdrückung dieser Triebe. Mac Dougalls Liste umfaßt vierzehn Triebe. Freud betrachtete Eros (Sexualität oder Leben) und Thanatos (Tod) als die beiden grundlegenden und wichtigsten Triebe. Aber wenn wir alle Störungen des organismischen Gleichgewichts klassifizieren würden, fänden wir Tausende von Trieben, und diese würden sich noch voneinander in ihrer Intensität unterscheiden.

Es gibt noch eine Schwäche an dieser Theorie. Wir können, glaube ich, darin übereinstimmen, daß das Bedürfnis zu überleben als eine beherrschende Macht in jedem Lebewesen wirkt und daß sie alle zu allen Zeiten zwei wichtige Tendenzen zeigen: als einzelne und als Art zu überleben und zu wachsen. Das Ziel ist fest vorgegeben. Aber die Wege und Mittel dazu können variieren, von Situation zu Situation, von Art zu Art, von Individuum zu Individuum. Wenn das Leben einer Nation durch Krieg bedroht ist, greifen die Bürger zu den Waffen. Wenn das Leben eines Individuums bedroht ist, weil sein Blutzuckerspiegel zu niedrig ist, wird es Nahrung suchen. Scheherezades Leben war durch den Sultan bedroht, und um der Bedrohung zu begegnen, erzählte sie ihm 1001 Nacht lang Geschichten. Sollen wir nun sagen, sie hatte einen Geschichtenerzähltrieb?

Die ganze Instinkt- und Triebtheorie verleitet dazu, die Bedürfnisse mit ihren Symptomen oder mit den Mitteln ihrer Befriedigung zu verwechseln. Und aus dieser Verwirrung entstand die Konzeption der Triebunterdrückung. Denn die Triebe (falls sie existieren) können nicht unterdrückt werden. Sie sind außerhalb der Reichweite unserer bewußten Wahrnehmung, also außerhalb der Reichweite unseres gezielten Handelns. Wir können z. B. das Überlebensbedürfnis nicht unterdrücken, aber wir können seine Symptome und Anzeichen beeinflussen und tun es auch. Wir tun es, indem wir den fortlaufenden Prozeß blockieren und uns selbst an der Durchführung sinnvoller Handlungen hindern.

Was aber passiert, wenn mehrere Bedürfnisse oder Triebe gleichzeitig entstehen? Der gesunde Organismus scheint sozusagen mit einer Hierarchie der Werte zu arbeiten. Da er nicht mehr als eine Sache zu gleicher Zeit gut erledigen kann, widmet er sich dem vorherrschenden lebenswichtigen Bedürfnis, ehe er sich mit irgend etwas anderem befaßt; er operiert nach dem Prinzip: das Wichtigste zuerst. Ich beobachtete in Afrika einmal ein Rudel Wild, das 100 Yards von einer Gruppe schlafender Löwen entfernt graste. Als einer der Löwen aufwachte und vor Hunger brüllte, flohen die Tiere. Versucht einen Moment lang, euch als das Wild zu fühlen. Stellt euch vor, ihr rennt um euer Leben. Bald würdet ihr außer Atem sein und müßtet langsamer werden oder anhalten, bis ihr wieder Luft bekämt.

In diesem Moment würde das Atmen die stärkere Notwendigkeit sein – ein stärkeres Bedürfnis – als das Laufen, so wie vorher das Laufen ein größeres Bedürfnis als das Fressen geworden war.

Wenn wir dieses Prinzip in Begriffen der Gestaltpsychologie darlegen, können wir sagen, daß das vorherrschende Bedürfnis eines Organismus jederzeit »Figur« ist und daß die anderen, zumindest zeitweilig, in den Hintergrund rücken. Die »Figur« bildet das Bedürfnis, das am heftigsten auf Befriedigung drängt, ob es nun, wie in unserem Beispiel, das Bedürfnis der Lebenserhaltung direkt oder ob es weniger lebensnotwendige Bereiche – physiologischer oder psychologischer Art – berührt. Es scheint z. B. ein Bedürfnis von Müttern zu sein, ihre Kinder glücklich und zufrieden zu machen; Unbehagen in dem Kind verursacht Unbehagen in ihnen. Die Mutter eines kleinen Babys mag vielleicht trotz rumpelnder Güterwagen, ja trotz krachender, betäubender Donnerschläge ruhig schlafen, sie wird aber sofort aufwachen, wenn ihr Baby – auch in einem entlegenen Zimmer – leise wimmert.

Damit das Individuum seine Bedürfnisse befriedigen, die Gestalt schließen und sich anderen Tätigkeiten zuwenden kann, muß es wahrnehmen können, was es braucht, und wissen, wie es sich selbst und seine Umgebung im Sinne seiner Ziele manipulieren kann; denn auch die rein physiologischen Bedürfnisse können nur durch Interaktion zwischen Organismus und Umgebung befriedigt werden.

Die holistische Doktrin

Eine der offenkundigsten Fakten in bezug auf den Menschen ist, daß er einen einheitlichen Organismus bildet. Und doch wird diese Tatsache von den traditionellen Schulen der Psychiatrie und Psychotherapie total ignoriert; sie operieren, ganz gleich wie sie ihren Ansatz definieren, immer noch mit der Geist-Körper-Spaltung. Seit dem Entstehen der psychosomatischen Medizin jedoch ist die enge Beziehung zwischen geistiger und körperlicher Aktivität noch sichtbarer geworden. Und dennoch hat selbst dieser Verständnisfortschritt nicht das erreicht, was er hätte erreichen müssen, und zwar wegen der Zählebigkeit des psycho-physischen Parallelismus. Das Verständnis ist immer noch an das Kausalitätsprinzip gefesselt, es behandelt gestörte Funktionen als physische Störungen mit psychischer Ursache.

In der Entwicklung des psychologischen Denkens scheint folgendes geschehen zu sein: Wir beobachten, daß der Mensch auf zwei qualitativ verschiedenen Ebenen existieren kann, auf der des Denkens und auf der des Handelns. Wir sind von der Verschiedenheit beider und ihrer offensichtlichen Unabhängigkeit voneinander beeindruckt. Und so postulieren wir, daß sie verschiedener Gattung sind. Dann sind wir gezwungen, die Existenz irgendeiner bisher unerforschten strukturellen Wesenheit zu postulieren, nämlich die Seele, die als Sitz der geistigen Tätigkeit definiert wird. Seit der Entwicklung der Tiefenpsychologie wird als Ergebnis der Beobachtung, daß der Mensch kein rein rationales Wesen ist, die Seele oder Psyche, die vorher allein als Quelle der Vernunft angesehen worden war, zum Sitz auch des dunklen Unbewußten und zu einer Struktur, die ihren Willen nicht nur gegen den Körper, sondern auch gegen sich selbst durchsetzen kann. So kann das Seelische Gedanken und Erinnerungen, die es anstößig findet, unterdrücken. Es kann Symptome von einer Körpergegend in eine andere verlagern. Es ist der kleine ›deus ex machina‹, der uns in jeder Hinsicht regiert.

Da die quantitative Analyse der physischen Prozesse so viel raschere Fortschritte machte als die der seelischen Prozesse, tendieren wir auch dahin, was den Körper anbelangt, sehr viel mehr als selbstverständlich hinzunehmen, als was das Psychische betrifft. Wir fechten die naturwissenschaftlichen Fakten der Physiologie und Anatomie nicht an. Wir können das Herz, die Leber, die Muskulatur und den Kreislauf beschreiben, und wir wissen, wie sie funktionieren. Wir haben erkannt, daß dem Menschen die Fähigkeit angeboren ist, bestimmte physische und physiologische Tätigkeiten auszuführen, und wir haben das Staunen über unsere wunderbare Vollkommenheit verloren. Wir wissen auch eine Menge über das Gehirn und wie es funktioniert, und wir lernen jeden Tag mehr darüber. Aber solange wir nicht diese Forschungen weiter vorantreiben, werden wir doch nur ein begrenztes Verständnis von einer anderen grundlegenden und angeborenen Fähigkeit des Menschen haben: der Fähigkeit, Symbole und abstrakte Begriffe zu erlernen und mit ihnen umzugehen. Diese Fähigkeit scheint gekoppelt mit der größeren Entwicklung und Differenziertheit des Gehirns. Und sie ist dem Menschen so selbstverständlich wie seine Fähigkeit, die Fäuste zu ballen, zu laufen oder mit jemandem zu schlafen.

Diese Fähigkeit, Symbole zu benutzen, zeigt sich in dem, was wir geistige Tätigkeit nennen, ob sie nun auf die Produktion naturwissenschaftlicher Theorien oder auf eine abgedroschene Phrase über das Wetter gerichtet ist. Auch was wir als eine einfache geistige Tätigkeit ansehen, erfordert ein hohes Maß an Fähigkeiten, mit Symbolen umzugehen und Abstraktionen zu kombinieren. Vergleichsweise erfordert auch das, was wir als primitive körperliche Aktivität ansehen – z. B. der Schlaf –, eine beträchtliche Ausnutzung unserer physiologischen Fähigkeiten. Die Muskeln sind im Schlaf nicht so aktiv wie im Wachzustand, aber ein gewisses Maß von Aktivität ist auch im Schlaf unvermeidlich.

Gesetzt also, das menschliche Wesen hat eine angeborene Fähigkeit, zu abstrahieren und Symbole zu benutzen (und sogar der strengste Behaviorist muß das zugeben; wenn diese Fähigkeit nicht existierte, dann könnte er nicht über ihre Existenz diskutieren): Was tut das menschliche Wesen, wenn es sie benutzt? Es handelt, so behaupte ich, bildlich. Es tut *symbolisch,* was es *physisch* tun könnte. Wenn der Mensch eine wissenschaftliche Theorie bedenkt, könnte er sie niederschreiben oder sie verbal erklären. Schreiben und Sprechen sind physische Tätigkeiten. Daß er wissenschaftliche Theorien ausdenken kann, ist wirklich bemerkenswert – aber es ist nicht bemerkenswerter als die Tatsache, daß der Mensch schreiben oder sprechen kann.

Denken ist natürlich nicht die einzige seelische Tätigkeit, mit der wir vertraut sind. Das Psychische hat noch andere Funktionen.

Da gibt es die aufmerksame Hinwendung. Wenn wir sagen: »Ich wende meinen Geist dem Problem zu«, so meinen wir nicht, wir packten irgendeinen Gegenstand in uns und schöben ihn gewaltsam auf das Problem zu. Wir meinen: »Ich konzentriere viel von meiner Aktivität und meinen Sinneswahrnehmungen auf dieses Problem.«

Wir reden auch von Bewußtheit (awareness), die als eine etwas flatterhafte Zwillingsschwester der Aufmerksamkeit (attention) beschrieben werden könnte. Bewußtheit ist diffuser als Aufmerksamkeit – sie bedeutet eher eine entspannte als eine angespannte Wahrnehmung der ganzen Person.

Wir reden außerdem vom Willen. Hier ist das Feld der Aufmerksamkeit oder Bewußtheit stark im Spielraum begrenzt; und die Person ist einzig darauf ausgerichtet, eine bestimmte Reihe von zielgerichteten Handlungen einzuleiten und durchzuführen.

In all diesen seelischen Aktivitäten ist die Beziehung zwischen unserem Tun und unserem Denken sehr klar. Wenn wir einer Sache gewahr werden, unsere Aufmerksamkeit auf sie lenken oder unseren Willen auf sie richten, dann gibt es mindestens einige sichtbare Zeichen, an denen der Beobachter erkennen kann, daß diese Prozesse ablaufen. Der Mensch, der sich stark darauf konzentriert, zu verstehen, was ein anderer sagt, wird wahrscheinlich vorgeneigt auf seinem Stuhl sitzen. Sein ganzes Sein wird konzentriert auf den Punkt seines Interesses ausgerichtet erscheinen. Der Mensch, der sich entschließt, den fünften Bonbon nicht mehr zu nehmen, wird wahrscheinlich eine Bewegung auf die Konfektschale hin machen, seine Hand dann plötzlich anhalten und zurückziehen, ehe sie dort ankommt.

Ich möchte aber zum Bereich des Denkens zurückkommen. Hier entstehen die meisten Verwirrungen. Unter ›Denken‹ verstehen wir eine Anzahl von Aktivitäten – das Träumen, das Imaginieren, das Theoretisieren, das Antizipieren –, die einen maximalen Gebrauch von unserer Fähigkeit machen, Symbole zu manipulieren. Um der Kürze willen wollen wir dieses alles lieber *Phantasie* nennen anstatt Denken. Wir neigen dazu, dem Denken die Vernunft beizuordnen und die Unvernunft dem Träumen, und doch sind die beiden Aktivitäten einander sehr ähnlich. Ich möchte aber ganz klar sagen, daß ich mit dem Wort Phantasie in keiner Weise andeuten will, es sei bei diesen Aktivitäten etwas Unwirkliches, Unirdisches, Seltsames oder Falsches mit im Spiel. Phantasietätigkeit in dem weiten Sinne, in dem ich den Ausdruck benutze, ist diejenige Aktivität des menschlichen Wesens, die mit Hilfe der Symbole Wirklichkeit in kleinerem Rahmen reproduzieren kann. Als Tätigkeit, die sich der Symbole bedient, leitet sie sich her von der Wirklichkeit, da die Symbole selbst ursprünglich aus der Wirklichkeit abgeleitet wurden. Die Symbole entstehen als Kennzeichen für Objekte und Prozesse; sie vermehren sich und wachsen sich aus zu Kennzeichen für Kennzeichen und zu Kennzeichen für Kennzeichen für Kennzeichen. Den Symbolen kommt vielleicht in der Wirklichkeit nichts mehr auch nur nahe, aber sie entstammen der Wirklichkeit.

Das gleiche trifft auch auf die Phantasietätigkeit zu, die eine innere, Symbole gebrauchende Tätigkeit ist. Die Reproduktion der Wirklichkeit kann weit abschweifen von ihrem Ursprung, von der Realität, mit der sie ursprünglich verknüpft war. Aber sie ist immer in irgendeiner Art auf die Wirklichkeit bezogen, sofern sie eine bedeutungsvolle Existenz für die Person gewonnen hat, in deren Phantasie sie eingegangen ist. Ich sehe keinen wirklichen Baum vor meinem inneren Auge, aber die Beziehung zwischen dem wirklichen Baum in meinem Garten und meinem Phantasiebaum genügt, um mir möglich zu machen, daß ich den einen mit dem anderen in Beziehung setze. Wenn ich über einem Problem grüble und zu entscheiden versuche, in welcher Richtung ich in einer bestimmten Situation handeln will, dann ist es, als ob ich zwei wirkliche Dinge täte. Zunächst führe ich eine Unterhaltung über mein Problem – in Wirklichkeit könnte die Unterhaltung mit einem Freund stattfinden. Dann reproduziere ich vor meinem inneren Auge die Situation, in die mich meine Entscheidung treiben wird. Ich nehme in der Phantasie vorweg, was sich in Wirklichkeit ereignen wird. Mag auch die Übereinstimmung zwischen meiner Phantasie und der aktuellen Situation nicht absolut sein – wie ja auch die Übereinstimmung zwischen dem Baum vor meinem inneren Auge und dem Baum in meinem Garten nicht absolut ist, oder wie die Übereinstimmung zwischen dem Wort ›Baum‹ und dem Ding Baum nur annähernd ist –, sie sind nahe genug beieinander, um eine Grundlage für mein Handeln zu geben.

Die geistige Aktivität wirkt sich offenbar als Zeit-, Energie- und Arbeitsersparnis für das Individuum aus. Ein Hebel beispielsweise wirkt nach dem Prinzip, daß eine kleine Kraft, an einem Ende des Instrumentes eingesetzt, eine große Kraft am anderen Ende hervorbringt. Wenn ich das eine Ende des Hebels unter einem Felsbrocken von 500 Pfund anbringe und am anderen Ende das Werkzeug mit Kraft nach unten drücke, dann kann ich etwas anheben, was so schwer ist, daß es sonst all meinen Versuchen, es vom Platz zu bewegen, widerstehen würde. Wenn ich phantasiere oder meine Aufmerksamkeit einem Problem zuwende, dann nutze ich eine kleine Menge der mir verfügbaren inneren Energie mit dem Ziel, einen größeren Anteil wirkungsvoll verteilter körperlicher oder äußerer Energie zu produzieren. Wir bedenken Probleme in der Phantasie mit dem Ziel, sie in der Wirklichkeit lösen zu können. Anstatt einfach zum Supermarkt zu gehen, ohne die geringste Vorstellung zu haben, was sie kaufen will, wird die Hausfrau vorher entscheiden, was sie braucht, und dadurch wird sie effizienter handeln, wenn sie in dem Laden ist. Sie muß nicht von Bord zu Bord rennen und bei jedem Schritt entscheiden, ob sie die angebotenen Artikel braucht oder nicht. Sie spart Zeit, Energie und Kraft.

Jetzt sind wir soweit, eine Definition der Funktionen des Psychischen und der psychischen Tätigkeiten als eines Teils des Gesamtorganismus, den wir menschliches Wesen nennen, zu geben. Die psychische Aktivität erscheint jetzt als eine Aktivität der ganzen Person, nur mit einem geringeren Energieaufwand als dem für die sogenannten physischen Aktivitäten ausgeführt. Ich muß hier aber betonen, daß ich mit dem Wort ›geringer‹ kein Werturteil verbinde. Ich sage nur, daß die sogenannten psychischen Aktivitäten vom Körper weniger Aufwand erfordern als die sogenannten physischen. Wir alle nehmen es als Selbstverständlichkeit hin, daß der Professor bei seiner sitzenden Lebensweise weniger Kalorien verbraucht als der Straßenarbeiter. Wie das Wasser sich bei Erhitzung in Dampf verwandelt, so verwandelt sich die sichtbare Körperaktivität in die latente, innere, sogenannte psychische Aktivität, wenn die Intensität sich verringert. Und umgekehrt, wie der Dampf sich in Wasser verwandelt, wenn Kälte einwirkt, so wandelt sich die latente, innere, sogenannte psychische Aktivität in die sichtbare Körperaktivität, wenn die Intensität zunimmt. Der Organismus agiert mit seiner Umgebung oder reagiert auf sie mit größerer oder geringerer Intensität; wenn die Intensität nachläßt, wird das physische Verhalten zum psychischen Verhalten. Wenn die Intensität zunimmt, wandelt sich geistiges Verhalten in physisches.

Ein weiteres Beispiel soll dieses Konzept vollends verdeutlichen. Wenn ein Mann mit einem Gegner kämpft, zeigt er enorme körperliche Aktivitäten. Er spannt seine Muskeln an, sein Herz schlägt schneller, Adrenalin ergießt sich in großen Mengen in sein Blut, sein Atem wird rasch und flach, seine Kiefer sind zusammengepreßt und starr, sein ganzer Körper verkrampft sich. Wenn er darüber spricht, wie stark er seinen Feind haßt, wird er immer noch eine große Anzahl sichtbarer körperlicher Signale zeigen, wenn auch nicht so viele wie bei dem aktuellen Kampf. Wenn er Zorn fühlt und daran denkt, den Feind anzugreifen, wird er immer noch einige offene körperliche Zeichen sehen lassen. Aber diese Zeichen sind weniger auffällig und weniger intensiv als die während des Kampfes oder als er davon sprach. Sein Verhalten ist nun von noch geringerer Intensität. Seine offene körperliche Aktivität hat sich in verdeckte, psychische Aktivität verwandelt.

Unsere Fähigkeit, auf einer geringeren Intensitätsstufe zu agieren – psychische Verhaltensweisen zu praktizieren –, ist von ungeheurem Vorteil, nicht nur für das Individuum und die Lösung seiner Probleme, sondern für die ganze Art. Die Energien, die der Mensch spart, wenn er die Dinge durchdenkt, statt sie fortwährend auszuagieren, können von ihm zur Bereicherung seines Lebens eingesetzt werden. Er kann Werkzeuge herstellen und benutzen, die wiederum Energien einsparen und ihm daher noch mehr Möglichkeiten der Bereicherung eröffnen. Aber das sind nicht die einzigen Vorzüge. Die Fähigkeit des Menschen, zu abstrahieren und Abstraktionen zu kombinieren, Symbole zu erfinden, Kunst und Wissenschaft zu schaffen – alles ist innig verknüpft mit seiner Fähigkeit, zu phantasieren. Die grundlegende Fähigkeit, Symbole zu schaffen und zu benutzen, wird gesteigert durch die realen Ergebnisse des Symbolgebrauchs. Jede Generation erbt die Phantasien der früheren Generationen, und so wachsen Wissen und Verständnis.

Das Konzept, daß menschliches Leben und Verhalten sich auf verschiedenen Aktivitätsstufen vollzieht, räumt ein für allemal auf mit dem verwirrenden und unbefriedigenden psycho-physischen Parallelismus, mit dem die Psychologie sich seit ihren Anfängen herumschlägt. Es entbindet uns davon, die psychische und die körperliche Seite des menschlichen Verhaltens als unabhängige Wesenheiten zu sehen, die ohne den Menschen oder ohne einander existieren könnten, was der unausweichliche und »logische« Schluß der älteren Psychologie war. Statt dessen setzt dieses Konzept uns in den Stand, das menschliche Wesen als das, was es ist, zu betrachten, nämlich als Ganzes, und sein Verhalten zu studieren, wo es sich manifestiert, nämlich auf der offenen (overt) Ebene der körperlichen und auf der verdeckten (covert) Ebene der psychischen Aktivität. Wenn wir einmal erkannt haben, daß Gedanken und Handlungen aus demselben Stoff sind, können wir von einer auf die andere Ebene übertragen und transponieren.

So können wir also als letzte Konsequenz ein holistisches, ganzheitliches Konzept in die Psychologie einführen – das Konzept des geschlossenen Feldes –, das die Wissenschaftler immer zu finden hofften und nach dem die heutigen Psychosomatiker gesucht haben.

In der Psychotherapie gibt uns dieses Konzept ein Instrument für die Behandlung des ganzen Menschen in die Hand. Jetzt können wir sehen, wie seine psychischen und körperlichen Handlungen miteinander vermischt sind. Wir können den Menschen schärfer beobachten und unsere Beobachtung sinnvoller nutzen. Denn wieviel größer ist das Gebiet geworden, das wir beobachten können! Wenn psychische und physische Aktivitäten gleicher Gattung sind, können wir beide als Manifestationen desselben menschlichen Wesens ansehen. Weder Patient noch Therapeut müssen sich auf das beschränken, was der Patient sagt und denkt; beide können in die Betrachtung miteinbeziehen, was er *tut*. Was er tut, bietet Hinweise auf das, was er denkt, so wie seine Gedanken Hinweise auf das bieten, was er tut und was er gern tun würde. Zwischen den Ebenen des Denkens und des Tuns existiert ein Zwischenbereich, die Ebene des Spiels, und, wenn wir scharf beobachten, werden wir in der Therapie bemerken, daß der Patient eine Menge Spiele spielt. Er selbst wird wissen, was seine Handlungen, seine Phantasien und seine Spiele bedeuten, wenn wir ihn nur auf sie aufmerksam machen. Er selbst wird seine eigenen Interpretationen liefern. Durch diese Erfahrung seiner selbst auf den drei Ebenen der Phantasie, des Spieles und des Handelns wird er sich selbst verstehen lernen. Psychotherapie wird auf diese Weise keine Exhumierung der Vergangenheit – etikettiert mit Fachausdrücken wie Verdrängung, Ödipuskomplex und Primärszene –, sondern eine Erfahrung des Lebens in der Gegenwart. In dieser lebendigen Situation lernt der Patient für sich selbst, wie er seine Gedanken, Gefühle und Handlungen nicht nur im Behandlungszimmer, sondern auch während seines tagtäglichen

Lebens integrieren kann. Der Neurotiker fühlt sich ganz offenkundig nicht als eine ganze Person. Er hat das Gefühl, seine Konflikte und unerledigten Geschäfte reißen ihn in Fetzen. Aber mit der Erkenntnis, daß er als menschliches Wesen eine Einheit ist, kommt die Fähigkeit, das Gefühl der Ganzheit wiederzugewinnen, die ihm von Geburt an zusteht.

Kontaktgrenzen

Kein Individuum ist sich selbst genug; das Individuum kann nur in einem es umgebenden Feld leben. Das Individuum ist unvermeidlich in jedem Augenblick Teil eines Feldes. Sein Verhalten ist eine Funktion des ganzen Feldes, das ihn und seine Umwelt einschließt.

Die Qualität der Beziehung zwischen dem menschlichen Wesen und seiner Umwelt bestimmt sein Verhalten. Wenn die Beziehung beiderseitig befriedigend ist, dann bezeichnen wir das Verhalten des Individuums als normal. Wenn die Beziehung konfliktgeladen ist, bezeichnen wir sie als abnorm. Weder erschafft die Umwelt das Individuum, noch erschafft das Individuum seine Umwelt. Jedes ist, was es ist; jedes hat seinen eigenen Charakter aufgrund seiner Beziehungen zum anderen und zum Ganzen. Die auf das Individuum und auf die Vorgänge in ihm begrenzten Untersuchungen sind der Bereich der Anatomie und der Physiologie. Die Erforschung der Umwelt, der Vorgänge ganz und gar außerhalb des Individuums, ist der Bereich der Physik, der Geographie und der Sozialwissenschaften. In diesen Wissenschaften können Elemente des Gesamtfeldes, das Individuum und Umwelt erfaßt, abstrahiert und getrennt untersucht werden, weil diese Teilfelder es exakt nur mit den Elementen zu tun haben, die unabhängig voneinander existieren. Die Struktur des menschlichen Auges hat keinen Einfluß auf die Objekte, die es sieht. Ebensowenig beeinflußt die Struktur der Objekte die Struktur des Auges. Aber die Psychologie kann solche Abstraktionen nicht vornehmen, und sie kann auch nicht die Struktur per se behandeln. Das Studium der Art und Weise, wie das menschliche Wesen in seiner Umwelt funktioniert, ist darauf zentriert, was an der Kontaktgrenze zwischen dem Individuum und seiner Umwelt geschieht. An dieser Kontaktgrenze finden die psychischen Ereignisse statt. Unsere Gedanken, unsere Handlungen, unser Verhalten und unsere Emotionen sind unsere Art, diese Grenzvorfälle zu erleben und zu verarbeiten.

Mit diesem Konzept trennen wir uns von den älteren psychologischen Schulen. Sie errichten eine weitere Spaltung. Wie die Geist-Körper-Spaltung behandelten sie dieses neue Postulat als eine faktische Realität und vollendeten die Verwirrung durch ihre Bemühung, sich selbst aus dem Wirrwarr herauszulösen, in den sie sich selbst hineinmanövriert hatten. Sie spalteten die Erfahrungen in innere und äußere auf. Und damit sahen sie sich der unlösbaren Frage gegenüber, ob der Mensch durch Kräfte von außen oder von innen gelenkt wird. Dieser Entweder-Oder-Ansatz, dieses Bedürfnis nach einfacher Kausalität, diese Nichtbeachtung des Gesamtfeldes macht Situationen zum Problem, die in der Realität nicht zerlegbar sind.

Sicher, ich kann den Satz ›Ich sehe einen Baum‹ in Subjekt, Verb und Objekt zerlegen. Aber in der Erfahrung kann der Prozeß nicht in dieser Weise aufgespalten werden. Es gibt kein Sehen ohne ein sichtbares Objekt. Ebenso wird auch nichts gesehen, wenn kein sehendes Auge da ist. Weil die Psychologen nun die Erfahrung in innere und äußere zerlegten und dann mit abstrakten Teilbegriffen – innen und außen – umgingen, als wären sie experimentelle Realität, mußten sie für beide gesonderte Erklärungen finden. Und natürlich kann in Wirklichkeit keines ohne das andere erklärt werden.

Um die innere Erfahrung zu erklären, wurde die Theorie des Reflexbogens entworfen: Zuerst erreicht der Reiz (das Außen) die Rezeptoren (die Sinnesorgane), dann werden die Impulse durch das intermediäre System (die Nerven) geleitet bis zum Effektor (den Muskeln). Sicher, wir handeln mit Hilfe zweier Systeme, des sensorischen und des motorischen. Aber der Organismus erfaßt die Welt mit beiden. Sein sensorisches System verschafft ihm die *Orientierung*, sein motorisches die Mittel der *Manipulation*. Keins von beiden ist die Funktion des andern, keins ist zeitlich oder logisch früher wirksam; sie sind beide Funktionen des ganzen menschlichen Wesens.

Unter diesem neuen Blickwinkel gesehen, stehen Umwelt und Organismus zueinander in einer Beziehung der Gegenseitigkeit. Keiner von beiden ist Opfer des andern. Ihre Beziehung ist tatsächlich die von dialektischen Gegensätzen. Der Organismus muß, wenn er seine Bedürfnisse befriedigen will, die erforderte Zufuhr in der Umwelt finden. Das Orientierungssystem entdeckt das Gewünschte; alle Lebewesen sind offensichtlich fähig, die Außenobjekte herauszuspüren, die ihre Bedürfnisse befriedigen werden. Der hungrige junge Hund läßt sich durch die Unmengen von Formen, Gerüchen, Geräuschen und Farben in der Welt nicht verwirren; er läuft zielsicher zur Zitze seiner Mutter. Sie ist die »Figur«. Wenn das Orientierungssystem funktioniert hat, muß der Organismus das benötigte Objekt in der Weise manipulieren, daß die organismische Balance wiederhergestellt, d. h. die Gestalt geschlossen wird. Die Mutter, die von dem weinenden Baby geweckt wurde, wird sich nicht damit zufriedengeben, behaglich in ihrem Bett liegen zu bleiben und dem weinenden Sprößling zuzuhören. Sie wird etwas tun, um die Störung zu beseitigen. Sie wird versuchen, die Bedürfnisse des Babys zu befriedigen, und wenn die befriedigt sind, kann sie wieder einschlafen. Der junge Hund, der die Zitze gefunden hat, saugt.

Diese Konzepte haben auch für die Psychotherapie Bedeutung. Zunächst einmal gibt uns das Konzept einer effektiven Handlung als einer Handlung, die auf Befriedigung eines dominanten Bedürfnisses gerichtet ist, einen Hinweis auf bestimmte Verhaltensmuster. Zum zweiten verschafft es uns ein weiteres Instrument für das Verständnis von Neurosen. Wenn das Individuum, bedingt durch Störungen in seinem homöostatischen Prozeß, unfähig ist, seine dominierenden Bedürfnisse zu spüren oder seine Umwelt für ihre Erfüllung zu gebrauchen, wird es sich in einer unorganischen und ineffektiven Weise verhalten. Es wird versuchen, zu viele Dinge gleichzeitig zu tun.

Jeder wird sicher an der eigenen Erfahrung beobachtet haben, daß er sich, wenn seine Aufmerksamkeit zwischen zwei Gegenständen seines Interesses geteilt ist, auf keinen richtig konzentrieren kann. Diese Unfähigkeit, sich zu konzentrieren, ist eine häufige Klage von Neurotikern. Wenn es mehr als zwei Gegenstände gibt, die unsere Aufmerksamkeit verlangen, oder wenn der Gegenstand unseres Interesses verschwommen ist, sind wir verwirrt. Wenn zwei unvereinbare Situationen unsere Aufmerksamkeit verlangen, sprechen wir von einem Konflikt. Wenn Konflikte andauernd und offenkundig unlösbar sind, betrachten wir sie als neurotische Konflikte.

Der Neurotiker hat die Fähigkeit verloren (oder vielleicht nie entwickelt), sein Verhalten mit der notwendigen Hierarchie der Bedürfnisse in Übereinstimmung zu bringen. Er kann sich buchstäblich nicht konzentrieren. In der Therapie muß er lernen, die Unmengen von Bedürfnissen voneinander zu unterscheiden und eins nach dem anderen zu beachten. Er muß lernen, sich zu entdecken und mit seinen Bedürfnissen zu identifizieren; er muß lernen, in jedem Moment an dem, was er tut, voll beteiligt zu sein, so lange in einer Situation zu verharren, bis er die Gestalt schließen und zu anderen Geschäften übergehen kann. *Organisation und Umwelt stecken das therapeutische Feld ab.*

Ich möchte kurz zurückkommen auf die Beziehung des Organismus zum Feld, oder, in genaueren Begriffen, auf die Beziehung des Individuums zu seiner Umwelt. Es hat nicht allein Bedürfnisse und ein Orientierungs- und Handlungssystem, mit dem es sie befriedigen kann, es hat auch Einstellungen gegenüber den Dingen seiner Umwelt, die seiner Suche nach Befriedigung hilfreich sein oder sie behindern können. Das meint Freud, wenn er sagt, daß Gegenstände in der Welt eine Energie-Besetzung erhalten. In der Gestaltterminologie würden wir sagen, daß diese Objekte »Figuren« werden. Soweit sie wünschenswert sind, weil sie helfen, die Bedürfnisse des Individuums zu befriedigen und sein gestörtes Gleichgewicht wiederherzustellen, haben sie nach Freud eine positive Besetzung. Wasser hat eine positive Besetzung für einen Durstigen, ein weiches Bett für einen Müden. Soweit sie unerwünscht sind, weil sie das Individuum bedrohen, sein Gleichgewicht durcheinanderbringen oder seine Bedürfnisse nicht befriedigen, haben sie eine negative Besetzung. Für den Jäger, der von einem wütenden Elefanten bedroht wird, hat der Elefant eine negative Besetzung.

Der Mensch pendelt zwischen *Ungeduld* und *Schrecken*. Jedes Bedürfnis verlangt sofortige Befriedigung ohne jeden zeitlichen Aufschub. Ungeduld ist also die emotionale Form, in der die Erregung – die aus der Existenz eines Bedürfnisses und der Störung des Gleichgewichts entsteht – sich zuerst zeigt. Ungeduld ist die Basis für eine positive Besetzung. Schrecken andererseits ist die Basis für jede negative Besetzung; er ist die Erfahrung der Lebensbedrohung. Das Erschreckende wird als vage, unbestimmte Gefahr erlebt; sobald sich ein Objekt der Auseinandersetzung zeigt, verringert sich der Schrecken zur Furcht. Wie die positive Besetzung lebenserhaltende Möglichkeiten anzeigt, so zeigt die negative Besetzung Gefahr, verringerten Support oder sogar Tod an. In jedem Fall bedroht sie unsere Existenz ganz oder zum Teil, ob nun die physische Existenz (Krankheit), die sexuelle Integrität (Kastration), das Selbstbild (Demütigung), die Weltanschauung (existentielle Verwirrung), die Sicherheit (ökonomische Krise) oder irgend etwas anderes bedroht wird.

Das Individuum will diejenigen Objekte oder Leute in Besitz nehmen oder vereinnahmen, die in seiner Umwelt eine positive Besetzung haben. Der junge Liebhaber möchte das Mädchen seiner Wahl heiraten; der Hungrige möchte essen. Bei dem Versuch, die positiv besetzten Objekte zu erlangen, *berührt* das Individuum die Umwelt, es greift nach ihr. Dagegen hat das Individuum eine völlig andere Orientierung in bezug auf diejenigen Objekte oder Leute, die eine negative Besetzung haben. Die möchte es vernichten oder aus dem Feld entfernen. Das gilt für unsere Phantasie genau wie für die wirkliche Welt. Der Bauer wird versuchen, den Fuchs zu erschießen, der unter seinen Hühnern gewütet hat. Wir versuchen, ›schlimme‹ Gedanken und unerwünschte Emotionen aus unserem ›Geist‹ zu entfernen, als wären es wirkliche Feinde.

Der sicherste Weg, den Feind zunichte zu machen, ist natürlich der, ihn zu zerstören oder unschädlich zu machen. Das heißt, man muß die Eigenschaften zerstören, die die Bedrohung in sich tragen. Genau das tat Delilah, als sie Samsons Haar abschnitt. Der nächstbeste Weg würde der sein, den Feind zu erschrecken oder zu bedrohen, also ihn fortzujagen. Außer mit diesen Methoden der Zerstörung können wir der negativ besetzten Situation oder Sache durch ihre magische Auslöschung oder durch Flucht vom Schlachtfeld begegnen. Beides sind Methoden des *Rückzuges.*

Die magische Auslöschung ist in der Psychotherapie wohlbekannt unter dem Begriff *Skotom* oder blinder Fleck (Verleugnung). Es gibt Leute, die buchstäblich nicht sehen, was sie nicht sehen wollen, nicht hören, was sie nicht hören wollen, nicht fühlen, was sie nicht fühlen wollen – immer mit dem Ziel, das auszuschalten, was sie als gefährlich ansehen –, die Objekte oder Situationen nämlich, die für sie eine negative Besetzung haben. Magische Auslöschung ist ein teilweiser Rückzug, ein Ersatz für den wirklichen Rückzug.

Im Zeitalter der Psychoanalyse neigt man dazu, den Rückzug für ein neurotisches Symptom zu halten. Das aber ist ein Mißverständnis des Phänomens. Rückzug an sich ist weder gut noch schlecht, es ist einfach eine Methode, einer Gefahr zu begegnen. Das Problem, ob er pathologisch ist oder nicht, kann nur gelöst werden, indem wir folgende Fragen beantworten: Rückzug wovon, Rückzug auf was, Rückzug für wie lange?

Das gleiche gilt für den Kontakt. Kontakt an sich ist weder gut noch schlecht, obwohl wir in dieser Zeit der Bemühung um ›soziale Anpassung‹ fast dazu neigen, die Kontaktfähigkeit höher als alles andere zu bewerten. Aber einige Kontaktformen sind alles andere als gesund. Ihr kennt sicher Leute, die einfach dauernd in Kontakt mit euch bleiben wollen: die ›Anhänglichen‹. Jeder Psychotherapeut weiß, daß sie fast so schwierig zu behandeln sind wie die völlig Zurückgezogenen. Es gibt Leute, die sich unter Zwang fühlen, mit ihren fixen Ideen Kontakt zu halten; sie sind genauso gestört wie die Schizophrenen, die sich fast völlig zurückziehen. Nicht jeder Kontakt ist also gesund und nicht jeder Rückzug krankhaft. Eine der Charakteristiken des Neurotikers ist, daß er weder gute Kontakte zustande bringt noch seinen Rückzug organisieren kann. Wenn er mit seiner Umwelt in Kontakt sein müßte, ist er innerlich irgendwo anders, und er kann sich nicht konzentrieren. Wenn er sich zurückziehen sollte, kann er es auch nicht. Schlaflosigkeit, eine häufige Klage von Neurotikern, ist ein Beispiel für die Unfähigkeit, sich zurückzuziehen; das Phänomen der Langeweile ist ein anderes. Langeweile tritt ein, wenn wir versuchen, mit einem Gegenstand in Kontakt zu bleiben, der uns nicht fesseln kann. Wir verpuffen schnell all unsere verfügbare Begeisterung, wir werden müde und lehnen uns zurück. Wir möchten uns aus der Situation zurückziehen. Falls uns keine passende Entschuldigung einfällt, diesem Wunsch nachzukommen, wird der Über-Kontakt peinigend, und wir beschreiben es auch genauso. Wir sind ›zu Tode gelangweilt‹ oder es war ›zum Heulen langweilig‹. Wenn wir die Müdigkeit überhandnehmen lassen, ziehen wir uns in unsere Phantasie und zu interessanteren Kontakten zurück. Daß unsere Müdigkeit wirklich nur eine vorübergehende Angelegenheit war, erweist sich an dem frischen Interesse, mit dem wir plötzlich einem faszinierenden Sprecher aufmerksam zuhören. Wir sind wieder in Kontakt – wir sind ›ganz da‹.

Kontakt und Rückzug sind dialektische Gegensätze. Sie sind Ausdruck unserer Art und Weise, mit psychischen Ereignissen umzugehen, sie stellen unsere Möglichkeiten dar, an der Kontaktgrenze Objekte des Feldes zu behandeln. In der Organismus/Umwelt-Feld-Relation verhalten sich positive und negative Besetzung (Kontakt und Rückzug) ganz ähnlich wie Anziehung und Abstoßung beim Magnetismus. Tatsächlich ist die ganze Organismus/Umwelt-Feld-Relation eine dialektisch differenzierte Einheit. Sie ist biologisch differenziert als Organismus und Umwelt, psychologisch als das Selbst und die anderen, moralisch als Selbstsucht und Altruismus, wissenschaftlich als Subjekt und Objekt usw.

Wenn ein positiv oder negativ besetztes Objekt errungen oder vernichtet ist, Kontakt oder Rückzug bewirkt hat oder sonst befriedigend für das Individuum behandelt worden ist, dann verschwindet sowohl das Objekt als auch das Bedürfnis, mit dem es assoziiert ist, aus der Umwelt; *die Gestalt ist geschlossen.* Das besetzte Objekt und das Bedürfnis stehen in einer fast mathematischen Beziehung zueinander; ist das Bedürfnis ein Minus, dann ist das besetzte Objekt ein Plus. Ist ein Mensch durstig, dann fühlt er einen Mangel an Flüssigkeit, sein Bedürfnis wird als Minus erfahren. In dem Augenblick trägt ein Glas Wasser eine positive Besetzung für ihn, und es wird als Plus erfahren. Die genaue Anzahl der Flüssigkeitseinheiten, die er benötigt, kann ermittelt werden, und wenn er diese Anzahl aus der Umwelt erhält, sind seine Bedürfnisse befriedigt. Die Summe von Bedürfnis und besetztem Objekt ist also Null.

Kontakt mit der Umwelt und Rückzug aus ihr, Annahme und Zurückweisung der Umwelt sind die wichtigsten Funktionen der ganzen Persönlichkeit. Es sind positive und negative Aspekte des psychologischen Prozesses, durch den wir leben. Es sind dialektische Gegensätze, Teile derselben Sache, nämlich der ganzen Persönlichkeit. Die Psychologen, die eine dualistische Konzeption vom Menschen haben, sehen sie als gegensätzliche Kräfte, die das Individuum in Stücke reißen. Wir dagegen sehen sie als Aspekte derselben Sache: *der Fähigkeit, zu unterscheiden.* Diese Fähigkeit kann gestört werden und schlecht funktionieren. Wenn das geschieht, ist das Individuum unfähig, sich angemessen zu verhalten, und dann bezeichnen wir es als Neurotiker. Aber wenn die Unterscheidungsfähigkeit gut funktioniert, dann sind immer die Komponenten der Annahme und

Abweisung, des Kontakts und des Rückzugs vorhanden und aktiv.

Allem Anschein nach gehören diese Funktionen direkt zum Rhythmus des Lebens. Während des Tages, wenn wir wachen, sind wir in Berührung mit der Welt, wir sind in Kontakt mit ihr. Während der Nacht, wenn wir schlafen, ziehen wir uns zurück, wir geben den Kontakt auf. Im Sommer sind wir gewöhnlich mehr nach außen gewandt als im Winter. Der winterliche Rückzug wird vollendet veranschaulicht in der Überwinterung der Tiere, die während der gesamten kalten Jahreszeit schlafen.

Kontakt zur Umwelt herstellen bedeutet in gewissem Sinne eine Gestalt formen. Der Rückzug ist entweder das völlige Schließen der Gestalt oder die Sammlung der Kräfte, um einen Abschluß zu ermöglichen. Der Preisboxer geht in Kontakt mit dem Kiefer des Gegners, aber er läßt seine Faust nicht da. Er zieht sie zurück für den nächsten Schlag. Wenn der Kontakt zu sehr verlängert wird, wird er ineffektiv oder peinigend; wenn der Rückzug zu lange währt, greift er ein in die Lebensprozesse. Kontakt und Rückzug in rhythmischem Wechsel sind unsere Mittel zur Bedürfnisbefriedigung und zur Fortsetzung der laufenden Lebensprozesse.

Jetzt haben wir also die Hierarchie der Bedürfnisse, die Ausrüstung – Sensorik und Motorik – für ihre Befriedigung, die positive und negative Besetzung des Feldes, Kontakt und Rückzug, Ungeduld und Schrecken. Das bringt uns zu der Frage nach der Kraft, die unser ganzes Handeln eigentlich antreibt. Diese Kraft scheint die Emotion zu sein. Denn die Emotionen sind, auch wenn die moderne Psychiatrie sie behandelt, als seien sie ein ärgerlicher Überschuß, den man eliminieren müsse, unser eigentliches Leben. Wir können die Emotionen diskutieren und interpretieren, wie immer wir wollen. Es ist Zeitverschwendung. Denn die Emotionen sind die Sprache des Organismus; sie modifizieren die grundlegende Erregung entsprechend den Erfordernissen der Situation. Die Erregung wird in bestimmte Emotionen transformiert, und die Emotionen werden zu sensorischen und motorischen Vollzügen umgeformt. Die Emotionen liefern Energie für die Besetzungen und mobilisieren die Mittel und Wege, Bedürfnisse zu befriedigen.

Hier gibt es wieder einige Hinweise für die Psychotherapie. Wir haben oben die Neurose als Krankheit beschrieben, die entsteht, wenn das Individuum den laufenden Lebensprozeß blokkiert und sich mit so vielen unerledigten Situationen belastet, daß der Lebensprozeß nicht befriedigend weitergehen kann. Diese Blockierungen, die wir als psychische oder neurotische beschrieben haben, fanden, im Gegensatz zu denen, die wir physisch nannten, entweder im Bereich des Bewußtseins statt oder in einem Bereich, der bewußtgemacht werden kann. Jetzt sehen wir eine andere Seite des Neurotikers. Sein Kontakt-Rückzug-Rhythmus ist aus dem Takt gekommen. Er kann nicht für sich entscheiden, wann er teilnehmen und wann er sich zurückziehen will, weil alle unerledigten Geschäfte seines Lebens, alle Blokkierungen des laufenden Prozesses seinen Orientierungssinn gestört haben und er nicht mehr fähig ist, zwischen denjenigen Objekten oder Personen in der Umwelt zu unterscheiden, die eine positive, und denjenigen, die eine negative Besetzung für ihn haben; er weiß nicht mehr, wann oder wovon er sich zurückziehen muß. Er hat die Freiheit der Wahl verloren, er kann nicht die seinen Zielen angemessenen Mittel wählen, weil er nicht die Alternativen sehen kann, die für ihn offen sind.

2. Neurotische Mechanismen

Die Geburt der Neurose

Die Chance des Individuums, physisch zu überleben, ist fast gleich Null, wenn es völlig alleingelassen wird. Der Mensch braucht andere, um physisch zu überleben. Seine psychischen und emotionalen Überlebenschancen sind, wenn er allein ist, noch geringer. Auf dem psychischen Sektor braucht der Mensch *Kontakt* mit anderen menschlichen Wesen ebenso nötig wie Essen und Trinken auf dem physiologischen Sektor. Die gefühlsmäßige Beziehung zur Gruppe ist dem Menschen so natürlich wie die gefühlsmäßige Beziehung zu irgendeinem seiner physischen Lebensimpulse. Dieser sein Identifikationssinn ist wahrscheinlich sogar sein primärer psychischer Lebensimpuls.

Der Gestaltansatz, der das Individuum als Funktion der Organismus/Umwelt-Feld-Relation sieht und der sein Verhalten als Spiegelbild seiner Beziehungen innerhalb dieses Feldes betrachtet, bringt das Bild des Menschen als Individuum und gleichzeitig als soziales Wesen in Einklang. Die älteren psychologischen Schulen beschrieben das menschliche Leben als einen dauernden Konflikt zwischen dem Individuum und seiner Umgebung. Wir dagegen sehen es als Interaktion zwischen beiden, innerhalb eines ständig sich wandelnden Feldes. Und da das Feld sich ständig verändert, aufgrund seiner Natur und aufgrund unseres Handelns, müssen die Formen und Techniken der Interaktion notwendig fließend und wechselnd sein.

Wir sind als Psychologen und Psychotherapeuten in diesem wechselnden Feld mit den ständig wechselnden Konstellationen des ständig sich wandelnden Individuums befaßt. Es muß sich nämlich ständig wandeln, wenn es überleben will. Wenn nämlich das Individuum unfähig wird, seine Techniken der Manipulation und der Interaktion zu ändern, entsteht die Neurose. Wenn das Individuum zu einem überlebten Handlungsmuster erstarrt, verliert es nach und nach seine Fähigkeit, irgendeinem Bedürfnis, die sozialen Bedürfnisse eingeschlossen, Rechnung zu tragen. Und die große Anzahl der ich-entfremdeten, identitätslosen und isolierten Individuen, die wir um uns herum sehen, ist Anschauungsmaterial genug dafür, daß diese Unfähigkeit leicht entstehen kann. Wenn wir den Menschen in seiner Umwelt betrachten, als Individuum sowohl wie als Sozialwesen, als einen Teil der Organismus/Umwelt-Feld-Relation, dann können wir die Schuld für seine Entfremdung weder dem Individuum noch der Umwelt zuschieben. In unserem ersten Kapitel, im Zusammenhang mit dem Leib/Seele-Problem, betonten wir, daß es eine Kausalbeziehung zwischen Elementen, die zusammen ein Ganzes bilden, nicht geben kann. Und da Individuum und Umwelt nur Elemente eines einzigen Ganzen sind, des Feldes nämlich, kann keines von beiden für die Krankheiten des anderen verantwortlich gemacht werden.

Aber krank sind beide. Eine Gesellschaft, die eine große Anzahl von kranken Individuen enthält, muß eine neurotische Gesellschaft sein; und von den Individuen, die in einer kranken Gesellschaft leben, müssen viele neurotisch sein. Der Mensch, der in lebendigem Kontakt mit der Gesellschaft leben kann, der sich weder von ihr verschlingen läßt noch sich völlig aus ihr zurückzieht, ist ein gut integrierter Mensch. Er ist selbständig; denn er begreift die Beziehung zwischen sich und der Gesellschaft, so wie die Teile des Körpers anscheinend ihre Beziehung zum Körperganzen instinktiv begreifen. Er ist der Mensch, der die Kontaktgrenzen zwischen sich und der Gesellschaft erkennt, der dem Kaiser gibt, was des Kaisers ist, und für sich die Dinge behält, die ihm gehören. Es ist das Ziel der Psychotherapie, solche Menschen zu schaffen.

Das Ideal einer demokratischen Gemeinschaft andererseits ist es, eine Gesellschaft mit den gleichen Charakteristiken zu schaffen, eine Gemeinschaft, deren Bedürfnisse genau definiert sind, so daß jedes Glied zum Wohl aller Anteil nehmen kann. Eine solche Gesellschaft ist in lebendigem Kontakt mit ihren Gliedern. In so einer Gesellschaft ist die Grenze zwischen dem Individuum und der Gruppe klar gezogen und deutlich zu spüren. Weder ist das Individuum Untertan der Gruppe, noch ist die Gruppe dem Individuum ausgeliefert. Das Prinzip der Homöostase, der

Selbstregulierung, beherrscht auch eine solche Gesellschaft. So wie der Körper zuerst auf das stärkste Bedürfnis reagiert, so würde auch eine solche Gesellschaft auf ihr dominierendes Bedürfnis zuerst reagieren. Wenn ein Feuer die ganze Gemeinschaft bedrohte, würde jeder helfen, das Feuer zu löschen und Leben und Besitz zu retten. Aber in einer gut regulierten oder selbstregulierten Gemeinschaft würde auch, wenn das Feuer nur ein Haus bedrohte, der Nachbar des Besitzers und zur Not auch die ganze Gemeinde beim Löschen mithelfen, so wie der Mensch als Ganzes kämpft, um die Gesundheit irgendeines Gliedes, das in Gefahr ist, zu schützen. Die Glieder und die Regierenden einer Gemeinschaft würden sich miteinander identifizieren und die Glieder untereinander auch.

Der Mensch ist anscheinend mit einem Sinn für psychologische und soziale Balance geboren, der genauso wach ist wie der physische Gleichgewichtssinn. Jede Bewegung, die er auf dem sozialen oder psychischen Gebiet macht, ist eine Bewegung in Richtung auf Balance, auf das Gleichgewicht zwischen den persönlichen Bedürfnissen und den Forderungen der Gesellschaft. Seine Schwierigkeiten entspringen nicht dem Wunsch, diese Balance zu stören, sondern vielmehr den fehlgelenkten Bewegungen in Richtung auf ihre Herstellung und Erhaltung. Wenn diese Bewegungen ihn in ernste Konflikte mit der Gesellschaft stürzen, weil er auf seiner Suche nach der Kontaktgrenze (dem Punkt der Balance) über das Ziel hinausgeschossen ist und die Gesellschaft zu stark bedrängt hat, nennen wir ihn einen Kriminellen. Der Kriminelle ist der Mensch, der sich Funktionen angemaßt hat, die die Tradition als Vorrechte des Staates definiert. Der Mann, der sich diese Funktionen selbst anmaßt, ist in unserer Gesellschaft ein Krimineller.

Wenn dagegen ein Mensch durch die Suche nach Balance dazu getrieben wird, sich mehr und mehr zurückzuziehen, der Gesellschaft gestattet, ihn mehr und mehr zu bedrängen, ihn mit Forderungen zu überschütten und gleichzeitig dem sozialen Leben zu entfremden, ihn zu treiben und wider seinen Willen zu formen, dann nennen wir ihn einen Neurotiker. Der Neurotiker kann seine Bedürfnisse nicht deutlich sehen und sie deshalb nicht erfüllen. Er kann nicht richtig zwischen sich und der übrigen Welt unterscheiden, und er neigt dazu, die Gesellschaft größer zu sehen als das Leben und sich als geringer. Der Kriminelle kann die Bedürfnisse der anderen nicht sehen – und tritt daher auf sie –, weil auch er nicht richtig zwischen sich und der übrigen Welt unterscheiden kann. Im Gegensatz zum Neurotiker neigt er dazu, sich größer zu sehen als das Leben und die Gesellschaft als kleiner.

Was ist also in der Organismus/Umwelt-Feld-Relation die Ursache, die solche Störungen des Gleichgewichts entstehen läßt? Die Soziologen würden diese Frage in den Kategorien der Umwelt prüfen. Die Psychologen, Psychiater und Psychotherapeuten prüfen sie, indem sie untersuchen, was im Individuum vorgeht. Mir scheint, daß die Balance dann verlorengeht, wenn das Individuum und die Gruppe zu gleicher Zeit verschiedene Bedürfnisse entdecken und wenn das Individuum unfähig ist zu unterscheiden, welches vorherrschend ist. Die Gruppe kann die Familie sein, der Staat, das soziale Umfeld, die Kollegen – irgendeine Kombination von Personen, die zu irgendeiner bestimmten Zeit in einer besonderen funktionalen Beziehung zueinander stehen. Das Individuum, das ein Teil dieser Gruppe ist, erfährt das Bedürfnis nach Kontakt mit ihr als einen seiner primären psychischen Lebensimpulse, auch wenn es dieses Bedürfnis natürlich nicht jederzeit gleich stark empfindet. Wenn es aber zur gleichen Zeit ein persönliches Bedürfnis spürt, dessen Befriedigung den Rückzug aus der Gruppe verlangt, kann die Schwierigkeit beginnen. In der Situation des Bedürfniskonflikts muß das Individuum fähig sein, eine saubere Entscheidung zu fällen. In dem Fall bleibt es entweder in Kontakt, oder es zieht sich zurück; es opfert vorübergehend das weniger wichtige Bedürfnis dem vorherrschenden, und damit hat es sich. Weder es selbst noch die Umwelt erleidet ernste Konsequenzen. Wenn es aber nicht unterscheiden kann, wenn es keine Entscheidung treffen kann, oder sich nicht mit der gefällten Entscheidung zufriedengeben kann, dann kann es weder gute Kontakte noch einen guten Rückzug erreichen, und es selbst sowohl wie die Umwelt sind davon betroffen.

In allen menschlichen Wesen scheint es eine angeborene Neigung zu Ritualen zu geben, die als ein Ausdruck für den Hang des Menschen zu sozialer Identifikation, für sein Bedürfnis nach Kontakt zu einer Gruppe definiert werden kann. Wir finden diese Neigung nicht nur bei Primitiven, sondern auch bei hochzivilisierten Gruppen. Kinderspiele bestehen sehr häufig aus rituellen Handlungen und Wiederholungen. Paraden, Festivals, Gottesdienste – alles sind Ausdrücke dieses Bedürfnisses. In pervertierter Form liegt das Bedürfnis für Rituale offenbar auch den Zwangsneurosen zugrunde, die sich in solchen scheinbar lächerlichen Bedürfnissen äußern wie dem Zwang, sich alle zwanzig Minuten die Hände zu waschen. Neurotische Rituale dieser Art haben immer ihre Wurzeln sowohl im Sozialen wie im Persönlichen. Sie bleiben aber soziale Formen ohne soziale Inhalte, und gleichzeitig sind sie ungeeignet, die wechselnden Bedürfnisse des Individuums zu erfüllen. Sie sind die sterilste Art von Ausdruck – sie geben überhaupt niemandem etwas, weder dem Kaiser noch dem Ich.

Aber auch normale Leute scheinen ein Bedürfnis nach Ritualen zu haben. Wenn bei einer bedeutenden Veranstaltung keinerlei Ritual wäre – kein Toast, kein Händedruck, keine Rede, keine Prozession, keine Zeremonie irgendwelcher Art –, die ganze Sache erschiene bedeutungslos und banal. Das Ritual scheint solchen Geschehnissen Ordnung, Form und Sinn zu geben. In Gestaltbegriffen könnten wir sagen, es macht die Gestalt deutlicher, läßt die Figur schärfer hervortreten. Wir alle haben z. B. das Bedürfnis nach Ritualen, wenn wir mit dem Tod umgehen. Selbst den abgebrühtesten Großstädter der Welt würde es schockieren, wenn wir unsere Toten in Säcke stecken und so beiseite schaffen würden.

Das Ritual befriedigt also ein tiefsitzendes Bedürfnis im Individuum und ist gleichzeitig von sozialem Wert. Denn es verstärkt die lebenswichtige Bedeutung des Gruppenlebens. Es vereint die Menschen. Der Drill beispielsweise bestärkt die Gleichrangigkeit der Teilnehmer, und er steigert gleichzeitig ihre Fähigkeit, als Gruppe ihre Gruppenbedürfnisse zu verteidigen. Magie – die eine simpel phantasierte Manipulation der Umwelt darstellt – dient dazu, den Wert der Gruppe zu steigern, um sie besser als Werkzeug für die Erreichung von Zielen nutzen zu können. Sie wird gebraucht, um die Hilfe der guten Mächte (der positiv besetzten) zu wecken und schreckende Mächte (negativ besetzte) auszulöschen. Wie auch immer der Wert der Gruppe beschaffen sein mag, das Ritual wird – und soll – mindestens einige der spontanen und persönlichen Prozesse der Individuen in der Gruppe blockieren. Wenn man sich einmal dem Ritual hingegeben hat, wird jede andere Tätigkeit als profan abgewertet. Die höchste Konzentration, der vergleichbar, die einem vorherrschenden Lebensbedürfnis zukommt, wird mit feierlichem Ernst und mit Ehrfurcht gefor-

dert und erreicht. Nur eine völlige Anteilnahme der gesamten Person wird jenes religiöse Gefühl der gesteigerten Existenz, der Erhebung, der Integration zur Folge haben, ohne daß dadurch die volle Bewußtheit des Individuums und der Gruppe, des Selbst und der anderen, und die volle Bewußtheit des Individuums als eines Teiles der Gruppe verringert würde.
Aber eine solche Intensivierung des Gefühls ist nur möglich, wenn die volle Anteilnahme unblockiert besteht. Wenn auch nur irgendeine Blockierung eintritt – sei es durch die Umwelt oder sei es, daß das Individuum die Phantasie blockiert –, dann ist die Bedeutung und die Integration der gesamten Aktivität hinfällig.
Angenommen, in einem Gruppenprozeß oder Ritual wird dem Individuum plötzlich ein persönliches Lebensbedürfnis bewußt, das drängender ist als die Aufmerksamkeit gegenüber dem Ritual. Angenommen beispielsweise, ein Chor ist mitten in seiner Darbietung, und eines seiner Mitglieder merkt plötzlich, daß es urinieren muß. Sein Lebensbedürfnis bricht profan ein in den festlichen Akt. Wir haben dann drei Möglichkeiten: Das Individuum kann sich (sehr leise, um die Aufmerksamkeit nicht auf sich zu lenken) zurückziehen; es kann sein Bedürfnis völlig in den Hintergrund drängen und, mindestens zeitweilig, bezwingen; oder es kann in seiner Aufmerksamkeit zwischen seinen eigenen Bedürfnissen und den Bedürfnissen der Gruppe schwanken. Im letzten Falle versucht es, mit dem Ritual in Kontakt zu bleiben, ihm die dominierende Rolle zuzubilligen, kann das aber nicht. Und ein traumatischer Konflikt zwischen Angst und Ungeduld wird auftreten. Der Gequälte könnte seine Erfahrung etwa so in Worte fassen: »Ich möchte urinieren, ich wünschte, ich könnte die Darbietung unterbrechen, aber wir wollen sie fortsetzen. Wir mögen nicht gestört werden. Und es ist nicht nett, die anderen zu stören. Ich wünschte also, ich brauchte nicht zu urinieren, ich muß mich zusammennehmen. Ich wünschte, meine Blase würde mich nicht so quälen. Es ist wirklich scheußlich.«
In dieser scheinbar harmlosen Aussage liegt eine ganze Serie von Konfusionen verborgen, die zur Neurose führen können. Der Sprecher ist offensichtlich unfähig, richtig zwischen sich und der Umwelt zu unterscheiden, und seine Aussage enthält alle vier Mechanismen, die zur Bewältigung von Störungen der Kontaktgrenze eingesetzt werden können und die nach Auf-

fassung der Gestalttherapie die Ursache von Neurosen sind: Introjektion, Projektion, Konfluenz, Retroflektion. Das bedeutet natürlich nicht, daß der hier Redende mit Sicherheit neurotisch wäre. Es bedeutet, daß die Haltungen, die hinter der Aussage stecken, wenn sie unkontrolliert sind bzw. wenn sie dauernde Denk- und Verhaltensmuster darstellen, sich zu ausgereiften neurotischen Mustern entwickeln können.

Wir verlassen also unseren Leidenden einen Augenblick lang und überlegen, wie diese neurotischen Mechanismen beschaffen sind und wie sie sich entwickeln. Dann können wir zu ihm zurückkehren und sehen, wie seine einfache Situation das Modell für die Entwicklung von neurotischen Mustern sein kann.

Alle neurotischen Störungen entstehen aus der Unfähigkeit des Individuums, die richtige Balance zwischen sich und der übrigen Welt zu finden und aufrechtzuerhalten, und alle haben gemeinsam, daß im Gefühl des Neurotikers die Gesellschaft und die Umwelt ihre Grenzlinien zu weit in das Individuum hineinverlegen. Der Neurotiker ist ein Mensch, den die Gesellschaft zu schwer bedrängt. Seine *Neurose* ist ein Verteidigungsmanöver, das ihn schützen soll gegen die Bedrohung, von der übermächtigen Welt ausgestoßen zu werden. Sie ist seine wirksamste Technik für die Erhaltung seiner Balance und seines Gefühls für Selbstbestimmung in einer Situation, in der für sein Erleben alles gegen ihn ist.

Wenn wir auch annehmen, daß die Neurosen, als die Störungen an der Kontaktgrenze, primär in Form von vier Mechanismen wirksam werden, die voneinander unterschieden werden können, so wäre es doch unrealistisch zu sagen, irgendeine spezielle Art von neurotischem Verhalten sei ein Beispiel für die Wirksamkeit nur eines dieser vier Mechanismen. Es wäre auch nicht begründet, wenn man sagte, daß jede einzelne Verwirrung an der Kontaktgrenze – jede einzelne Gleichgewichtsstörung in der Organismus/Umwelt-Feld-Relation – eine Neurose produziert oder Zeichen einer neurotischen Struktur ist. Es gibt natürlich Situationen, wo das eintritt und die zu den sogenannten *traumatischen Neurosen* führen. Traumatische Neurosen sind im wesentlichen Verteidigungsstrukturen, entstanden aus dem Versuch des Individuums, sich vor einem überaus schrecklichen Überfall der Gesellschaft oder einem Zusammenprall mit der Umwelt zu schützen. Das zweijährige Kind z. B., das von seinen Eltern in einer dunklen Kammer eingeschlossen wurde, ist einer fast unerträglichen Anspannung unterworfen. Es wird durch ihr Verhalten auf ein Nichts reduziert – ja auf weniger als ein Nichts; es wird zu einem Objekt ihrer Manipulation ohne eigenes Recht und eigene Macht. Es gibt kein ›Ich‹ mehr, es gibt nur ›sie‹ und was ›sie‹ tun können. Das Kind wird auf der Suche nach einem Selbstschutz in dieser Situation wahrscheinlich starre Verhaltensmuster entwickeln, die lange nach dem Ende der Gefahr noch andauern können. Sie sind durch ein Trauma hervorgerufen, aber sie wirken weiter, auch wenn das Trauma längst nicht mehr existiert.

Aber die Störungen der Grenzen, die den meisten Neurosen zugrunde liegen, sind gewöhnlich weniger dramatisch als hier. Es sind nagende, chronische tägliche Eingriffe in den Prozeß des Wachsens und der Selbsterkenntnis, durch den wir Selbständigkeit und Reife erlangen. Und welche Formen diese Eingriffe und Blockierungen des Wachsens auch annehmen mögen, sie haben die Entwicklung dauernder Konfusion zwischen dem Selbst und den anderen zur Folge.

Introjektion

Wir alle wachsen durch die Fähigkeit zu unterscheiden, die ihrerseits eine Funktion der Ich-Umwelt-Grenze ist. Wir nehmen von der Umwelt und wir geben an sie zurück. Wir akzeptieren oder weisen zurück, was die Umwelt zu bieten hat. Wir können nur wachsen, wenn wir beim Aufnehmen völlig verdauen und gänzlich assimilieren. Was wir aus unserer Umwelt wirklich assimilieren, wird unser eigen. Wir können damit machen, was wir wollen. Wir können es zurückhalten oder in der neuen Form, zu der es in uns geworden ist, wiedergeben. Was wir aber unzerkaut hinunterschlucken, was wir unkritisch annehmen, was wir in uns hineinlassen, ohne es zu verdauen, ist ein Fremdkörper, ein Parasit, der sich in uns breitmacht. Es ist kein Teil von uns, mag er auch so aussehen, als sei er es. Es ist immer noch ein Teil der Umwelt.

Auf der physischen Ebene ist der Prozeß des Wachsens durch Einverleiben – durch Zerstören und Verdauen – leicht sichtbar zu machen. Durch heruntergeschlungene Nahrungsbrocken können wir nicht wachsen und gedeihen, sondern nur durch die Nahrung, die wir kauen (was den Zerstörungsprozeß einleitet) und verdauen (was ihn fortsetzt, die Nahrung nämlich in chemische Partikel verwandelt, die der Körper ausnutzen kann). Physische Nahrung wird, wenn sie gut verdaut und assimiliert worden ist, ein Teil von uns – sie wird zu Knochen, Muskeln und Blut. Nahrung aber, die ganz hinuntergeschluckt wird, die wir hineinwürgen, nicht weil wir sie haben wollen, sondern weil wir sie essen müssen, liegt uns schwer im Magen. Sie verursacht Unbehagen, wir möchten sie erbrechen und damit aus unserem Körper loswerden. Tun wir das nicht, unterdrücken wir unser Unbehagen, unsere Übelkeit und unseren Wunsch, sie loszuwerden, dann werden wir sie schließlich mit großer Mühe verdauen oder sie wird uns vergiften.

Der psychische Assimilationsprozeß läuft genauso ab wie der physische. Theorien, Tatsachen, Verhaltensnormen, moralische, ethische, ästhetische oder politische Werte – alle kommen ursprünglich aus der Außenwelt auf uns zu. Es gibt nichts in unserem Innern, das nicht aus der Umwelt käme; es gibt aber in der Umwelt nichts, für das nicht ein organismisches Bedürfnis, physischer oder psychischer Art, bestünde. Diese Ideen müssen verdaut und bewältigt werden, wenn sie wirklich unsere eigenen, ein Teil unser selbst, werden sollen. Wenn wir sie dagegen im ganzen unkritisch übernehmen, weil irgend jemand uns das gesagt hat, weil sie modern sind oder risikolos oder alt-hergebracht oder unmodern oder gefährlich oder revolutionär – dann liegen sie schwer auf uns. Sie sind in Wahrheit unverdaulich. Sie sind nach wie vor Fremdkörper, auch wenn sie sich in unserem Geist eingenistet haben. Solcherlei unverdaute Einstellungen, Handlungsweisen, Gefühle und Wertungen nennen die Psychologen *Introjekte*, und den Mechanismus, durch den diese fremden Gewächse der Persönlichkeit hinzugefügt werden, nennen wir Introjektion.

Ich sage nicht, daß dieser Prozeß des Hinunterschluckens von ganzen Brocken nicht gelegentlich einem guten Zweck dienen könnte. Der Student, der in der Nacht vor seinem Examen büffelt, um in einem sehr langweiligen Fach durchzukommen, hat legitime Gründe für sein Handeln. Wenn er sich aber vormacht, er habe wirklich etwas durch dieses Büffeln gelernt, dann wird er ein böses Erwachen erleben, wenn er sechs Monate später wieder im gleichen Fach geprüft wird. Denn zu der

Zeit wird er den größten Teil des ›Gelernten‹ vergessen haben.
Ich sage aber auch nicht, daß das Individuum alle psychische Nahrung aus der Außenwelt zurückweisen sollte. Es ist ebenso unmöglich, psychisch aus sich selbst zu leben wie physisch. Was ich sagen will, ist einzig, daß die psychische Nahrung, die die Außenwelt uns anbietet – die Nahrung aus Fakten und Haltungen, aus denen sich unsere Persönlichkeit aufbaut –, ganz genauso assimiliert werden muß wie unsere wirkliche Nahrung. Sie muß zerstört, analysiert, vereinnahmt und dann in die Form gegossen werden, die für uns am wertvollsten ist. Wenn sie lediglich ganz hinuntergeschluckt wird, trägt sie überhaupt nicht zur Entwicklung unserer Persönlichkeit bei. Sie macht uns im Gegenteil irgendwie zu einem Haus, das so vollgestopft ist mit Besitztümern anderer Leute, daß kein Platz mehr für das Eigentum des Besitzers da ist. Sie macht uns zu Mülleimern fremder und bedeutungsloser Informationen. Und wirklich tragisch wird die Sache dadurch, daß dieses Material von enormem Wert für uns sein könnte, wenn wir es ändern und verwandeln und uns aneignen könnten.
In der Introjektion liegt also eine doppelte Gefahr. Einmal bekommt der Introjizierende nie eine Chance, seine Persönlichkeit zu entwickeln, weil er so stark damit beschäftigt ist, die Fremdkörper, die sich in seinem System eingenistet haben, niederzuhalten. Je mehr Introjekte er sich aufgehalst hat, desto weniger Raum bleibt ihm für den Ausdruck oder auch nur die Entdeckung seiner selbst. Und zum anderen trägt die Introjektion zur Spaltung der Persönlichkeit bei. Wenn ihr zwei unvereinbare Anschauungen schluckt, werdet ihr wahrscheinlich die Entdeckung machen, daß ihr bei dem Versuch, sie zu vereinen, in Stücke gerissen werdet. Und das ist heute eine sehr allgemeine Erfahrung. Unsere Gesellschaft lehrt uns beispielsweise von Kindheit an zwei völlig verschiedene und gegensätzliche Haltungen. Das eine ist die goldene Regel: »Was du nicht willst, das man dir tu', das füg auch keinem andern zu.« Das andere ist das Gesetz der Selektion, des Überlebens der Stärksten, woraus der Slogan »Jeder ist des anderen Wolf« geworden ist. Wenn wir beide Dogmen introjizieren würden, würden wir verrückt werden bei dem Versuch, freundlich, sanft, nachgiebig und zu gleicher Zeit grenzenlos aggressiv zu sein. Wir würden unsere Nächsten lieben, aber wir würden ihnen nicht

über den Weg trauen. Wir würden in Sanftmut wetteifern und gleichzeitig erbarmungslos und sadistisch sein. Wer diese beiden Anschauungen introjiziert oder irgendeine andere Gruppe von widerstreitenden Ideen, der macht aus seiner Persönlichkeit ein Schlachtfeld. Und der innere Konflikt des Neurotikers ist gewöhnlich bis zum Patt ausgefochten, wo keiner gewinnen kann und die Persönlichkeit für jedes weitere Wachstum und jede Entwicklung unfähig gemacht worden ist.

Introjektion ist also der neurotische Mechanismus, mit dem wir in uns Regeln, Einstellungen, Handlungs- und Denkweisen ansiedeln, die nicht wirklich unsere eigenen sind. Introjektion bedeutet, daß wir die Grenze zwischen uns und der übrigen Welt so weit in uns hineinverlegt haben, daß von uns fast nichts mehr übriggeblieben ist. Wenn wir auf die Situation des leidenden Chorsängers in unserem letzten Kapitel zurückschauen, der sagt: »Es ist nicht nett, die anderen zu stören«, so ist das ein Beispiel für Introjektion. Wer sagt das überhaupt – er oder die anderen? Glaubt er wirklich, daß seine Bedürfnisse so unwichtig sind, daß den Bedürfnissen der Gruppe immer der Vorzug gegeben werden muß? Wenn der Introjektor sagt »Ich glaube«, dann meint er gewöhnlich »Die anderen glauben«.

Projektion

Die Umkehrung der Introjektion ist die Projektion. Die Introjektion ist die Tendenz, das Selbst für das verantwortlich zu machen, was in Wirklichkeit Sache der Umwelt ist; die Projektion dagegen ist die Tendenz, die Umwelt für das verantwortlich zu machen, was im Selbst begründet liegt. Klinisch diagnostizieren wir das Krankheitsbild der Paranoia, das durch die Entwicklung eines hochorganisierten Systems von Selbsttäuschungen gekennzeichnet ist, als einen Extremfall der Projektion. Der Paranoiker zeigt sich immer wieder als eine höchst aggressive Persönlichkeit, die die Verantwortung für ihre Wünsche, Gefühle und Sehnsüchte nicht übernehmen kann und sie Objekten oder Personen ihrer Umwelt aufbürdet. Die Überzeugung des Paranoikers, daß er verfolgt wird, ist in Wahrheit das Bekenntnis, daß er gern andere verfolgen würde. Aber Projektion gibt es auch in weniger extremen Formen, und wir müssen sorgfältig unterscheiden zwischen pathologischer Projektion und normaler Vermutung, die auf Beobachtung beruht. Planung und Vorausschau, Plänkeleien und Scheingefechte beim Schach und bei vielen anderen Aktivitäten bedingen alle ein Verhalten, das auf Beobachtungen der Außenwelt und Vermutungen über sie beruht. Aber die Vermutungen sind als solche erkennbar. Der Schachspieler, der mehrere Züge vorausdenkt, stellt, gestützt auf seine Beobachtungen, eine ganze Serie von Vermutungen über die Vorgänge im Kopf seines Gegners an. Im wesentlichen sagt er: »Wenn ich er wäre, würde ich so handeln.« Aber ihm ist klar, daß er Vermutungen anstellt, die nicht notwendig seines Gegners Verhalten beherrschen werden, und ihm ist klar, daß es seine eigenen Vermutungen sind.

Dagegen sind die sexuell gehemmte Frau, die sich beklagt, daß sich alle Männer ihr unsittlich nähern, und der kalte, verschlossene, hochmütige Mann, der andere der Unfreundlichkeit anklagt, Beispiele für neurotische Projektionen. In diesen Fällen haben die Individuen Vermutungen angestellt, die auf ihren eigenen Phantasien beruhen, und haben nicht erkennen können, daß es nur Vermutungen waren. Überdies weigern sie sich, die Quelle ihrer Vermutungen zu erkennen. Auch künstlerische Schöpfungen bedürfen eines gewissen vermutend-projektiven Verhaltens. Der Erzähler projiziert sich oft buchstäblich in seine Gestalten und verwandelt sich in sie, während er über sie schreibt. Aber auch er (wie der Schachspieler) erleidet nicht die Identitätskonfusion, die den projizierenden Neurotiker kennzeichnet. Er weiß, wo er aufhört und seine Gestalten beginnen, auch wenn er vielleicht in der Hitze der Kreativität zeitweilig seinen Sinn für die Grenze verliert und jemand anders wird.

Der Neurotiker bedient sich seines Projektionsmechanismus nicht allein in bezug auf seine Behandlung der Außenwelt. Er wendet ihn auch auf sich selbst an. Er hat die Tendenz, nicht nur seine Impulse zu verleugnen, sondern auch die Teile von sich, in denen die Impulse entstehen. Er gibt ihnen sozusagen eine objektive Existenz außerhalb, so daß er sie für seine Schwierigkeiten verantwortlich machen kann, ohne der Tatsache ins Gesicht zu sehen, daß sie ein Teil von ihm sind. Anstatt aktiv an seinem eigenen Leben zu partizipieren, wird der Projektor ein passives Objekt, ein Opfer der Umstände.

Die Klage unseres Chorsängers über seine Blase, »Es ist wirklich scheußlich«, ist ein nettes kleines Beipiel von Projektion. Das »es« hat sein häßliches Haupt erhoben; unser Mann ist dabei, das Opfer seiner eigenen Blase zu werden. »Es passiert mir eben; ich muß leiden«, sagt er. Wir sind Zeugen der Geburt eines kleinen Stückchens Paranoia. Denn genau wie die Antwort auf die Frage des Injektors: »Wer sagt das?« – »Die anderen« ist, so lautet die Antwort auf die Aussage des Projektors: »Es ist deine Blase; du bist es, der urinieren möchte.« Wenn der Projektor sagt »es« oder »die anderen«, meint er gewöhnlich »ich«.

In der Projektion verschieben wir also die Grenze zwischen uns und der übrigen Welt ein wenig zu sehr zu unseren Gunsten – auf eine Art, die es uns ermöglicht, die Aspekte unserer Persönlichkeit zu verleugnen und zu verwerfen, die wir schwierig oder anstößig oder unattraktiv finden. Übrigens sind es gewöhnlich unsere Introjekte, die uns zu Gefühlen der Selbstverachtung und Entfremdung verleiten und so Projektionen produzieren. Weil unser Held die Regel introjiziert hat, daß gutes Benehmen wichtiger ist als die Befriedigung dringender persönlicher Bedürfnisse, weil er den Glauben introjiziert hat, daß man lernen müsse »zu ertragen und sich nichts merken zu lassen«, muß er die inneren Impulse projizieren oder sogar ausstoßen, die unter einer Decke stecken mit den, wie er nun meint, außer ihm liegenden Aktivitäten. Also will er jetzt nicht mehr urinieren, er ist ein braver Junge, er will bei der Gruppe bleiben und weitersingen. Aber diese garstige, gedankenlose Blase, die sich eben zufällig bei ihm eingenistet hat und die er nun als ein Introjekt begreift – als ein fremdes Element, das man ihm gegen seinen Willen gewaltsam eingeführt hat –, will, daß er uriniert. Wie der Introjektor ist er unfähig, zwischen den Seiten seiner Gesamtpersönlichkeit, die wirklich seine sind, und denen, die ihm von außen aufgenötigt worden sind, zu unterscheiden. Seine Introjekte betrachtet er als sein Selbst, und die Teile seiner selbst, die er gern los wäre, betrachtet er als unverdaute und unverdauliche Introjekte. In der Projektion hofft er, diese Introjekte seiner Phantasie, die in Wahrheit überhaupt keine Introjekte, sondern Seiten seiner Person sind, loszuwerden.

Die introjizierende Person, die zum Schlachtfeld für widerstreitende unverdaute Ideen wird, ist die Parallele zur projizierenden Persönlichkeit, die die Welt zum Schlachtfeld macht, auf dem ihre privaten Konflikte ausgefochten werden müssen. Die überwachsamen, übervorsichtigen Menschen, die sagen, sie hätten gern Freunde und wären gern geliebt, zur gleichen Zeit aber sagen »man kann niemandem trauen, sie sehen alle nur zu, was sie kriegen können«, sind Projektoren par excellence.

Konfluenz

Wenn das Individuum überhaupt keine Grenze zwischen sich und der Umwelt fühlt, wenn ihm ist, als seien sie beide eins, dann ist es in *Konfluenz* mit der Umwelt. Die Teile und das Ganze sind voneinander nicht zu unterscheiden. Neugeborene leben in Konfluenz; sie haben keinen Sinn für die Unterscheidung zwischen innen und außen, zwischen dem Ich und den anderen. In Augenblicken der Ekstase oder extremer Konzentration fühlen sich auch Erwachsene konfluent mit ihrer Umwelt. Ein Ritual verlangt den Sinn für Konfluenz, in der die Grenzen schwinden und das Individuum sich gerade dadurch ganz bei sich fühlt, daß es sich so stark mit der Gruppe identifiziert. Einer der Gründe, weshalb das Ritual Gefühle von Exaltation und eine gesteigerte, intensivierte Erfahrung hervorbringt, ist der, daß wir normalerweise die Ichgrenze sehr deutlich fühlen und die zeitweilige Auflösung folglich als ausgesprochen überwältigend erleben. Wenn aber dieses Gefühl äußerster Identifikation chronisch wird und das Individuum keinen Unterschied zwischen sich und der übrigen Welt erkennen kann, dann ist es psychisch krank. Es kann sich nicht selbst erfahren, weil es alles Gefühl für sich selbst verloren hat.
Der Mensch, in dem die Konfluenz pathologisch ist, kann weder sagen, was er ist, noch was andere sind. Er weiß nicht, wo er aufhört und wo andere anfangen. Weil er die Grenze zwischen sich und anderen nicht kennt, kann er keinen guten Kontakt zu ihnen herstellen. Er kann sich aber auch nicht von ihnen zurückziehen. Ja, er kann noch nicht einmal Kontakt zu sich selbst herstellen.

Wir sind aus Millionen Zellen aufgebaut. Wenn wir eine Konfluenz darstellten, wären wir eine gallertartige Masse, und eine Organisation wäre nicht möglich. Wenn andererseits jede Zelle von der anderen durch eine poröse Membran getrennt ist, dann ist diese Membran der Kontaktbereich, der Ort der Unterscheidung zwischen dem, was ›angenommen‹ und was ›zurückgewiesen‹ werden soll.

Wenn unsere entsprechenden Körperteile, die ja nicht nur als Teil des Gesamtkörpers operieren, sondern auch ihre eigenen spezifischen Funktionen wahrnehmen, in pathologischer Konfluenz zusammengebracht und zusammengehalten werden, wird keiner von ihnen seine Aufgabe richtig ausführen können. Wir wollen als Beispiel irgendeine chronische Hemmung nehmen. Nehmt an, ihr wolltet bei verschiedenen Anlässen gern weinen, hindert euch aber immer daran, und zwar durch bewußte Spannung der Zwerchfellmuskulatur. Nehmt weiter an, dieses Verhaltensmuster, das ursprünglich als bewußte Anstrengung, das Weinen zu unterdrücken, entstanden war, würde unbewußt und habituell werden. Das Atmen und das Bedürfnis zu weinen wären durcheinandergeraten und miteinander konfluent geworden. Ihr hättet dann beides eingebüßt – die Fähigkeit, frei zu atmen, und die Fähigkeit, zu weinen. Unfähig zu schluchzen, würdet ihr Euch nie loslassen und Trauerarbeit leisten können; wahrscheinlich würdet ihr nach einer Weile sogar vergessen, worüber ihr traurig wart. Das Bedürfnis zu weinen und die Spannung des Zwerchfells als Abwehr gegen den Ausdruck dieses Bedürfnisses formen zusammen eine einzige stabile Kampflinie zwischen Aktivität und Gegenaktivität, und dieser unablässige Krieg geht immer weiter, isoliert von der übrigen Persönlichkeit. Der pathologisch konfluente Mensch verknotet seine Bedürfnisse, seine Emotionen und seine Aktivitäten in ein hoffnungslos verwirrtes Knäuel, bis er sich selbst nicht mehr dessen bewußt ist, *was* er tun möchte und *wie* er sich daran hindert. Diese pathologische Konfluenz liegt vielen Krankheiten zugrunde, die man heutzutage als psychosomatisch diagnostiziert. Die oben erwähnte Atem-Wein-Konfusion kann zu Asthma führen, wenn sie nur lange genug anhält. Die pathologische Konfluenz hat überdies schwerwiegende soziale Konsequenzen. Ein konfluenter Mensch verlangt Angleichung und weigert sich, Differenzen zu tolerieren. Das sehen wir oft bei Eltern, die ihre Kinder nur als Fortsetzung ihrer selbst betrachten. Solche Eltern können nicht bejahen, daß ihre Kinder zumindest in einigen Zügen anders werden müssen als sie. Sind die Kinder nicht konfluent, identifizieren sie sich nicht mit den Forderungen ihrer Eltern, dann erfahren sie Zurückweisung und Verstoßung: »Du bist nicht mein Sohn.« – »So ein böses Kind liebe ich nicht!«

Wenn die Mitglieder der Vereinten Nationen ihre Unterschiede würdigen oder sogar positiv einschätzen würden, dann hätten sie guten Kontakt untereinander, und es bestünden gute Chancen, die Probleme zu bearbeiten, die die Welt heute belasten. Aber solange Unterschiede nicht toleriert werden und jede Nation fordert, daß alle anderen ihre Ansicht in allen Punkten teilen, werden Konflikt und Verwirrung andauern. Solange Unterschiede nicht eine positive Wertschätzung erfahren, werden sie wahrscheinlich bekämpft werden. Die Forderung nach totaler Übereinstimmung, nach Konfluenz, ist wie das Wort: »Und willst du nicht mein Bruder sein, dann schlag' ich dir den Schädel ein!«

Der Satz unseres Chorsängers: »Wir wollen weitermachen«, wo es doch in Wahrheit die anderen sind, die weitermachen wollen, nicht er – er will ja weggehen und urinieren –, ist ein Satz mit konfluentem Sinn; ein Zeichen, daß er nicht mehr zwischen sich und der übrigen Gruppe zu unterscheiden weiß. Wenn der Mensch mit pathologischer Konfluenz »wir« sagt, kann keiner wissen, von wem er spricht, von sich oder der Welt. Er hat jedes Gefühl für die Grenze verloren.

Retroflektion

Den vierten neurotischen Mechanismus kann man Retroflektion nennen, wörtlich übersetzt: »sich scharf zurückwenden gegen«. Der Retroflektor kann eine Grenze zwischen sich und der Umwelt ziehen, und er zieht sie sauber und ordentlich genau in der Mitte – aber er zieht sie durch seine eigene Mitte. *Der Introjektor tut, was andere von ihm erwarten könnten; der Projektor tut anderen das an, was er ihnen vorwirft; der pathologisch Konfluente weiß nicht, wer wem was tut; und der Retroflektor tut sich selbst das an, was er am liebsten den anderen antäte.*

Wenn eine Person ein Verhalten retroflektiert, behandelt sie sich so, wie sie eigentlich gern andere Personen oder Sachen behandeln würde. Sie richtet ihre Energien nicht mehr nach außen und unternimmt keine Versuche mehr, die Umwelt zu manipulieren und Veränderungen herbeizuführen, die ihre Bedürfnisse befriedigen; statt dessen richtet sich ihre Aktivität nach innen und nimmt sich selbst anstelle der Welt als Zielscheibe für ihr Verhalten. Damit spaltet sie ihre Persönlichkeit in Täter und Opfer. Sie wird buchstäblich ihr eigener schlimmster Feind. Gewiß, kein menschliches Wesen kann durchs Leben gehen und allen seinen Impulsen freie Bahn lassen. Wenigstens einige von ihnen müssen zurückgehalten werden. Aber es ist etwas anderes, zerstörerischen Impulsen bewußt, in der Erkenntnis, daß sie destruktiv sind, zu widerstehen, als sie gegen sich selbst zu richten. Am Ende eines langen und hektischen Tages, an dem die Waschmaschine verrückt gespielt und die Wäsche zerrissen hat, der fünfjährige Sohn verrückt gespielt und das ganze Wohnzimmer mit Rotstift bekritzelt hat, der Mann, der den Staubsauger reparieren sollte, nicht erschienen, und der Gatte eine Stunde zu spät zum Abendessen gekommen ist, wird die gejagte Mutter sich wahrscheinlich mordlüstern fühlen. Es wäre sicher nicht ratsam für sie, ihr Kind oder ihren Mann zu ermorden, aber es wäre ebenso töricht, wenn sie sich selbst die Kehle durchschneiden würde.

Wie stellt sich der Retroflektionsmechanismus dar? So wie die Introjektion sich in dem Gebrauch des Pronomens ›ich‹ darstellt, wenn in Wahrheit ›sie‹ (die anderen) gemeint ist, die Projektion in dem Gebrauch des Pronomens ›es‹ oder ›sie‹ (die andern), wenn in Wahrheit ›ich‹ gemeint ist, die Konfluenz in dem Gebrauch des Pronomens ›wir‹, wenn die wirkliche Bedeutung unklar bleibt, so stellt die Retroflektion sich dar in dem Gebrauch des Reflexivums ›mich‹.

Der Retroflektor sagt: »Ich schäme mich über mich«, oder »Ich muß mich zu diesem Job zwingen«. Er trifft Feststellungen dieser Art serienweise, und alle basieren auf der überraschenden Voraussetzung, daß ›er‹ und ›er selbst‹ zwei verschiedene Personen sind. Was sagt unser Chorsänger? »Ich muß mich beherrschen.«

Die Konfusion zwischen dem Selbst und dem andern, die der Neurose zugrunde liegt, zeigt sich auch in der äußersten Konfusion in bezug auf das Selbst. Für den Neurotiker ist das

Selbst entweder ein Tier oder ein Engel – aber das Selbst ist niemals ich selbst.

Freud hat, in seiner Beschreibung der Persönlichkeitsentwicklung, zu dieser Konfusion beigetragen. Er spricht über das Ich, das Es (den organischen Triebbereich) und das Überich (das Gewissen) und beschreibt das psychische Leben des Individuums als einen dauernden Konflikt zwischen ihnen – gefesselt in ewiger und unlösbarer Umarmung mit sich selbst ist der Mensch, bis er stirbt. Der Retroflektor scheint sich diesem Freudschen Menschenbild entsprechend zu verhalten. Aber wir wollen einen Augenblick betrachten, was das Überich wirklich ist. Wenn es nicht Teil des Selbst, des ›Ich‹, ist, muß es notwendig ein Bündel von Introjekten sein, von nicht assimilierten Einstellungen und Verhaltensweisen, die dem Individuum von seiner Umwelt aufgezwungen worden sind. Freud spricht von der Introjektion als einem Teil des psychischen Wachstumsprozesses. Er sagt beispielsweise, daß das Kind die ›guten‹ Elternbilder introjiziert und als Ich-Ideale in sich aufbaut. So wird auch das Ich zu einem Knäuel von Introjekten. Aber die zahllosen Untersuchungen neurotischer Persönlichkeiten zeigen, daß die Probleme nicht aufgrund einer kindlichen Identifikation mit ›guten‹ Eltern, sondern aufgrund der Identifikation mit den ›bösen‹ Eltern entstehen. In Wahrheit introjiziert das Kind nicht die Einstellungen und die Ethik der ›guten‹ Eltern; es assimiliert sie. Ihm mag nicht in komplizierten Begriffen und psychologischem Jargon bewußt sein, was es tut, aber es übersetzt die Einstellungen, die hinter dem befriedigenden Verhalten der Eltern liegen, in Begriffe, die es verstehen kann; es bringt sie sozusagen auf ihren kleinsten gemeinsamen Nenner und assimiliert sie in der neuen Form, einer Form, die es für sich verwerten kann. Die ›bösen‹ Einstellungen seiner Eltern kann es nicht vergleichbar assimilieren; es hat keine Möglichkeiten, mit ihnen fertig zu werden, und es hat sicher auch keinen angeborenen Wunsch, mit ihnen fertig zu werden. So muß es sie als unverdaute Introjekte übernehmen. Und da beginnen die Schwierigkeiten. Denn nun haben wir eine Persönlichkeit, die nicht aus Ich und Überich aufgebaut ist, sondern aus Ich und Nicht-ich, aus Selbst und Selbstbild; eine Persönlichkeit, die dermaßen konfus ist, daß sie jede Fähigkeit verloren hat, das eine vom anderen zu unterscheiden.

Diese Verwirrung der Identifikation ist wirklich und wahrhaftig Neurose. Und ob sie sich primär in der Verwendung der Introjektion, der Projektion, der Retroflektion oder der Konfluenz zeigt, ihr Gütezeichen ist die Desintegration der Persönlichkeit und der Mangel an Koordination in Denken und Tun.

Die Therapie besteht in der Richtigstellung falscher Identifikationen. Wenn die Neurose das Produkt ›böser‹ Identifikationen ist, dann ist Gesundheit das Produkt ›guter‹ Identifikationen. Das läßt natürlich die Frage offen, welches die guten und welches die bösen Identifikationen sind. Die einfachste und, glaube ich, befriedigendste Antwort – die außerdem noch auf sichtbarer Realität basiert – ist, daß ›gute‹ Identifikationen diejenigen sind, die Befriedigung und Erfüllung von Zielvorstellungen des Individuums und seiner Umwelt vorantreiben. Und ›böse‹ Identifikationen sind solche, die das Individuum frustrieren, die es am Wachstum hindern oder die zerstörerisches Verhalten gegenüber seiner Umwelt bewirken. Der Neurotiker macht sich nämlich nicht nur selbst elend, er bestraft all die, die sich um ihn kümmern, durch sein selbstzerstörerisches Verhalten.

In der Therapie müssen wir also die Fähigkeit des Neurotikers zur Unterscheidung wiederherstellen. Wir müssen ihm helfen, wieder zu entdecken, was er selbst ist und was er nicht ist, was ihn erfüllt und was ihn hemmt. Wir müssen ihn zur Integration führen. Wir müssen ihm helfen, die richtige Balance und die Grenze zwischen sich und der Welt zu finden. Es ist einfach, zu sagen: »Sei einfach du«, aber für den Neurotiker versperren tausend Hindernisse den Weg. Da wir jetzt aber die Mechanismen verstehen, durch die der Neurotiker sich selbst daran hindert, er selbst zu sein, können wir uns darauf einrichten, zu versuchen, die Felsblöcke einen nach dem anderen aus seinem Weg zu räumen. Genau das sollte nämlich in der Therapie passieren, und mit der Therapie werden wir uns jetzt beschäftigen.

3. Hier kommt der Neurotiker

Hier kommt also der Neurotiker. Er ist an die Vergangenheit und an überholte Verhaltensmuster gekettet. Er ist unsicher in der Gegenwart, weil er sie nur ungenau und wie durch Milchglas sieht, gepeinigt von der Zukunft, weil die Gegenwart ihm aus den Händen fällt. Er betritt das Sprechzimmer, verschämt oder unverschämt, schüchtern oder keck, mit schlurfenden Füßen oder betont munterem Gang. Ihm erscheint der Therapeut wahrscheinlich als ein Paar Ohren ohne Körper oder als ein Märchengott, der nur mit seinem magischen Fächer wedeln muß, um das Tier in einen schönen Jüngling mit wohlgebildeten Zügen, großgewachsen, mit Geld und Charme im Überfluß gesegnet, zu verwandeln. Es kann auch sein, daß er den Verdacht hegt, der Therapeut sei nur ein Betrüger und Scharlatan, daß er ihm aber aus Verzweiflung oder gutem Willen eine kurze Chance geben will.

Welche Phantasien auch immer dem Patienten durch seinen Kopf schwirren, wenn er kommt, welche Erscheinung auch immer er bietet, er kommt zur Behandlung, weil er fühlt, daß er in einer *existentiellen Krise* ist – d. h. er fühlt, daß die psychischen Bedürfnisse, mit denen er sich identifiziert hat und die für ihn so lebenswichtig sind wie das Atmen, durch seinen jetzigen Lebensmodus nicht befriedigt werden können. Die psychischen Bedürfnisse, die derart lebenswichtig werden, sind so vielfältig und so verschieden wie die Patienten selbst. Für den einen ist es ein dominierendes Bedürfnis, mit den Meyers Schritt zu halten und sie noch zu überflügeln. So ein Mensch identifiziert seine ganze Existenz mit seiner sozialen Position, und wenn die soziale Position gefährdet ist, bedeutet das eine existentielle Krise. Einem anderen ist es ein vorherrschendes Bedürfnis, die aufrichtige Hingabe seines Ehepartners oder seiner Geliebten zu genießen. Wenn so ein Mensch sein Ziel nicht erreichen kann oder das bereits Erreichte verspielt, ist er in einer existentiellen Krise. Dem einen Neurotiker ist ›Selbstbeherrschung‹ ein dominierendes Bedürfnis; dem anderen, sich selbst auszudrücken. Wie auch immer die existentiellen Bedürfnisse beschaffen sein mögen, die Tatsache, daß der Patient zur Therapie kommt, ist sein Eingeständnis, daß sie zu kurz kommen. Er konsultiert den Therapeuten, weil er hofft, durch ihn die Hilfe der Umwelt (environmental support) zu erfahren, die seinen eigenen unzulänglichen Support unterstützt.

Er glaubt, daß er mit Hilfe des Therapeuten fähig werden wird, diese Bedürfnisse, mit denen weder er noch seine Umwelt befriedigend umgehen können, zu befriedigen. Er fühlt sich wie in einem bodenlosen Schacht. Das kann daher rühren, daß er sich eine unmögliche Aufgabe gestellt hat. Dann werden seine Ziele sich im Laufe einer erfolgreichen Therapie ändern; seine existentiellen Bedürfnisse werden sich wandeln. Es kann daher rühren, daß seine Erfahrung und Erziehung in ihm nicht genügend Selbst-Support entwickelt haben, der es ihm ermöglichen könnte, einfache Ziele selbst zu erreichen. Dann wird ihm eine gelungene Therapie stärkeren Selbst-Support vermitteln.

Es ist nicht Sache des Therapeuten, in bezug auf die existentiellen Bedürfnisse seines Patienten Werturteile zu fällen. Es mag sein, daß der Therapeut nicht sonderlich an Geschäften interessiert ist, aber wenn sein Patient geschäftliche Erfolge als existentielles Bedürfnis fühlt, muß der Therapeut ihm helfen, den Selbst-Support zu erwerben, der dieses Ziel erreichbar macht. Es ist nicht die Aufgabe des Therapeuten, alle seine Patienten über einen Leisten zu schlagen, ihnen allen die gleichen existentiellen Bedürfnisgarnituren (maßgeschneidert entweder für den Geringsten oder für den Größten unter ihnen) zu verpassen. Seine Aufgabe ist es, einem jeden die Entwicklung zu erleichtern, die ihn befähigen wird, für ihn bedeutungsvolle Ziele zu finden und auf sie als reifer Mensch hinzuarbeiten. Denn zu dem Zeitpunkt, wo der Patient die Therapie beginnt, kann er diesen Weg nicht allein gehen.

Seine Homöostase funktioniert nicht richtig; er rudert umher, er rennt umher, und wie »Alice im Wunderland« muß er so schnell wie der Wind sein, um nur da bleiben zu können, wo er ist. Aber sie funktioniert so weit, daß das Gleichgewicht ein Bedürfnis nach Berichtigung bewirkt, und dieses Bedürfnis wird als eine positive Besetzung des Therapeuten gespürt.

Also was braucht der Patient von uns? Eine Klagemauer, eine Schulter zum Ausweinen? Einen Verbündeten in der Verfluchung seiner Frau oder seines Chefs, einen geduldigen Zuhörer? Jemanden, der ihn für seine Sünden bestraft oder, falls er sich schon genug selbst bestraft hat, der ihm vergibt und ihn erlöst?
Braucht er Bestätigung, oder einen Schuß Vertrauen? Träumt er davon, magische Kräfte zu erlangen, indem er sich einer schmerzlosen Wunderkur unterzieht? Will er eine Bestärkung seiner Selbstbeherrschung bekommen, eine Steigerung seiner Potenz oder den kürzesten Weg zum Glück? Will er Zuwendung haben oder Liebe, eine Stütze für seine mangelnde Selbstachtung, Rettung aus der Langeweile des Lebens, Erlösung aus der unerträglichen Einsamkeit, Stärkung seiner Erinnerung? Möchte er Meinungen und Interpretationen hören, in der Hoffnung, daß sie ihm das Verständnis seiner selbst bringen? Oder sucht er die Bestätigung für sein Gefühl, so krank zu sein, daß er das Leben nicht allein bezwingen könnte?
Was es auch immer sei, er kann es sich nicht allein verschaffen und er kann es sich nicht aus seiner Umwelt besorgen. Sonst wäre er nicht zum Therapeuten gekommen. Aber er hat sicher versucht, die Hilfe, die er braucht, zu bekommen, und sicher war er teilweise erfolgreich. Wenn er völlig versagt hätte, dann wäre er jetzt verrückt oder tot. Wegen seines teilweisen Mißerfolgs aber kommt er zu uns, frustriert und unzufrieden.
Er kommt jedoch nicht mit leeren Händen. Er bringt sein Manipulationsvermögen mit, seine Tricks, mit denen er die Umwelt mobilisiert und dazu benutzt, seine Arbeit für ihn zu tun. Und wir wollen uns nicht der Täuschung hingeben, diese manipulativen Techniken seien leicht zu durchschauen. Der Neurotiker ist kein Dummkopf. Er muß ganz schön schlau sein, um zu überleben, denn ihm geht in der Tat in fühlbarem Ausmaß eine der essentiellen Eigenschaften ab, die das Überleben fördern – die Selbständigkeit. Er ist buchstäblich behindert, und es bedarf beachtlichen Scharfsinns, um damit durchzukommen. Unglücklicherweise sind alle seine Manöver darauf gerichtet, die Auswirkungen dieser Behinderung zu minimalisieren anstatt sie zu überwinden. Diese Manöver mögen früher einmal gezielt gewesen und nun so zur Gewohnheit geworden sein, daß der Neurotiker sich ihrer nicht mehr bewußt ist; das heißt aber nicht, daß es keine Manöver wären und daß sie nicht klug wä-

ren. Wir sehen die Gerissenheit der kleinen Platinblonden, die Diamanten und Nerze liebt und einen lieben Papi dafür ausnimmt. Nicht weniger geschickt ist die weinerliche, abhängige Frau, die Beachtung und Hilfe aus ihrem Mann, ihren Kindern und sogar ihren Bekannten herauslockt. Wir erkennen die Klugheit des Politikers an, der die Opposition überfährt. Der hartgesottene Neurotiker, der blind und taub für alles ist, was er nicht wissen will, ist ebenso schlau. Das Problem des Neurotikers ist nicht, daß er nicht manipulieren könnte, sondern daß seine Manipulationen darauf gerichtet sind, seine Behinderung zu erhalten und zu pflegen anstatt sie loszuwerden. Wenn er lernt, so viel Intelligenz und Energie auf den Erwerb von Selbst-Support zu verwenden wie auf den Appell an die Umwelt, ihm zu helfen, dann muß er einfach Erfolg haben.

Denn seine Manipulationsfähigkeiten sind sein Kapital, sein Plus, so wie seine Unfähigkeit, seiner existentiellen Krise zu begegnen, sein Minus ist. Und von diesem Plus aus können wir den Aufbau beginnen. Wenn dem Patienten bewußt wird, daß er seine Umwelt in einer Form manipuliert, die letztlich selbstzerstörerisch ist, wie differenziert auch immer sie sei; und wenn ihm seine Manipulationstechniken als solche bewußt werden, dann wird er fähig sein, Änderungen herbeizuführen.

Seine *Manipulationsmittel* sind mannigfacher Art. Er kann reden, er kann uns mit Worten ertränken. Er kann in die Schmollecke gehen und streiken. Er kann Versprechungen machen und Entschlüsse fassen; er kann Versprechungen brechen und Entschlüsse fahren lassen. Er kann unterwürfig sein, und er kann sabotieren. Er kann die zartesten Nuancen hören, und er kann den Tauben spielen. Er kann sich erinnern, oder er kann vergessen, ganz wie die Situation es verlangt. Er kann uns Sand in die Augen streuen und kann uns auf den Holzweg führen. Er kann lügen, und er kann zwanghaft ehrlich sein. Er kann uns mit seinem Elend zu Tränen rühren, oder er kann sein Schicksal mit ehernem Gesicht ertragen. Er kann uns mit seiner monotonen Stimme hypnotisieren, oder er kann uns mit ihrem schrillen Mißklang irritieren. Er kann unserer Eitelkeit schmeicheln und unseren Stolz verletzen. Er kann uns, wenn er nur selbst draußen bleiben kann, seine ›Probleme‹ bringen, säuberlich verpackt und mit den Blumen seines psychologischen Jargons verziert, und er erwartet dann von uns, daß wir das Paket für ihn auspacken und seinen Inhalt zu seiner Zufriedenheit erklären. Wenn der Therapeut intellektualisiert, wird der Patient bis zum Sankt Nimmerleinstag argumentieren; wenn er auf ein Kindheitstrauma aus ist, wird der Patient mit wahren oder erfundenen Ereignissen aufwarten. Wenn der Therapeut es auf Übertragung abgesehen hat, wird der Patient jeden zu Papa und Mama machen und einige zu Geschwistern, mit denen er rivalisieren kann.

Am allermeisten manipuliert er uns mit Dissoziationen und Fragen. Wenn wir ihm zeigen, daß er keine Assoziationen von Bedeutung produziert, beschuldigt er uns eines Vertrauensbruchs, weil er alles gesagt habe, was ihm durch den Kopf gegangen sei. Aber war ihm wirklich so unbewußt, daß er das Wesentliche blockierte und vermied? Über seine Fragen kann man sagen, daß sie zahllose Funktionen haben. Unter der Maske eines Appells an unsere Allwissenheit wollen sie Informationen aus uns herauspumpen, die nach Minuten bereits vergessen sind; sie testen uns, sie sollen uns verwirren und uns in Fallen locken – sie sind die besten Hilfsmittel des Patienten, der mit seinen Problemen nicht in Berührung kommen will. Dadurch sind sie aber auch wertvolle Hinweise auf die Bereiche seiner Konfusion und werden für uns, wenn wir sie richtig behandeln, zu hervorragenden Gegenmitteln.

Aber wie ist es mit der negativen Besetzung, mit der Furcht des Patienten, die Therapie werde ihn, anstatt ihm zu helfen, noch tiefer in das Niemandsland stoßen, werde ihm erst vollends die Krücken wegschlagen? Sie ist etwa – aber wirklich nur etwa – dem Phänomen des Widerstandes zuzuordnen. Diese Ähnlichkeit darf uns aber nicht täuschen. Wir dürfen nicht darauf verfallen, zu glauben, Widerstände seien schlecht und der Patient wäre besser ohne sie dran. Im Gegenteil, Widerstände sind für uns so wertvoll wie die Widerstandsbewegungen für die Alliierten im Zweiten Weltkrieg. Otto Rank nannte sie sehr treffend den negativen Willen. Wenn der Therapeut Widerstände nicht zu schätzen weiß, dann kann er ebensogut aufgeben. Es spielt dann keine Rolle, ob er seine Mißachtung ausdrückt oder nicht; der Patient hat selten so wenig Intuition, daß er das nicht spürte. Der Neurotiker ist genau wie jeder andere darauf eingerichtet, durch Manipulation seiner Umwelt zu leben. Und weil er die Umwelt in der Regel als feindlich ansieht, ist er oft sehr sensibel und schnell bereit, seinem Gegner mit Vermutungen, Einfühlung und Schläue auf die Schliche zu kommen. Er durchschaut mit Leichtigkeit die Maske der orthodoxen Analytiker, die aus Angst vor einer Gegenübertragung ihre Emotionen getötet haben. Sie schrecken vor jedem Kontakt zurück und zeigen, abgestorben wie Dinosaurier, dem Patienten ein Pokergesicht. Der Patient aber erlebt seinen Widerstand nicht als Widerstand; in der Regel erfährt er ihn als Beistand. Er will helfen.

Denn was er fürchtet, ist Zurückweisung, Abneigung und endgültige Ablehnung durch den Therapeuten (obwohl die Kecken das natürlich nicht zeigen). Der Patient manipuliert also den Therapeuten, indem er sich als braves Kind zeigt. Er versucht, den Therapeuten mit Unterwürfigkeit und Scheinbejahung seiner Weisheit und seiner Forderungen zu bestechen. Dabei hat er aber möglicherweise ein sehr labiles Selbstwertgefühl und eine starke Sensibilität für reale oder eingebildete Kritik. Deswegen verspannt er sich, sowie der Therapeut zu ihm spricht.

Der Patient hat viel Mühe auf sich genommen, um ein Selbstbild aufzubauen. Dieses Selbstkonzept ist in der Psychotherapie als Reaktionsbildung, Selbstsystem, Ichideal, Persona und als was nicht alles bekannt. Es ist oft ein ganz irriges Bild des eigenen Selbst; jeder Zug kann für sein genaues Gegenteil stehen. Dieses Selbstbild kann den Patienten in keiner Hinsicht unterstützen; er ist im Gegenteil ständig damit beschäftigt, an sich herumzunörgeln, sich abzulehnen und jede genuine Selbstverwirklichung abzuwürgen. In dieser Sisiphusarbeit erschöpft er sich nicht allein, er braucht zudem permanente Unterstützung der Umwelt durch Bestätigung und Annahme. Er hat sein Unterscheidungsvermögen, d. h. seine Fähigkeit, anzunehmen oder abzulehnen, dermaßen stark projiziert, daß jedes kleinste Schulterklopfen, egal von wem es kommt, willkommen ist. Er hat auch seine Fähigkeit, wirklich zu akzeptieren, verloren; kein Lob wird angenommen, er bleibt gierig und unbefriedigt, wieviel Zuwendung er auch bekommt.

Das ist ein schlagendes Beispiel dafür, daß mangelnde Unterstützung des Selbstwertgefühls ein ständiges Bedürfnis nach Unterstützung von außen – das Bedürfnis, von anderen bestätigt zu werden – zur Folge hat. Und weil die Unterstützung der Umwelt für das Selbstbild gefordert wird, kann sie nie etwas zum Wachstum des Selbst beitragen. *Der Mensch transzendiert sich nur mit Hilfe seiner wahren Natur, nicht*

durch Ehrgeiz und künstliche Zielsetzungen. Die führen im besten Falle zu Stolz und Prahlerei.
Die wahre Natur des Menschen ist wie die wahre Natur jedes anderen Lebewesens Integrität. Nur wenn Spontaneität und Überlegung integriert sind, trifft der Mensch gesunde existentielle Entscheidungen. Denn sowohl Spontaneität wie Überlegung gehören zu der Natur des Menschen. Bewußtheit und Verantwortung für das ganze Feld, das Selbst und die Umwelt geben dem Leben des Individuums Bedeutung und Struktur.
Es ist so viel geschrieben worden über die Superstruktur des Selbstkonzepts unter Bezeichnungen wie Überkompensation, Minderwertigkeits- und Überlegenheitskomplex usw., daß es eines der am meisten erforschten Phänomene der Psychotherapie geworden ist. Sogar der Laie redet über seine ›zweite Natur‹. Aber trotz der ganzen Diskussion der Superstruktur und des Selbstbildes stößt die Psychotherapie auf diesem Wege selten zum Selbst vor. Meiner Meinung nach kommt das daher, daß in den meisten Formen der Psychotherapie der Konfusionsschicht zu wenig Aufmerksamkeit geschenkt wird, die zwischen dem Selbst und dem Selbstbild steht. Da Konfusionen äußerst unerfreulich sind, wirken sie als starke Abschreckung, und der Patient mobilisiert jedes ihm zur Verfügung stehende Mittel, um den Anblick seiner Konfusionsbereiche zu vermeiden. In dieser Hinsicht benimmt er sich ganz anders als Sokrates, der seine intellektuellen und existentiellen Verwirrungen freimütig zugab und der sein Leben erfolgreich der Entwicklung einer Technik der Entwirrung widmete.
Konfusionen bedeuten ungenügende Orientierung, und unerkannte Konfusionen sind charakteristisch für Neurosen. Jede Handlung, die auf Konfusion beruht, wird Verlegenheiten, Unsicherheiten und Störungen aller Art aufweisen. Wenn wir verwirrt sind, ohne es zu wissen, haben wir keine Freiheit der Wahl, wir gehen mit unseren Erfahrungen um, als ob gewisse spezifische Manipulationstechniken Notwendigkeiten und Absoluta wären. Ein gut Teil Aufmerksamkeit hat die Psychotherapie auf den Konfusionszustand der Ambivalenz verwendet: der Patient fühlt, er müsse entweder lieben oder hassen, er sei entweder gut oder schlecht. Wir brauchen nur das entweder/oder durch ›sowohl als auch‹ zu ersetzen, und schon sehen wir klar, denn wir machen die positive oder negative Besetzung abhängig von der Situation, in der sie sich ereignet. Wir kön-

nen in einem Augenblick lieben und uns gut fühlen und im nächsten hassen und uns schlecht vorkommen, je nach den Befriedigungen oder Frustrationen, die die Situation mit sich bringt. Ambivalenz setzt voraus, daß es permanente Zustände von Befriedigung oder Frustration gibt. Sie ist wieder ein *statisches Konzept* – als ob unsere Emotionen oder als ob wir selbst zeitlich festgelegt werden könnten.

Wenn wir in der Therapie dem Patienten die erwartete Unterstützung nicht gewähren, wenn wir ihm nicht die Antworten geben, die er glaubt haben zu müssen, wenn wir seine guten Vorsätze nicht würdigen, seine psychologischen Kenntnisse nicht bewundern, ihm nicht zu seinen Fortschritten gratulieren, dann erhalten wir die negative Besetzung der Frustration. Aber die Gestalttherapie gibt ihm auch ständig viel von dem, was er haben will – Aufmerksamkeit, ausschließliche Aufmerksamkeit –, und wir schelten ihn nicht wegen seiner Widerstände. Auf diese Weise beginnt die Therapie bewußt mit einer bestimmten Balance von Frustration und Befriedigung.

Jetzt ist das Feld abgesteckt für die therapeutische Arbeit. Was sollen wir mit unserem Patienten tun? Soll er sich auf die Couch legen, seine Augen schließen und frei assoziieren? Bitten wir ihn, in seinen Erinnerungen bei seiner ödipalen Phase zu verweilen, bei seinen zwischenmenschlichen Beziehungen, bei seinem Muskelpanzer? Geht uns seine Vergangenheit oder seine Gegenwart an, seine Fähigkeit, in Ideenflucht von Gegenstand zu Gegenstand zu flattern, oder seine Fähigkeit, sich, wenn auch kurz, auf einen von ihnen zu konzentrieren? Geben wir uns mit seinem Geist oder mit seinem Körper ab? Sollen wir uns Sorgen machen, warum und wie er sich und seine Ausdrucksweise zensiert und blockiert? Sollen wir uns mit den unterirdischen Tiefen seiner Persönlichkeit abgeben oder mit ihrer Oberfläche? Sollen wir uns auf seine Worte verlassen oder auf seine Handlungen? Belegen wir seine physischen Symptome mit psychologischen oder seine psychischen Symptome mit physikalischen Termini? Sollen wir ihn beobachten oder ihn interpretieren? Soll er durch seine eigene Erfahrung lernen oder werden wir ihn belehren, nachdem er uns mit dem Thema für unseren Vortrag versorgt hat? Die Techniken der konventionellen Therapien fußen auf der Theorie, daß es dem Patienten an dem Verständnis für die verschiedenen »Warum« seines Verhaltens mangelt und daß diese »Warum« enthüllt werden können, wenn

wir tief genug in seiner Vergangenheit, seinen Träumen und in seinem Unbewußten graben. Je nach der Schule der Therapeuten können diese »Warum« einer von verschiedenen Faktoren sein, allein oder kombiniert. Freud beispielsweise machte gewisse Beobachtungen, die zur Theorie des Ödipuskomplexes als der vorherrschenden Quelle von Problemen führten; Reich sprach von der Charakterpanzerung und dem Bedürfnis nach orgastischer Potenz; Sullivan vom Selbstsystem und den zwischenmenschlichen Beziehungen; Salter von Bedürfnis nach Selbstausdruck; Adler vom Minderwertigkeitskomplex usw.
Jeder dieser Beiträge ist wertvoll, alle verpassen aber den wesentlichen Punkt, weil sie durch einen Ansatz limitiert sind, der nicht das Organismus/Umwelt-Feld als Ganzes sieht. Alle sind Abstraktionen des Gesamtprozesses.
Die Sullivan-Schule kommt der Idee, das Spiel des Feldes selbst in Rechnung zu stellen, am nächsten, aber auch da wird durch den grundlegenden Dualismus des Ansatzes die Bedeutung verzerrt. Unser Ansatz, der das menschliche Wesen gleichzeitig und von Natur aus als Individuum und als Mitglied der Gruppe sieht, gibt uns eine breitere Operationsbasis. Ich möchte unsere Erklärung noch einmal wiederholen: Eine Neurose ist ein Zustand der fehlenden Balance im Individuum, die entsteht, wenn es und seine Bezugsgruppe zu gleicher Zeit verschiedene Bedürfnisse entdecken und das Individuum nicht sagen kann, welches Bedürfnis vorherrscht. Wenn diese Erfahrung oft genug wiederholt wird, oder wenn eine dieser Erfahrungen eindrucksvoll genug ist, wird der Sinn des Individuums für das Gleichgewicht des Feldes so weit gestört werden, daß es in jeder Situation die Fähigkeit verliert, die Balance richtig zu finden. Es wird dann auf Situationen neurotisch reagieren, die keinen inneren Zusammenhang mit der Erfahrung oder den Erfahrungen haben, durch die die Balance verlorengegangen ist. Die übliche Art und Weise des Neurotikers, Situationen zu begegnen, ist die, sich selbst zu blockieren; die des Kriminellen ist es, die Umwelt zu blockieren.
Unsere umfassende Definition führt uns weg von der Idee, eine einzige Ursache für neurotisches Verhalten zu suchen. Daher lehnen wir alle spezifischen Konstellationen ab, die die anderen Schulen als Antwort auf die Frage nach den Ursachen vorweisen.
In der traditionellen Therapie gilt die Hypothese, daß durch

Erinnerung und Neuinterpretation der vergangenen Ereignisse Therapeut und Patient zusammen die Auswirkungen der Erfahrungen auf den Patienten herausbekommen und daß er, wenn das getan ist, durch die Probleme nicht länger gestört wird. Er wird entweder lernen, mit ihnen zu leben, oder er wird sie lösen.

Diese Hypothese scheint uns aus mehreren Gründen unhaltbar. Erstens konzentriert sich eine Therapie, die auf der Annahme einer einzigen Gruppe von einfachen ›Ursachen‹ basiert, auf die Seiten der Person, die mit diesen ›Ursachen‹ in Verbindung stehen, und ist blind für alle anderen Faktoren. Ihre eigene Orientierung ist so blind wie die des Patienten. Sie mag vielleicht seine Fähigkeit steigern, innerhalb der Begrenzungen, die durch die Neurose zusammen mit der Theorie ihm übergestülpt worden ist, weiterzukommen, aber sie öffnet nicht weitere Bereiche der Bewußtheit. Mit anderen Worten, es ist, als trügen Therapeut und Patient Scheuklappen mit Vergrößerungsgläsern daran. Ihre Sehkraft mag scharf sein für das, was direkt vor ihnen liegt, aber sie sehen nichts von dem, was zu beiden Seiten geschieht. Und die Entweder/Oder-Betonung des ›Psychischen‹ und ›Körperlichen‹ – die meisten Schulen arbeiten mit psychischen Faktoren, die Schule Reichs dagegen mit körperlichen – begrenzt die gesteigerte Beweglichkeit des Patienten auf ein engeres Feld, und sie schränkt die Fähigkeit des Therapeuten ein, die Beweglichkeit des Patienten zu nutzen.

Der ganzheitliche Gestaltansatz dagegen macht es möglich, das Spektrum der Orientierung zu verbreitern und die Möglichkeit therapeutischer Arbeit zu verbessern. Wir meinen, daß jede Situation, akut oder chronisch, die das Individuum mit Hilfe eines unbefriedigenden Prozesses der Selbstblockierung zu handhaben gelernt hat, einer Neurose zugrunde liegen kann. Wir können uns nicht mit einer einzigen »Ursache« beruhigen. Wir meinen ferner, daß die Aufspaltung in »Psychisch oder Physisch«, »Leib-Seele« ganz und gar künstlich ist und daß die Konzentration auf einen Begriff innerhalb dieser falschen Dichotomie die Erhaltung, nicht aber die Heilung von Neurosen bedeutet.

Da in unserer Terminologie die Phantasie die verringerte Realität und Denken verringertes Handeln ist, können wir Phantasien therapeutisch in ihrem Bezug zum Handeln benutzen, und wir können Handlungen therapeutisch in ihrem Bezug zu den

Phantasien verwenden. Unsere Patienten benutzen Phantasien oft in schädlicher Weise als stellvertretendes Mittel für die Befriedigung realer Bedürfnisse; wir können sie lehren, sie therapeutisch zu nutzen, um reale Bedürfnisse zu entdecken und zu befriedigen.

Ein zweiter Grund dafür, daß wir eine an der Vergangenheit orientierte Therapie für unwirksam halten, ist der, daß die verschiedenen *»Warum«* der Neurose des Patienten in Wahrheit sehr wenig erklären. Warum produziert eine Situation in Herrn A. eine Neurose, während die gleiche Situation Herrn B. unberührt läßt? Warum entstand die Situation überhaupt? Und warum kamen die Umstände zustande, die sie entstehen ließen? Das ›Warum‹ eröffnet eine endlose Serie von Fragen, die nur durch einen ersten Grund, der sich selbst begründet, beantwortet werden können. Wenn ein Mensch neurotisch ist, ›weil‹ seine Mutter im Kindbett starb und er von einer harten altjüngferlichen Tante erzogen wurde, die ihn nie das tun ließ, was er wollte, so daß er bestimmte Wünsche unterdrücken mußte – wie kann eine Erklärung, die die Tante zum Bösewicht macht, das Problem lösen? Ganz im Gegenteil wird so eine Erklärung dem Patienten erlauben, all seine Schwierigkeiten auf die Tante zu projizieren. Er hat damit einen Sündenbock, aber keine Antwort. Und diese Sündenbock-Ideologie ist sehr oft das Resultat vieler orthodoxer Therapien.

In dem genannten Fall liegt ein wertvoller Hinweis für die Therapie in der Erzählung der tatsächlichen Geschehnisse, und das hängt mit dem nächsten Punkt zusammen: Wenn die Tante ihn nicht hat machen lassen, was er wollte, dann war seine Kindheit eine einzige Serie von Blockierungen, von außen – nämlich durch die Tante –, und von innen – durch ihn selbst. Wenn unser Patient das *Wie* seiner Blockierungen – der vergangenen und der jetzigen – kennenlernt, wenn er wirklich erlebt, wie er sich blockiert, und die verschiedenen Arten spürt, die er anwendet, dann kann er durch die Blockierungen zu sich selbst und zu dem kommen, was er tun will.

Wenn die Therapie Erfolg hat, dann entläßt sie den Patienten als einen selbständigen Menschen, der nicht länger von der Gnade der blockierenden Kräfte abhängt, die er nicht steuern kann. Hinzu kommt noch, daß Probleme nicht nur aus allem kommen, was wir unterdrückt haben, sondern auch aus all dem Wissenswerten über uns selbst, das wir aufgrund unserer Blokkierungen nicht lernen konnten. Viele Schwierigkeiten des Neurotikers hängen mit seinem Mangel an Bewußtheit zusammen, mit seinen blinden Flecken, mit den Dingen und Beziehungen, die er einfach nicht spürt. Daher reden wir nicht vom Unbewußten, sondern besser von seiner *Jetzt-Nicht-Bewußtheit*. Der Ausdruck ist weiter und umfassender als der Ausdruck ›unbewußt‹ (unconscions). Diese Nicht-Bewußtheit (unawareness) enthält nicht nur unterdrücktes Material, sondern auch solches, das nie zur Bewußtheit gelangte, und Material, das undeutlich geworden ist, assimiliert worden ist oder zu einer größeren Gestalt verwendet worden ist. Diese Nicht-Bewußtheit schließt Fertigkeiten, Verhaltensmuster, Bewegungs- und Sprechgewohnheiten, blinde Flecke usw. mit ein.

Das Bewußte und das Unbewußte sind beide psychischer Art. Aber Bewußtheit (awareness)* und Nicht-Bewußtheit sind nicht rein psychisch. In unserer Definition gehören Bewußtheit und Unbewußtheit irgendwie zum Protoplasma, aus dem alle lebenden Kreaturen bestehen. In einer so komplexen Kreatur wie dem Menschen liegen weite Bereiche der Nicht-Bewußtheit. Uns sind unsere vegetativen Prozesse, d. h. die Kräfte, die uns zum Atmen, zum Essen und zum Ausscheiden zwingen, nicht bewußt. Nicht bewußt sind uns auch viele Wachstumsprozesse. Aber so, wie es weite Bereiche der Nicht-Bewußtheit gibt, so auch weite Bereiche der Bewußtheit; sie umfassen nicht nur unsere beobachtbaren (overt) sensorischen und motorischen Aktivitäten, sondern auch viele verdeckte Aktivitäten, die wir als psychische bezeichnen.

Eine psychotherapeutische Schule, die mit einem einheitlichen Ansatz den einheitlichen Organismus, den Menschen, erforscht, kann sich nicht nur mit psychischem Material, sei es nun verdrängt oder nicht, befassen. Sie muß sich mit dem gesamten Verhaltensmuster befassen und muß darauf abzielen, dem Patienten so viel von seinem Gesamtmuster bewußtzumachen, wie

* Awareness = Bewußtsein im Sinne einer wachen Aufmerksamkeit ist ein zentrales Konzept der Gestalttherapie. Awareness ist der Zustand des lebendigen Organismus, der mit sich und der Umwelt in Kontakt ist, ohne daß Blockierungen wie z. B. die neurotischen Mechanismen die bewußte Wahrnehmung seiner selbst und des anderen trüben oder einschränken. Bewußtsein ›per se‹ ist nach Auffassung der Gestalttherapie (Perls 1969; Petzold 1973) schon heilend.

er für seine Gesundheit nötig hat. Wir legen daher, im Gegensatz zu den orthodoxen Schulen, die hervorheben, was der Patient nicht über sich weiß, die Betonung auf das, was er weiß – auf seine Bewußtheitsbereiche mehr als auf die Bereiche, die ihm nicht bewußt sind. Unsere Hoffnung ist es, die Bewußtheit seiner selbst auf allen Ebenen fortlaufend zu steigern.

Vielleicht kann man die Bedeutung dieses Unterschiedes im Ansatz am besten an der Diskussion zeigen, die in den letzten Jahren eines der modischsten Themen in der Psychotherapie und auf den Cocktailpartys geworden ist: an der Psychosomatik. Was ist eine psychosomatische Erscheinung? Wenn wir die althergebrachte Geist-Körper-Spaltung aufrechterhalten, zu der die so eng begrenzte Vorstellung des Unbewußten gehört, dann können wir sie entweder als somatische Störung, die zu psychischem Erleben in Beziehung steht, definieren oder als eine psychische Störung, entstanden durch einen somatischen Vorfall. Mit unserer einheitlichen Sicht brauchen wir aber nicht in diese Kausalitätsfalle zu gehen. Bei einem psychosomatischen Ereignis sind die auffälligen physischen Störungen eindrucksvoller als die, die im psychischen oder emotionalen Bereich auftreten. Die Gesetze des Supports, des Kontakts und der Blokkierung gelten für jedes Stadium; es ist unmöglich, eine Grenze zwischen psychosomatischer Manifestation und psychosomatischer Krankheit zu ziehen. Das Vergessen beispielsweise ist eine psychosomatische Manifestation, aber ich bezweifle, daß selbst der überzeugteste Psychosomatiker dieses Symptom für sein Gebiet beanspruchen würde. Andererseits gibt es viele Beispiele schwerer psychosomatischer Manifestationen wie Magengeschwüre, Asthma und Gallenkoliken, die die Zuhilfenahme von Medikamenten und medizinischer Betreuung verlangen.

Ich möchte kurz eine der klassischen psychosomatischen Manifestationen, nämlich den Kopfschmerz, diskutieren. Kopfweh wird in Tausenden von Fällen des täglichen Lebens als Entschuldigung für den Rückzug benutzt. Aber außer bei einem chronischen Lügner ist der Kopfschmerz selten nur eine Ausrede. Es liegt wahrscheinlich in jedem Fall eine authentische physische Erfahrung, eine Aussage des Körpers, vor, die sagt: »Diese Situation macht mir Kopfschmerzen« oder »Du machst mich krank«. Der Kopfschmerz ist Teil der gesamten Blockade der Kontaktmechanismen. Jedes Stück Erregung, die der Organismus hervorbringt, sollte ihn befähigen, durch Umformung der Erregung in Emotion und angemessenes Handeln die aktuelle Situation zu bewältigen. Wenn er aber die Erregung gegen sich selbst richtet, dann wird eine Hilfsfunktion in eine Hemmung verkehrt, die zwangsläufig eine psychosomatische Manifestation oder sogar ein Symptom hervorbringt. Wir versuchen mit dem Kopfschmerz als einer Gesamterfahrung umzugehen, wir schieben ihn nicht weg als ein triviales Symptom, wir können ihn aber auch nicht immer mit Medikamenten beseitigen. Wir meinen, daß eine derartige psychosomatische Manifestation in der Psychotherapie Beachtung verdient. Wir brauchen uns aber, wie man später sehen wird, auch nicht darauf zurückziehen, daß wir die »unbewußte Motivation« des Patienten interpretieren, um mit ihm umgehen zu können.

Für den orthodoxen Therapeuten ist die Übertragung der Schlüssel für den therapeutischen Prozeß. Der Neurotiker überträgt nach Freud auf den Therapeuten eine Reihe von emotionalen Reaktionen und Haltungen, die er einmal im Umgang mit der einen oder anderen Person aus seiner Vergangenheit ausgespielt hat. In der Übertragung praktiziert der Patient also eine Art von Selbsttäuschung; was er für persönlichen Kontakt mit dem Therapeuten hält, ist in Wahrheit ein innerorganismisches Ereignis seiner eigenen Produktion. Es ist nicht *Kontakt,* sondern etwas, das Kontakt verhindert. Denn Kontakt schließt die Wahrnehmung des anderen ein, wie er wirklich ist, nicht wie man ihn sich konstruiert.

Aber diese Interpretation erklärt, trotz ihres großen Wertes, nicht völlig die Gefühle, die der Patient oft im Laufe der Therapie gegenüber dem Therapeuten entwickelt. Sollen wir nun annehmen, alles sei unreal, was der Patient fühlt, und sei durch seine Geschichte wegzuerklären? Gibt es kein Sein oder Werden?

Wenn wir dem Konzept der Besetzung, dessen Urheber Freud war, folgen und es auf die Übertragungssituation anwenden, dann kommen wir zu einem völlig anderen Schluß als Freud. Was in der Therapie aktivierend wirkt, ist nicht, was *gewesen ist;* im Gegenteil, es ist genau das, was *nicht gewesen ist* – ein Defizit oder etwas Versäumtes. Was gewesen ist, ist eine abgeschlossene Situation. Sie wird durch Befriedigung und Integration zu einem Teil des Ich. Die unabgeschlossene Situation, die versäumte Entwicklung von der Unterstützung durch die

Umwelt zum Selbstsupport ist das Erbe der Vergangenheit, das die Gegenwart belastet.

Mit anderen Worten, wir halten daran fest, daß die Übertragung – als Verbindung von aktuellen Gefühlen des Patienten plus seinen phantasierten Hoffnungen plus der erwarteten Unterstützung (die der Patient für sicher hält) – aus seinem ›Mangel an Sein‹ hervorwächst und nicht aus dem, was gewesen und vergessen ist. Unsere Geschichte ist der Hintergrund unserer Existenz; sie ist nicht eine Anhäufung von Fakten, sondern das Protokoll darüber, wie wir zu dem wurden, was wir sind. Nur wenn die Störungen im Hintergrund, die dem Support unseres gegenwärtigen Lebens entgegenwirken, in den Vordergrund treten, damit sie behandelt werden können, ist es möglich, daß sie sich von Defiziten (unvollständigen Gestalten) zu Funktionen des Supports verwandeln.

Am Beginn der Therapie werden nur wenige Patienten vom Therapeuten Unterstützung erbitten. Sie sind am Zerspringen und warten nur auf eine Gelegenheit. Aber ihr Mangel an Sein erscheint immer deutlicher, je weiter die Therapie fortschreitet und der Patient seine Forderungen und Manipulationen steigert. Der Therapeut erhält immer mehr Besetzung – positive und negative –, weil er immer stärker das symbolisiert, was dem Patienten fehlt.

Was bedeutet das in der therapeutischen Praxis? Da ist z. B. ein Patient, dessen Übertragung der orthodoxe Therapeut als sehr stark bezeichnen würde und die ich als Gefühl des Patienten definieren möchte, daß der Therapeut seinen totalen Mangel an Sein repräsentiert. Ein solcher Patient zeigt häufig folgendes Muster: Er möchte Therapeut werden; er ist bestrebt, den psychotherapeutischen Jargon zu benutzen; er übernimmt die Art und den Stil des Therapeuten. Wenn der Therapeut mit der klassisch definierten Übertragung arbeitet, wird er nach biographischen Vorgängern dieser Handlungsweise, d. h. nach dem Individuum in der Vergangenheit des Patienten, suchen, dem gegenüber er dieses Introjektionsverhalten gezeigt hat. Er wird nach Material suchen und, wenn er es gefunden hat, hoffen, daß der Patient mit der Zeit lernen wird, sich von dem introjizierten anderen zu differenzieren, der vielleicht seine Mutter oder sein Vater ist. Wir werden dagegen nicht auf das Material, sondern auf den *Prozeß* schauen. Denn der Prozeß ist heute so aktiv wie damals. Wir werden uns auf die Tatsache konzentrieren, daß er als Introjektor nach Abkürzungen sucht, daß er zu faul ist, die Welt zu assimilieren, und daß er seinem Wachstum und seiner Selbstverwirklichung entgegenwirkt. Denn solange der Patient eine Häufung von Introjekten ist, ist er nicht er selbst und kann sich nicht stützen. Solange er in dem Introjektionsmuster verharrt, wird ihm Support fehlen. Wenn die Introjektion seine primäre Technik ist, sich der Welt zu stellen, dann wird er immer wieder andere Introjekte anhäufen, selbst wenn wir ein oder zwei davon, beispielsweise Papa und Mama, austreiben. Wir müssen uns also darauf konzentrieren, ihm zu zeigen, wie er alles ganz hinunterschlingt, wie er den Prozeß der notwendigen Destruktion und Assimilation konsequent blockiert.

Infolge unseres einheitlichen Ansatzes können wir dieses Problem auf beiden Ebenen, der der Phantasie und der der Wirklichkeit, behandeln. Ich habe schon einmal darauf hingewiesen. Wenn der Organismus etwas verschlingt, was er nicht assimilieren kann, dann erbricht er normalerweise das unverdauliche Zeug. Das emotionale Äquivalent zu diesem Erbrechen nennt man Abscheu. Durch die Errichtung einer Art innerer Barriere versäumt er, diesen Abscheu zu fühlen. Wie baut er so eine Barriere? Entweder desensibilisiert sich der Patient, oder er vermeidet die Erfahrung mit Hilfe eines ausgeklügelten Systems von Überästhetizismus. Der Introjektor muß die Erfahrung des Abscheus kennenlernen; denn weil er dieses Gefühl blockiert, ›verschlingt‹ er die anderen. Wenn wir ihm helfen können, sich seines Abscheus bewußt zu werden und zu sehen, daß er kommt, wenn der Rat oder die Wertungen eines anderen ganz hinuntergeschlungen werden, dann ist der Weg für ihn frei, sich durch Abscheu zu erleichtern und sich selbst, seine eigenen Entscheidungen, Rollen und andere Fähigkeiten neu zu erschaffen.

Das heißt nicht, daß es nicht ebenso notwendig wäre zu merken, daß der Therapeut nicht Mama oder Papa ist, oder, allgemeiner gesagt, wo der Unterschied zwischen ihm und den anderen Leuten liegt. Dies aber lernt er bereits, wenn er lernt, daß er introjiziert und *wie* er introjiziert. Wenn er das lernt, lernt er auch, daß seine Introjekte nicht sein authentisches Ich sind.

Voller Support – Überwindung des Bedürfnisses nach Unterstützung durch die Umwelt – kann nur durch kreative Nutzung der Energien kommen, die in den Blockierungen investiert sind, die dem Support im Wege stehen. Anstatt unsere Patienten zusehen zu lassen, wie sie passiv aus der Vergangenheit übertragen, müssen wir die Haltung der Verantwortlichkeit einführen, die sagt: »Ich hindere mich ...«, »wie hindere ich mich« und »woran hindere ich mich«?

Wenn der Therapeut dem Patienten Unterstützung von außen gewährt – mit anderen Worten, sein Übertragungsbedürfnis unterstützt –, spielt er nur der Neurose des Patienten in die Hände. Wenn er es aber auf der anderen Seite dem Patienten ermöglicht, die Selbstblockierung und das blockierte Material durch Identifikation und Trennung zu assimilieren, dann fördert er die Entwicklung des Patienten.

Mit dem gleichen Ansatz müssen wir an den Traum herangehen, an diese faszinierende menschliche Schöpfung, die in der orthodoxen Analyse beide, Patient und Therapeut, mit Hunderten von Stunden mundwässernder Unterhaltung versorgt. Freud beschreibt den Traum als Wunscherfüllung und nimmt an, seine Bedeutung würde durch Hin- und Herschweifen zwischen Inhalt und Assoziationen geklärt werden. Denn wenn wir auch wissen, daß der Traum unsere eigene Schöpfung ist, er ist in der Regel doch nicht verständlich; er scheint aus einer fremden eigenen Welt zu kommen.

Aber eine Definition des Traumes einzig als Wunscherfüllung und eine Reduktion des Traums auf eine Serie plumper Wortsymbole scheint gegen das innerste Wesen der Lebendigkeit des Traums zu verstoßen. Nehmt beispielsweise den Alptraum. Sicher, wenn ihr ihn zu einer Reihe von statischen Stücken aufgliedert, könnt ihr den Wunsch herauslösen, der unter dem Grauen verborgen liegt. Oder ihr könnt Freuds These noch näherkommen, daß der ganze Traum eine Wunscherfüllung sei, indem ihr ihn statt dessen die Blockierung eines Wunsches nennt. Wörtlich genommen klingt aber die These, der ganze Alptraum sei Wunscherfüllung, absurd.

Statt dessen erscheint der Traum (das gilt für jeden Traum, nicht nur für den Alptraum) eher als ein Versuch, eine Lösung für ein offensichtliches Paradox zu finden. Der Traum ist eine künstlerische Schöpfung, in der zwei anscheinend unvereinbare Kräfte gegeneinander gestellt sind. Im Alptraum ist das Paradox nicht integriert; auch im täglichen Leben des Neurotikers bleiben die Widersprüche unintegriert. Harry Stack Sullivan hat darauf hingewiesen, daß wir nachts nicht zu träumen brauchten, wenn wir unsere Probleme während des Tages lösen könnten.

Um den Sinn des Traumes zu sehen, tun wir gut daran, ihn nicht zu interpretieren. Anstatt darüber zu spekulieren, fordern wir unsere Patienten auf, ihn noch genauer und intensiver zu erleben und das Paradox zu entdecken. In einer orthodoxen Analyse weitet der Patient den Traum durch Assoziation aus. Aus einem kurz erzählten Stück eines eigenen Traums leitet Freud seitenweise Assoziationen und Interpretationen ab. Aber um den Traum zu intensivieren – um zu versuchen, ihn noch einmal zu erleben –, muß der Patient für weit mehr offen sein als nur für Interpretationen oder für das, was ihm in den Sinn kommt; er muß auch Gefühle, Emotionen und Gesten zulassen. Er kann den Traum nur integrieren und zu einer Auflösung des Paradoxons kommen, wenn er sich noch einmal mit ihm identifiziert, besonders aber mit den störenden Seiten des Traumes.

Die meisten psychotherapeutischen Schulen stimmen darin überein, daß der Traum eine Projektion ist, daß alle Personen und Objekte, die darin erscheinen, in Wahrheit der Träumer selbst ist und daß die Traumhandlung häufig ein Versuch ist, einen Widerspruch dadurch zu lösen, daß die Verantwortung für Hoffnungen und Wünsche verleugnet wird. Der Traum, daß der eigene Feind von jemand anderem ermordet worden ist, ist ein vollkommenes Beispiel dafür.

Ich möchte zwei spezifische Beispiele von unserer Arbeit mit Träumen geben. In beiden Fällen wird der Leser merken, daß wir den Patienten auffordern, sich mit allen Stücken des Traums zu identifizieren und zu versuchen, sich den Widerspruch in ihm bewußtzumachen und ihn zu lösen.

Im ersten Fall erzählte eine junge Frau diesen Traum: »Ich gehe eine Treppe hoch und habe ein Bündel unter dem Arm.« Ihre Phantasien, als sie sich mit den verschiedenen Objekten des Traumes identifizierte, waren: »Wenn ich die Treppe bin, benutzt mich jemand, um nach oben zu kommen. Das ist mein Mann, natürlich; er ist ehrgeizig und studiert jetzt. Er hängt finanziell von mir ab. Wenn ich das Bündel bin, dann muß er mich tragen. Das ist auch wahr. Er muß mich hinaufziehen auf die intellektuelle Höhe, die er erreichen wird.« Hier sehen wir, was der Patientin als das Paradox ihres Lebens sichtbar wird: sie trägt eine Last, und gleichzeitig ist sie selbst eine Last.

In dem folgenden Fall versuchten wir in der therapeutischen

Sitzung eine Art Lösung des Widerspruches zu finden, der in dem Traum eine Rolle spielte: Ein Patient stellte einen Traum vor, in dem er einen Mann sah, der irgendwelchen Unrat, der eine Toilette verstopfte, immer tiefer in sie hineinpreßte. Er schob und preßte, bis endlich die ganze Toilette durch den Fußboden brach. Hier ist der Raum für viele Interpretationen; die Handlung paßte gut zu der Haltung des Patienten gegenüber unangenehmen Dingen. Aber anstatt den Traum zu interpretieren, fragte ich den Patienten, was er hätte anders machen können, wenn er der Mann im Traum gewesen wäre. Er antwortete, daß er einen Haken nehmen und das hätte herausholen können, was die Toilette verstopfte. Als er sich das dann vorstellte, brachte er sich sein ganzes Abscheumaterial vor Augen. Gleich darauf fühlte er, wie sich seine Kehle (der Hals des Toilettenbeckens) zusammenpreßte. Durch das Zusammenpressen der Kehle hinderte er sich am Erbrechen, am Hochwürgen seines Abscheumaterials. So wurden der Trauminhalt, sein Verhalten und das psychosomatische Symptom integriert. Das zugrundeliegende Paradox – das Paradox des Introjektors, der Material hinunterschlingt, das seinen Abscheu weckt und von seinem Geschmackssinn geprüft werden müßte – konnte in der Sitzung nicht mehr gelöst werden. Wir arbeiteten etwas daran, aber der Patient blendete aus, er hatte einen blinden Fleck. Sein Gaumen war völlig desensibilisiert.

Aus dem Geschilderten kann der Leser einiges von den bedeutenden Unterschieden zwischen der Gestalttherapie und den konventionelleren Techniken sehen. Aber die wichtigsten Unterschiede sind, glaube ich, noch nicht ausdrücklich erwähnt worden.

4. Die Hier- und Jetzt-Therapie

Das Hauptgewicht der orthodoxen Psychotherapie ruht unter anderem auf der Ansicht, der Neurotiker sei eine Person, die früher einmal ein Problem gehabt habe, und das Ziel der Psychotherapie sei die Lösung dieses Vergangenheitsproblems. Der ganze Behandlungsansatz, die Betonung der Erinnerung und der Vergangenheit, läßt diese These erkennen, die indes allem widerspricht, was wir bei Neurosen und Neurotikern beobachten. Vom Blickpunkt der Gestalttherapie aus ist der Neurotiker nicht einfach eine Person, die einmal ein Problem *hatte*; er ist eine Person, die ein *dauerndes* Problem, jetzt und hier, in der Gegenwart, hat. Es kann wohl sein, daß er heute so handelt, wie er es tut, ›weil‹ ihm Dinge in der Vergangenheit passiert sind; seine heutigen Schwierigkeiten stehen aber im Zusammenhang mit seinem heutigen Handeln. Er kann heute nicht weiter, und wenn er nicht lernt, Probleme anzupacken, wenn sie entstehen, dann wird er auch in Zukunft nicht weiterkönnen.

Es muß also Ziel der Therapie sein, ihm die Mittel an die Hand zu geben, mit denen er sowohl seine gegenwärtigen Probleme lösen kann als auch alle, die morgen oder im nächsten Jahr entstehen können. Dieses Werkzeug ist der Selbst-Support, und den erreicht er dadurch, daß er mit sich und seinen Problemen unter Benutzung aller ihm gerade zur Verfügung stehenden Mittel umgeht, und zwar jetzt. Wenn er sich in jedem Augenblick seiner selbst und seiner Handlungen – der phantasierten, der verbalen oder der physischen – *wirklich bewußt werden* kann, dann kann er sehen, wo seine gegenwärtigen Schwierigkeiten liegen, und dann kann er sich selbst helfen, sie in der Gegenwart, im Hier und Jetzt, zu lösen. Jede Schwierigkeit, die er löst, macht die Lösung der nächsten leichter, denn jede Lösung steigert den Selbst-Support.

Wenn die Therapie Erfolg hat, dann hat der Patient sich unausweichlich um die losen Enden seiner vergangenen ungelösten Probleme gekümmert, denn diese losen Enden müssen in der Gegenwart zu Schwierigkeiten führen, und daher müssen sie im Lauf der therapeutischen Sitzung auftauchen, auf unendlich verschiedene Arten verkleidet – als Dissoziationen, als nervöse Angewohnheiten, als Phantasien usw. Aber diese losen Enden der Vergangenheit sind ebenso laufende Probleme, die die Teilnahme des Patienten an der Gegenwart hemmen.

Der Neurotiker ist, wenn man diese Definition akzeptiert, ein Mensch, dessen gegenwärtiges Leben aufgrund von Schwierigkeiten erfolglos ist. Außerdem ist er, nach unserer Definition, ein Mensch, der sich chronisch mit Selbstblockierung beschäftigt, der keinen adäquaten Identitätssinn hat (und daher nicht richtig zwischen sich und der Welt unterscheiden kann), der keine adäquaten Möglichkeiten des Selbst-Supports besitzt, dessen psychische Homöostase nicht funktioniert und dessen Verhalten aus fehlgeleiteten Anstrengungen, das Gleichgewicht zu erreichen, resultiert.

Innerhalb dieses generellen Rahmens können wir sehen, was getan werden muß. Der Neurotiker findet es schwierig, ganz an der Gegenwart zu partizipieren – seine unerledigten Geschäfte aus der Vergangenheit sind ihm im Weg. Seine Probleme existieren im Hier und Jetzt – und doch ist allzuoft nur ein Teil von ihm hier, um sie zu bewältigen. In der Therapie muß er erlernen, in der Gegenwart zu leben, und seine therapeutischen Sitzungen müssen die erste Einübung dieser bis dato unerfüllten Aufgabe sein. Daher ist Gestaltherapie eine ›Hier- und Jetzt-Therapie‹, in der wir den Patienten während der Sitzung auffordern, seine gesamte ungeteilte Aufmerksamkeit auf das zu lenken, was er jetzt in der Gegenwart, während des Sitzungsverlaufs, genau hier und jetzt tut.

Die Gestalttherapie ist eher eine experimentelle als eine verbale oder interpretative Therapie. Wir fordern unsere Patienten auf, über ihre Traumata und Probleme nicht in den fernen Bereichen der Vergangenheit und Erinnerung zu reden, sondern ihre Probleme und ihre Traumata – ihre unabgeschlossenen Situationen – *noch einmal* im Hier und Jetzt *zu erleben.* Wenn der Patient überhaupt das Buch seiner alten Probleme endgültig schließen soll, dann muß er es in der Gegenwart schließen. Denn er muß sich darüber im klaren sein, daß seine früheren Probleme, wenn sie wirklich vergangen wären, nicht mehr länger Probleme sein würden – und sicherlich nicht gegenwärtig wären.

Darüber hinaus verlangt die Gestalttechnik als experimentelle Therapie vom Patienten, daß er von sich so viel erfährt, wie er kann, daß er sich selbst so stark er kann im Hier und Jetzt erlebt. Wir fordern den Patienten auf, sich seiner Gesten, seines Atems, seiner Gefühle, seiner Stimme, seines Gesichtsausdrucks ebensosehr bewußt zu werden wie seiner drückenden Gedanken. Wir wissen, daß er um so mehr über sich lernen wird, je mehr er sich seiner selbst bewußt wird. Wenn er erfährt, auf welche Weise er sich daran hindert, jetzt zu ›sein‹, wie er sich blokkiert, wird er auch anfangen, das Selbst zu erleben, das er blockiert hat.

In diesem Prozeß läßt sich der Therapeut von dem leiten, was er an dem Patienten beobachtet. Wir werden die Rolle des Therapeuten in einem späteren Kapitel genauer untersuchen. Hier mag genügen, wenn ich sage, daß der Therapeut sensibel sein muß für die Oberfläche, die der Patient bietet, so daß die umfassendere Bewußtheit des Therapeuten zum Mittel werden kann, durch das der Patient fähig wird, seine eigene zu steigern.

Der erste Satz, mit dem wir den Patienten auffordern, die Therapie zu beginnen, und den wir die ganze Zeit – nicht nur in Worten, sondern im Geist – behalten, ist der einfache Satz: »Jetzt bin ich mir bewußt.« Das ›jetzt‹ hält uns in der Gegenwart und läßt uns erkennen, daß keine Erfahrung möglich ist außer in der Gegenwart. Und die Gegenwart selbst ist natürlich eine ständig wechselnde Erfahrung. Wenn der Patient erst einmal das ›jetzt‹ benutzt hat, wird er leichthin weiter die Gegenwart benutzen, auf phänomenologischer Basis arbeiten und, wie ich später zeigen will, das Material aus der vergangenen Erfahrung heranschaffen, das nötig ist, um die Gestalt zu schließen, eine Erinnerung zu assimilieren und die organismische Balance zu berichtigen.

Das ›Ich‹ wird als Gegengift gegen das ›Es‹ benutzt und entwickelt das Verantwortungsgefühl des Patienten für seine Emotionen, Gedanken und Symptome. Das ›bin‹ ist sein existentielles Symbol. Es bringt zu ihm zurück, was immer er als Teil seines Seins und – zusammen mit seinem Jetzt – als Teil seines Werdens erfährt. Er lernt rasch, daß jedes neue ›jetzt‹ von dem vorigen verschieden ist.

Die Bewußtheit (awareness) verschafft dem Patienten den Sinn für seine eigenen Fähigkeiten, für seine eigene sensorische, motorische und intellektuelle Ausstattung. Sie ist nicht das Bewußtsein (consciousness) – denn das ist nur psychisch –, sie ist die durch den Geist und die Wörter sozusagen gefilterte Erfahrung. Bewußtheit (awareness) hat noch etwas, das über das Bewußtsein (consciousness) hinausgeht. So wie wir arbeiten, nämlich mit dem, was der Patient besitzt, mit seinen gegenwärtigen Manipulationsmitteln, und weniger mit dem, was er nicht entwickelt werden. In dem normalen Wachstumsprozeß lernen wir Therapeuten wie dem Patienten das beste Bild von dessen gegenwärtigen Hilfsquellen. Denn Bewußtheit findet immer in der Gegenwart statt. Sie eröffnet Handlungsmöglichkeiten. Routine und Gewohnheiten sind eingefleischte Funktionen, und jedes Bedürfnis, sie zu ändern, erfordert, daß sie ganz neu in den Lichtkegel der Bewußtheit rücken. Allein die Idee, sie zu ändern, setzt die Möglichkeit von anderen Denk- und Handlungsweisen voraus. Ohne Bewußtheit gibt es keine Kenntnis einer Wahlmöglichkeit. Bewußtheit, Kontakt und Gegenwart sind nur verschiedene Aspekte eines und desselben Prozesses – der Selbstverwirklichung. Hier und jetzt ist es, wo wir uns unserer Alternativen bewußt werden, von geringfügigen pathologischen Entscheidungen (liegt der Bleistift gerade genug?) bis zur existentiellen Wahl, uns einer Sache oder einer Ablenkung hinzugeben.

Wie arbeitet dieses ›Jetzt bin ich mir bewußt‹, diese Hier- und Jetzt-Therapie in der Praxis? Ich möchte als Beispiel einen Neurotiker nehmen, dessen unerledigtes Geschäft die unvollendete Trauerarbeit um den toten Vater oder die tote Mutter ist. Bewußt oder unbewußt phantasiert der Patient, Vater oder Mutter seien als führende Instanzen immer noch da; er handelt, als ob der Betreffende noch lebe, und läßt sich in seinem Leben von archaischen Richtlinien leiten. Um selbständig zu werden und an der wirklichen Gegenwart zu partizipieren, muß er diese Führung loslassen; er muß sich trennen, muß seinen Eltern ein endgültiges Lebewohl sagen. Und um das zu tun, muß er an das Totenbett gehen und der Trennung ins Auge sehen. Er muß seine Gedanken über die Vergangenheit in gegenwärtiges Handeln verwandeln, das er erlebt, als ob das Jetzt das Damals wäre. Er schafft es nicht allein dadurch, daß er die Szene wieder und wieder erzählt. Er muß sie wieder erleben. Er muß hindurchgehen und die blockierten Gefühle assimilieren, die zum größten Teil aus starker Trauer bestehen, die aber auch Elemente von Triumph oder Schuld und noch vieles mehr in sich haben können. Es reicht nicht aus, sich einen vergangenen Vorfall in die Erinnerung zurückzurufen, man muß *psychodramatisch* zu ihm zurückkehren. Genau wie das Reden über sich selbst Widerstand bedeutet gegen die Erfahrung seiner selbst, läßt die Erinnerung eines Erlebnisses – das Gerede darüber – es isoliert liegen als eine Ablagerung der Vergangenheit, tot wie die Ruinen von Pompeji. Da bleibt euch nur noch die Möglichkeit, einige kluge Rekonstruktionen zu bringen, aber ihr macht sie nicht wieder lebendig. Die Erinnerung des Neurotikers ist mehr als einfach nur ein Jagdgrund für die Archäologen des menschlichen Verhaltens, die wir Psychoanalytiker nennen. Es geht bei ihr um den unabgeschlossenen Vorgang, der immer noch lebendig und blockiert ist und darauf wartet, assimiliert und integriert zu werden. Hier und jetzt, in der Gegenwart, muß die Assimilation vor sich gehen.

Der Psychoanalytiker würde dem Patienten vielleicht aus der Fülle seines theoretischen Wissens erklären: »Du bist immer noch an deine Mutter gebunden, weil du dich an ihrem Tod schuldig fühlst. Du hast ihn in deiner Kindheit gewünscht und den Wunsch verdrängt, und als er wahr wurde, fühltest du dich als Mörder.« Und in dem, was er sagt, können Teile der Wahrheit stecken. Aber diese Art von symbolischer oder intellektueller Erklärung berührt nicht die Emotionen des Patienten, denn die sind nicht das Ergebnis seines Schuldgefühls, sondern seiner Blockierungen des Schuldgefühls, als die Mutter starb. Wenn er es sich da gestattet hätte, seine Schuld voll zu erfahren, dann würde er jetzt nicht so zerquält sein. Darum verlangen wir in der Gestalttherapie, daß der Patient psychodramatisch mit seiner toten Mutter redet.

Weil es dem Neurotiker schwerfällt, in der Gegenwart zu leben und sich zu erfahren, wird er es schwierig finden, an der Hier-und-Jetzt-Technik festzuhalten. Er wird seine Partizipation an der Gegenwart durch Erinnerungen aus der Vergangenheit blockieren und wird darauf bestehen, von ihnen zu reden, als wären sie in der Tat Vergangenheit. Er findet es weniger schwierig zu assoziieren, als sich zu konzentrieren und sich in dieser Konzentration selbst zu erfahren. Ob er sich nun auf seine Körperempfindungen oder auf seine Phantasien konzentriert – zuerst wird er es als eine elende Anstrengung empfinden –, sein unerledigtes Geschäft macht Konzentration zu einer Hauptaufgabe. Er hat kein eindeutiges Gefühl mehr für die Rangordnung seiner Bedürfnisse – er neigt dazu, ihnen allen gleiche Wichtigkeit beizumessen. Er ist wie der junge Mann, über den Stephen Leacock einmal sprach, der aufs Pferd stieg und wie verrückt in alle Richtungen zugleich galoppierte.

Es ist nicht der Wunsch, ihm das Leben schwer zu machen, der hinter unserem Verlangen steht, ihn zur Konzentration zu befähigen. Wenn er dahin kommen soll, an der Gegenwart voll zu partizipieren, den ersten Schritt in Richtung auf ein produktives Leben zu tun, dann muß er lernen, seine Energien zu steuern, d. h. sich zu konzentrieren. Er wird sich von »Jetzt brauch ich dies« zu »Jetzt brauche ich das« fortbewegen können, wenn er nur jedes Jetzt und jedes Bedürfnis wirklich erlebt.

Darüber hinaus verschafft uns die Konzentrationstechnik (fokussierte Bewußtheit) ein Werkzeug, in der Therapie nicht so sehr in die Breite als in die Tiefe zu wirken. Durch die Konzentration auf jedes Symptom, auf jeden Bewußtheitsbereich lernt der Patient Verschiedenes über sich und seine Neurose. Er lernt, was er gerade erfährt. Er lernt, wie er es erfährt. Und er lernt, wie seine Gefühle und sein Verhalten in einem Bereich mit seinen Gefühlen und seinem Verhalten in einem anderen Bereich in Beziehung stehen.

Ich möchte noch einmal auf die klassische psychosomatische Manifestation, den Kopfschmerz, zurückkommen. Die Patienten verzeichnen ihn häufig als eines ihrer ärgerlichsten Symptome. Sie klagen, daß ihr Kopfweh sie quält, und jetzt, wo sie zur Behandlung kommen, möchten sie uns mit ihren Symptomen quälen. Sie sollen das natürlich gerne tun. Aber wir geben es ihnen zurück – wir verlangen von ihnen, mehr Verantwortung und weniger Aspirin zu benutzen. Das tun wir, indem wir sie auffordern, durch Erfahrung zu entdecken, wie sie ihre Kopfschmerzen produzieren. (Das ›Aha‹-Erlebnis der Entdeckung ist eines der wirksamsten Heilmittel.) Wir bitten sie zunächst, den Schmerz zu lokalisieren und, im Sitzen oder Liegen, bei der Spannung zu bleiben. Wir fordern sie auf, sich auf den Schmerz zu konzentrieren, ihn nicht wegzuschieben. Am Anfang werden nur wenige fähig sein, die Spannung auszuhalten. Die meisten

Patienten werden dazu neigen, sofort durch Erklärungen, Assoziationen oder Auslachen unser Handeln zu blockieren. Der Therapeut muß sich also durch eine Blockierung nach der anderen hindurcharbeiten, und er muß sie durch ›Ich‹-Funktionen ersetzen. Das bedeutet, daß wir, ehe wir überhaupt an dem Kopfschmerz arbeiten, schon ein beträchtliches Maß an Integration erreicht haben. Nehmen wir beispielsweise an, der Therapeut fordert den Patienten auf, bei seinen Schmerzen zu bleiben, und der Patient sagt, wie es häufig geschieht: »Das ist alles Unsinn.« Wenn er statt dessen lernt, zu sagen: »Was Sie zu tun versuchen, ist alles Unsinn«, tut er einen kleinen Schritt vorwärts. Mit einem so kleinen Schritt haben wir ein winziges Partikelchen ›Es‹ in eine *Kontaktfunktion,* in einen Selbstausdruck, umgewandelt. Wir könnten diese Äußerung sogar weiter verfolgen und den Patienten auffordern, damit zu arbeiten. Das würde ihm eine Gelegenheit verschaffen, mit einem großen Teil seiner unausgesprochenen Skepsis, seines Mißtrauens usw. herauszukommen, und all das gehört zu seinen unerledigten Geschäften, die ihn an voller Partizipation an der Gegenwart hindern.

Aber schließlich wird der Patient bei seinem Kopfschmerz und bei den Schmerzen, die er jetzt lokalisieren kann, bleiben können. Dieses Bleiben ist eine neu eröffnete Möglichkeit der Kontaktentwicklung mit dem Selbst. Wenn er bei der Pein bleibt, wird er wahrscheinlich merken, daß er Muskeln anspannt oder daß er eine Taubheit fühlt. Nehmen wir an, er entdeckt den Zusammenhang seiner Schmerzen mit Muskelkontraktionen. Dann werden wir ihn bitten, die Anspannung zu übertreiben. Er wird dann sehen, daß er willentlich seine Schmerzen schaffen oder steigern kann. Er sagt dann möglicherweise: »Es ist, als ob ich mein Gesicht beim Weinen verzerre.« Der Therapeut könnte dann etwa fragen: »Möchten Sie gerne weinen?« Und wenn wir ihn dann bitten, seine Worte direkt zu uns zu sagen, uns ins Gesicht hinein, dann könnte er wohl in Schreien und Weinen ausbrechen: »Ich will nicht heulen, verdammt nochmal! Laß mich in Ruhe, laß mich in Ruhe!« Dann ist offensichtlich, daß sein Kopfweh eine Blockierung seines Bedürfnisses zu weinen war. Es ist offenkundig geworden, daß er das Bedürfnis, das Weinen zu blockieren, dadurch losgeworden ist, daß er Kopfweh dafür auf sich nahm. Im besten Falle verliert der Patient auch noch sein Bedürfnis zu weinen; wenn nämlich die

Therapie lange genug auf diesen einen Faktor konzentriert werden kann, wird er fähig werden, auch durch die früheren Blockierungen hindurchzukommen, die Ursache für das jetzige Bedürfnis zu weinen sind. Aber auch vor diesem Stadium ist schon ein Fortschritt erreicht. Der Patient hat ein halbherziges Engagement (Kopfweh) in ein totales Engagement (Weinen) verwandelt. Er hat ein psychosomatisches Symptom in einen Ausdruck des ungeteilten Selbst umgewandelt, denn in seinem kurzen Verzweiflungsausbruch war er voll und ganz engagiert. Der Patient hat also durch die Konzentrationstechnik gelernt, wenigstens an einer gegenwärtigen Erfahrung voll zu partizipieren. Er hat gleichzeitig etwas gelernt über seinen Blockierungsvorgang und darüber, wie die Blockierungen mit der Totalität seiner Erfahrungen zusammenhängen. Er hat eines seiner Manipulationsmittel entdeckt.

Der Neurotiker ist, wie wir sagten, ein Selbst-Blockierer. Diese Tatsache stellen alle Schulen der Psychotherapie in Rechnung. Freud hat sogar seine ganze Therapie um die Erkenntnis dieses Phänomens herumgebaut. Er wählte aus den vielen möglichen Formen der Selbstblockierung eine sehr einschneidende aus, die er den Zensor nannte. Er sagte: »Blockiere nicht den freien Fluß deiner Assoziationen.« Er setzte aber auch voraus, daß der Zensor der Diener der Gehemmtheit sei, und also sprach Freud: »Sei nicht gehemmt.« Und genau mit diesen zwei Tabus blockierte er für den Patienten die Erfahrung seiner Gehemmtheit und ihrer Lösung. Das hat eine Desensibilisierung zur Folge, eine Unfähigkeit, Hemmung zu spüren oder sogar (und dies geschieht noch eher bei Patienten der Reichschen Therapie) eine überkompensierende Dreistigkeit. Was in der Therapie angepackt werden muß, ist nicht das wegzensierte Material, sondern das Zensieren selber, als eine Form der Selbstblockierung. Wieder können wir nicht von innen nach außen, sondern nur von außen nach innen arbeiten.

Der therapeutische Vorgang (die Wiederherstellung des Ich durch die Integration der abgespaltenen Teile der Persönlichkeit) muß den Patienten dahin bringen, wo er sich nicht mehr selbst blockiert, das heißt zu dem Punkt, wo er nicht mehr neurotisch ist. Wie können wir das erreichen, ohne den Fehler zu machen, daß wir die Blockierung blockieren? Wir haben oben Freuds Befehl »Zensiere dich nicht« erwähnt, der selbst eine Zensur des Zensors, eine Blockierung des Zensurprozesses ist.

Unsere Aufgabe ist eher die Beobachtung und Behandlung der verschiedenen *›Wie‹* jeder Blockierung als die Behandlung des Zensors – den Freud als das *›Warum‹* der Blockierung annimmt. Wenn wir mit den Blockierungen per se umgehen, dann behandeln wir direkt das klinische Bild, die Erfahrung, die der Patient gerade durchlebt. Wieder gehen wir mit der Oberfläche um, die sich selbst präsentiert. Es besteht keine Notwendigkeit, zu raten und zu interpretieren. Wir hören die Blockierung eines Satzes, oder wir bemerken, daß der Patient den Atem anhält, oder wir sehen, daß er eine Faust macht, als wolle er jemanden schlagen, oder daß er die Beine schwingt, als wolle er treten, oder wir beobachten, wie er den Kontakt mit dem Therapeuten blockiert, indem er wegsieht.

Ist er sich dieser Blockierungen bewußt? Das muß unsere erste Frage an ihn in einer solchen Situation sein. Weiß er, daß er es tut? Wenn er sich der Art und Weise, in der er sich blockiert, bewußter wird, wird er sich unausweichlich klarer über das werden, was er blockiert. Wie unser Beispiel von den Kopfschmerzen zeigte, war es das Bleiben bei seiner Blockierung, seinem Kopfweh, das den Patienten entdecken ließ, wie er diesen Mechanismus benutzte, um sein eigenes Weinen zu blockieren. Dieses Beispiel macht deutlich, wie der Patient durch die Konzentration auf die Blockierung per se – auf das ›Wie‹, nicht das ›Warum‹ – sich der Tatsache bewußt wird, daß er sich blockiert und wie er sich blockiert. Er wird auch fähig, seine Blockierungen zu lösen und eine unabgeschlossene Erfahrung durchzuleben und abzuschließen.

Die neurotischen Mechanismen Introjektion, Projektion und Retroflektion sind ihrerseits selbst Introjektionsmechanismen, die häufig als Reaktionen auf Blockierungen von außen entwickelt werden. Durch eine mögliche freie Erforschung von Welt und Leben, nämlich durch Versuch und Irrtum, werden wir uns bewußt, was wir durch Blockierung bisher versäumt haben. Stellt euch eine junge Katze vor, die einen Baum hinaufklettert. Sie ist ganz und gar mit dem Experimentieren beschäftigt. Sie balanciert sich aus, sie probiert ihre Kraft und ihre Beweglichkeit. Aber die Katzenmutter will sie nicht in Ruhe lassen, sie besteht darauf, daß sie herunterkommt. »Du wirst dir den Hals brechen, du unartiges Kind«, zischt sie. Wie das wohl das Vergnügen des Kätzchens am Wachstum blockieren würde! Es würde sogar den Wachstumsprozeß selbst blockieren. Aber Katzen benehmen sich nicht so blöde. Sie überlassen das Sicherungsstreben den menschlichen Wesen.

Die Katze wird im Gegenteil, wie jedes andere Tier und wie jedes vernünftige menschliche Wesen, den Sinn der Erziehung darin sehen, daß die Umwandlung der äußeren Hilfe in Selbst-Support erleichtert wird. Das neugeborene Kätzchen kann sich weder ernähren noch fortbewegen, noch verteidigen. Es braucht für alles seine Mutter. Aber es wird das Vermögen entwickeln, dies alles selbst zu tun, zum Teil durch Entwicklung seiner angeborenen Instinkte, zum Teil durch Lernen. Bei dem Menschen ist die Umwandlung von der äußeren Hilfe zum Selbst-Support natürlich komplizierter. Man braucht nur an die Notwendigkeit des Windelwechselns, der Kleidung, der Ernährung, der Berufswahl oder der Bildung zu denken.

Da wir gezwungen sind, viel mehr durch die Erziehung als durch den Gebrauch unserer ererbten Instinkte zu lernen, fehlt uns viel von der Sicherheit der Tiere in bezug auf das, was für das Fortkommen richtig ist. Statt dessen ist das »Richtige« das Ergebnis kunstvoller Phantasiegebilde, die von Generation zu Generation weitergereicht und modifiziert werden. Es sind überwiegend Hilfsfunktionen für den Sozialkontakt, also Manieren und Verhaltensnormen (Ethik), Orientierungsmittel (Lektüre, Weltanschauungen), Schönheitsnormen (Ästhetik) und soziale Position (Einstellungen). Häufig sind diese Verhaltensrichtlinien jedoch nicht biologisch orientiert, sie kappen die Wurzeln unserer Existenz und führen zu Degeneration. Die Geschichte psychotherapeutischer Fälle zeigt immer wieder, wie unsere abschätzige Haltung gegenüber der Sexualität Neurosen hervorbringen kann. Aber ob diese Verhaltensrichtlinien nun antibiologisch, antipersonal oder antisozial sein mögen, sie sind in jedem Fall Blockierungen des laufenden Prozesses, der, wenn man ihn in Ruhe ließe, zum Selbst-Support führen würde.

Blockierungen solcher Art sind die Alpträume des Kindes. Sie sind die *Blockierungen des Kontakts,* das »Faß das nicht an!« und das »Laß das!«, das ihm tagaus, tagein um die Ohren schwirrt. Oder das »Laß mich in Ruhe! Kann ich nicht einen Augenblick Ruhe haben?« blockiert seinen Wunsch, die Mutter zu unterbrechen. Auch seine *Rückzugsmöglichkeiten* werden blockiert. »Jetzt bleibst du hier, konzentrierst dich auf deine Schularbeiten und träumst nicht« oder »Du darfst nicht eher zum Spielen gehen, als bis du dein Essen aufgegessen hast«.

Sollen wir also einer Strategie der totalen Nicht-Blockierung folgen? Wie jedes andere Tier muß auch das Kind die Welt erforschen, seine Möglichkeiten finden, seine Grenzen zu erweitern versuchen, ausprobieren, wie weit es gehen kann. Aber gleichzeitig muß es daran gehindert werden, sich oder anderen Schaden zuzufügen. Es muß lernen, mit Blockierungen umzugehen.
Wirklich schlimm wird es dann, wenn die Eltern dem Wachstum des Kindes entgegenwirken, entweder indem sie es verwöhnen und seine Versuche, eine eigene Orientierung zu finden, blockieren, oder indem sie es allzusehr beschützen und sein Vertrauen in seine Fähigkeit, nach dem Maß seiner Entwicklung selbständig zu sein, zerstören. Sie betrachten das Kind als Besitz, der gehütet oder vorgezeigt werden muß. Im letzteren Falle werden sie dazu neigen, Frühreife zu erzeugen, indem sie ehrgeizige Forderungen an das Kind stellen, das zu der Zeit nicht genügend Selbst-Support hat, sie zu erfüllen. Im ersteren Falle werden sie dazu neigen, die Reifung zu blockieren, indem sie dem Kind keine Chance geben, den Selbst-Support, den es entwickelt hat, zu nutzen. Das erstere Kind wird wahrscheinlich selbstgenügsam, das letztere abhängig – keins von beiden also selbständig.
Die Patienten, die zu uns kommen, haben die Blockierungen ihrer Eltern in ihr eigenes Leben eingebaut – und das ist Introjektion. Das sind die Patienten, die beispielsweise zu uns sagen: »Erwachsene weinen nicht!« Sie haben die anstößigen Teile ihrer selbst verleugnet – die Teile, die in ihrer Kindheit blokkiert worden sind –, das ist Projektion. »Diese verdammten Kopfschmerzen! Warum muß ich so daran leiden!« Sie werden sich vielleicht die Eigenschaften, die die Eltern schlecht fanden und deren Hervorkommen sie blockierten, selbst verbieten. Das ist Retroflektion. »Ich muß mich beherrschen. Ich darf nicht weinen!« Sie sind vielleicht so verwirrt worden durch die Blokkierungen ihrer Eltern, daß sie ihre eigene Identität völlig verwerfen und sowohl Unterschied als auch Beziehung ihrer inneren Bedürfnisse zu den äußeren Möglichkeiten der Befriedigung vergessen. Das Resultat ist Konfluenz. »Ich bekomme immer Kopfschmerzen, wenn Leute mich anschreien.«
Wir machen unseren Patienten mit Hilfe der Konzentration im Hier und Jetzt bewußt, was für Blockierungen da sind und wie diese Blockierungen auf sie einwirken, und dadurch können wir

sie zur wahren Integration bringen. Wir können den endlosen Clinch beenden, in dem sie sich befinden. Wir können ihnen eine Chance geben, sie selbst zu sein, weil sie anfangen werden, sich zu erfahren; das wird ihnen eine aufrichtige Wertschätzung ihrer selbst und der anderen ermöglichen und sie befähigen, guten Kontakt zur Welt zu schaffen, denn sie wissen dann, wo die Welt ist. Verstehen bedeutet eigentlich, einen Teil in seiner Beziehung zum Ganzen sehen zu können. Für unsere Patienten bedeutet es, sich selbst als Teil des Gesamtfeldes zu sehen und so in Beziehung zu sich selbst und zur Welt zu treten. Das ist guter Kontakt.

5. Zwiebelschälen

Wir können nun zu einer breiteren Diskussion der Techniken und Resultate übergehen. Zunächst möchten wir bestimmte Beobachtungen herausstellen, die ihrerseits einen Großteil der Grundlage unseres Verfahrens bilden.

In dem »Jetzt-bin-ich-mir-bewußt«-Experiment, das im 4. Kapitel behandelt wurde, ist der Bewußtheitsbereich des Patienten bei den ersten Versuchen auf äußere Sinneswahrnehmungen begrenzt. Später, wenn das Experiment fortgesetzt wird, weitet er sich aus und umfaßt viele andere Faktoren, äußere sowohl wie innere. Mit anderen Worten, schon das Bewußtmachen dessen, daß ihr euer selbst bewußt werdet, steigert euren potentiellen Handlungsbereich. Es ergibt sich eine breitere Orientierung und größere Wahl- und Aktionsfreiheit.

Diese Tatsache ist für den Neurotiker äußerst wichtig. Wie ich schon gezeigt habe, mangelt es ihm nicht an der Fähigkeit, seine Umwelt zu manipulieren, aber es mangelt ihm entschieden an der Orientierung in ihr. Er ist eingekesselt durch seinen Mangel an Bewußtheit seiner selbst und der äußeren Situation und hat wenig Platz zum Manövrieren. Aber sobald seine Bewußtheit gesteigert ist, ist auch seine Orientierung und seine Manövrierfähigkeit gesteigert. Er ist dann in besserem Kontakt, denn Kontakt verlangt Orientierung im Augenblick.

Das ist für den Neurotiker wichtig. Er hat wenig Selbstgefühl; er blockiert dauernd sein Selbst. Es dringt selten zu ihm durch. Folglich kann er sich auch nicht leicht ausdrücken. Schon diese rudimentäre und sehr simple Ausdrucksweise ist ein großer Schritt voran.

Ich bin überzeugt, daß nur die Bewußtheitstechnik wirklich therapeutische Resultate erzielen kann. Wenn der Therapeut in seiner Arbeit nur drei Fragen stellen dürfte, würde er im Lauf

der Zeit bei allen, außer den besonders gestörten Patienten, Erfolge haben.
Diese drei Fragen, die im wesentlichen Ausformungen des Satzes »Jetzt bin ich mir bewußt« sind, heißen: »Was tust du?« »Was fühlst du?« »Was möchtest du?« Wir könnten die Anzahl um zwei vermehren und diese Fragen dazunehmen: »Was vermeidest du?« »Was erwartest du?« Das sind offenkundige Erweiterungen der ersten drei Fragen. Und sie würden als Ausrüstung für den Therapeuten völlig ausreichen.
Alle fünf Fragen sind im besten Sinne hilfreich. Das heißt, der Patient kann sie nur so weit beantworten, wie seine Bewußtheit es ihm ermöglicht. Sie werfen ihn auf seine eigenen Möglichkeiten zurück, bringen ihm die Erkenntnis seiner eigenen Verantwortung und fordern ihn auf, seine Kräfte und sein Vermögen an Selbst-Support zu erforschen. Sie geben ihm ein Gefühl seiner selbst, weil sie sich an sein Selbst wenden.
Seine verbalen Antworten dazu mögen vom Intellekt kommen, aber seine Gesamtreaktion kommt, wenn er nicht völlig desensibilisiert ist, aus seiner Gesamtperson und ist ein Zeichen seiner ganzen Persönlichkeit. Neben den passenden Antworten, die ihm immer zur Verfügung stehen, wird es fast immer eine zusätzliche Reaktion geben – eine Verwirrung, ein Zögern, ein Zusammenziehen der Augenbrauen, ein Schulterzucken, ein unterdrücktes »Was für eine blöde Frage«, ein wenig Verstörung, einen Wunsch, nicht behelligt zu werden, ein »O Himmel, da legt er wieder los!«, ein eifriges Sich-Vorbeugen und so weiter. Jede dieser Reaktionen ist viel wichtiger als die verbale Antwort. Jede einzelne ist ein Zeichen des Selbst und des eigenen Stils. Zunächst kann das Verhalten für den Therapeuten wichtiger sein als für den Patienten selbst. Der Therapeut, der einen umfassenderen Bewußtheitsbereich hat, kann das Verhalten als Funktion der Gesamtpersönlichkeit sehen. Der Patient, dessen Bewußtheit noch begrenzt ist, kann alles über seiner verbalen Antwort vergessen. Oder, falls er das nicht tut, ist er wahrscheinlich unfähig, den Bedeutungsinhalt seines Reaktionsstils zu begreifen. Aber mit der Zeit wird es auch da eine Erkenntnis in der Bewußtheit des Patienten geben. Das wird dann der erste große Schritt vorwärts in seiner Therapie sein.
Der Therapeut kann dem Patienten bei seiner Selbstentdeckung helfen, indem er sozusagen den Vergrößerungsspiegel für ihn abgibt. Der Therapeut kann nicht Entdeckungen für den Pa-

tienten machen, er kann dem Patienten nur den Prozeß erleichtern. Durch seine Fragen kann er den Patienten dazu bringen, sein Verhalten deutlicher zu sehen, und er kann dem Patienten helfen, für sich selbst zu entscheiden, was sein Verhalten verkörpert.

Und der wache Therapeut kann haufenweise Material direkt vor seiner Nase finden; er braucht bloß hinzuschauen. Leider ist das nicht so einfach, denn um zu sehen und entdecken zu können, muß der Therapeut ganz leer und vorurteilsfrei sein. *Da Kontakt sich immer an der Oberfläche ereignet*, muß der Therapeut vor allem die Oberfläche beachten. Aber täuscht euch da nicht, die Oberfläche ist viel weiter und bedeutungsreicher, als orthodoxe Therapeuten zugeben wollen. Zuallererst einmal hindern ihre vorgefaßten Überzeugungen sie daran, viel von ihr zu sehen. Und zum zweiten neigen sie dazu, sie als gegeben hinzunehmen, sie reden über sie hochmütig als über das Augenfällige. Da machen sie ihre größten Fehler. Solange wir irgend etwas als gegeben hinnehmen und es als augenfällig abtun, haben wir weder das geringste Verlangen nach einer Veränderung, noch haben wir die Werkzeuge, um sie herbeizuführen.

Bedenkt einen Augenblick diese Tatsache: Alles, was der Patient, offen oder verborgen, tut, ist ein Ausdruck seines Selbst. Sein Vorlehnen und Zurückwerfen, seine mißlungenen Angriffe, seine nervösen Ticks, seine subtile Ausdrucksweise, seine winzigen Verzögerungen zwischen den Worten, seine Handschrift, seine Metaphern und seine Sprache, sein Gebrauch von ›es‹ anstatt von ›du‹ und ›ich‹; alles ist an der Oberfläche, alles ist augenfällig, und alles ist bedeutungsvoll. Das ist das einzige wirkliche Material, mit dem der Therapeut arbeiten muß. Seine vorgefaßten Überzeugungen helfen dem Patienten überhaupt nicht. Die Fragen des Therapeuten werden also auf seinen Beobachtungen gründen und darauf gerichtet sein, bestimmte Faktoren in den Bewußtheitsbereich des Patienten zu bringen. Er benutzt eher die Technik, Fragen zu stellen, als Feststellungen zu machen, so daß die Last der Erkenntnis und des Handelns da ist, wo sie hingehört – beim Patienten. Aber seine Fragen sind in Wirklichkeit Übersetzungen seiner Beobachtungen. Die Frage z. B. »Bist du dir deiner Sprache bewußt?« könnte folgende Beobachtung repräsentieren und in folgende Feststellung umgewandelt werden: »Mir wird bewußt, daß du sehr hastig sprichst. Ich bemerke auch, daß du dauernd außer Atem bist. Es würde dir helfen, wenn du dir bewußt würdest, was du tust, so daß wir mit der Erregung umgehen können, die du auf diese Weise verschwendest.«

Es gibt indes eine Art, Fragen zu stellen – bei den meisten orthodoxen Therapeuten die übliche –, die mir therapeutisch wenig wertvoll erscheint. Das sind die Fragen, die mit »Warum« anfangen. Ich habe schon darüber gesprochen, aber das Thema scheint mir wichtig genug, um darauf zurückzukommen.

Die »Warum«-Fragen bringen nur schlagfertige Antworten, Verteidigungen, Rationalisierungen, Entschuldigungen und die Selbsttäuschung, daß ein Ereignis mit einer einzigen Ursache erklärt werden kann. Das »Warum« unterscheidet nicht Zweck, Ursprung oder Hintergrund. Unter der Maske der Frage hat es vielleicht mehr zur menschlichen Verwirrung beigetragen als ein einziges anderes Wort. Anders ist es bei »Wie«. Das »Wie« fragt in die Struktur eines Ereignisses hinein, und wenn erst die Struktur geklärt ist, dann sind alle »Warum« automatisch beantwortet. Wenn wir einmal die Strukturen der Kopfschmerzen geklärt haben, können wir alle Antworten der »Warum«-Frager beliebig beantworten. Unser Patient hatte Kopfschmerzen, ›weil‹ er sein Weinen unterdrückte, ›weil‹ er sich nicht ausdrückte, ›weil‹ er seine Muskeln verspannte, ›weil‹ er sich blockierte, ›weil‹ er den Befehl, nicht zu weinen, introjiziert hatte usw. Wenn wir unsere Zeit damit vergeuden, nach Ursachen zu suchen anstatt nach Strukturen, können wir ebensogut jeden Gedanken an Therapie aufgeben und uns der Gruppe klagender Großmütter zugesellen, die ihr Opfer mit so sinnlosen Fragen wie »Warum hast du dich erkältet?«, »Warum warst du so unartig?« attackieren.

Natürlich sind alle Fragen des Therapeuten Blockierungen irgendeines im Patienten ablaufenden Prozesses. Sie sind Eingriffe, oft genug kleinere Schocks. Das führt zu einer offensichtlich unfairen Situation: Wenn der Therapeut die Forderungen des Patienten frustrieren muß, selbst aber ungehindert Fragen stellt, ist das dann nicht eine unfaire Situation, ein autoritäres Verfahren, in totalem Gegensatz zu unseren Bemühungen, den Therapeuten vom Sockel zu holen und zu einem Menschen zu machen? Es ist zugegebenermaßen nicht leicht, den Weg durch diesen Widerspruch zu finden, wenn aber der Therapeut einmal das psychotherapeutische Paradox, wie man mit *Unter-*

stützung (Support) und *Frustration* arbeitet, gelöst hat, dann ordnen sich seine Verfahrensweisen von selbst.

Der Therapeut kann natürlich nicht als einziger Fragen stellen. Und es ist unmöglich, all das aufzuzählen, was der Patient mit dieser Technik machen kann. Seine Fragen können intelligent sein und die Therapie fördern. Sie können irritieren und sich wiederholen. Sie können die »Was-hast-du-gesagt?«- und »Was-meinst-du?«-Fragen der semantisch Blockierten sein. Es ist auch keineswegs immer offensichtlich, aus welcher Verwirrung die Fragen des Patienten aufsteigen. Manchmal weiß er nicht, ob er dem Therapeuten trauen kann, dann wird er Fragen stellen, um ihn zu testen. Wenn er von Zweifeln besessen ist, wird er die gleiche Frage wieder und wieder stellen.

Die Mehrzahl der Patientenfragen sind Verführungen des Intellekts und entspringen der Überzeugung, verbale Erklärungen seien dasselbe wie Verstehen. Solange man solche Patienten, vor allem emotional blockierte, mit Interpretationen füttert, werden sie sich wieder behaglich in den Kokon ihrer Neurose einkuscheln und da unter friedlichem Schnurren bleiben.

Die Idee, Patientenfragen zu frustrieren, ist schon so alt wie die Psychotherapie. Schon eine so einfache Reaktion wie »Warum stellst du diese Frage?« ist dazu angetan, den Patienten zurückzuwerfen auf seine eigenen Möglichkeiten. Aber die Warumfrage ist, wie bereits ausgeführt, ein sehr unwirksames Werkzeug. Wir wollen die Struktur der Patientenfrage hervorlocken, ihren Hintergrund; und möglicherweise können wir das Selbst in diesem Prozeß erreichen. Daher gehört zu unserer Technik, daß wir die Patienten auffordern, ihre Fragen in Vorschläge und Feststellungen zu verwandeln.

Zunächst werden sie die Frage nur mit anderen Worten umschreiben, aber beim Fragen bleiben: »Ich bin neugierig...« Dann wiederholen wir unsere Bitte. Jetzt sagt der Patient vielleicht: »Ich bin dieser oder jener Meinung; was meinst du dazu?« Das ist wenigstens ein Schritt vorwärts – nun stellt der Patient seine Unsicherheit und sein Bedürfnis nach intellektueller Unterstützung dar. Wir können weitergehen und weitere Umformungen fordern, und dann vielleicht löst sich der Patient, und eine Menge zurückgehaltenen Materials wird frei. Hier ein Beispiel:

Patient: Was meinen Sie mit Support?
Therapeut: Könnten Sie eine Aussage daraus machen?

Patient: Ich möchte wissen, was Sie mit Support meinen.

Therapeut: Das ist immer noch eine Frage. Könnten Sie sie zu einer Aussage machen?

Patient: Ich würde Ihnen mit dieser Frage am liebsten das Innerste nach außen stülpen, wenn ich nur die Gelegenheit dazu hätte.

Jetzt haben wir ein direktes Stück Selbst-Ausdruck. Sicher, es ist feindselig, aber sei es so gesellschaftlich unannehmbar wie es will, es gibt dem Patienten ein wenig mehr Selbst-Support, weil es ihm ein wenig mehr Bewußtheit vermittelt.

Obgleich der Therapeut mit den in diesem Kapitel schon erwähnten fünf Fragen auskommen könnte, beschränkt er sich nicht auf sie. Denn wie die anfänglichen Bewußtheitsfragen einen Weg zu dem Selbst des Patienten darstellen, so geben uns die Aussagen und die Arten, wie der Patient den Therapeuten manipuliert, Hinweise auf die neurotischen Mechanismen, durch die er sich vor dem vermeintlichen existentiellen Zusammenbruch schützt. Die Aussagen des Patienten sind immer Hinweise für weitere, möglicherweise eingehendere Fragen.

Durch die erwähnten Mechanismen schüttelt der Patient im wesentlichen die Verantwortung für sein Verhalten ab. Für ihn ist Verantwortung Anklage, und sosehr er anzuklagen bereit ist, so sehr fürchtet er, selbst angeklagt zu werden. »Ich bin für meine Haltungen nicht verantwortlich, meine Neurose ist schuld«, scheint er dauernd zu sagen. Aber Verantwortung (responsibility) ist in Wahrheit die Fähigkeit zu antworten (response-ability), die Fähigkeit, die eigenen Reaktionen selbst zu wählen. Ob der Neurotiker sich durch Projektion, Introjektion, Konfluenz oder durch Retroflektion von sich selbst abspaltet, sein Zustand bedeutet immer, daß er mit der Verantwortlichkeit auch die Fähigkeit zu reagieren und die Freiheit der Wahl aufgegeben hat. Um den Neurotiker wieder zu integrieren, müssen wir uns jedes Stück Verantwortung zunutze machen, das er zu tragen bereit ist. Das gleiche gilt für den Therapeuten. Er muß die volle Verantwortung für seine Reaktionen auf den Patienten übernehmen. Er ist nicht für die Neurose des Patienten verantwortlich, oder für sein Elend oder seine Mißverständnisse, aber er ist verantwortlich für seine eigenen Motive, für seinen Umgang mit dem Patienten und mit der therapeutischen Situation.

Die primäre Verantwortung des Therapeuten besteht darin,

kein Wort und kein Verhalten, das das Selbst nicht repräsentiert, das also den Mangel des Patienten an Selbstverantwortung anzeigt, unbeachtet durchzulassen. Das bedeutet, daß er mit jedem neurotischen Mechanismus, der auftaucht, umgehen muß. Jeder muß vom Patienten integriert und in einen Ausdruck des Selbst umgeformt werden, damit der Patient sich wirklich selbst entdecken kann.

Wie gehen wir mit den Mechanismen um? Die oben beschriebenen Beispiele Kopfschmerz/Weinen und Atemlosigkeit/Angst zeigen etwas davon, wie wir mit Konfluenzen umgehen. Beide psychosomatischen Symptome sind Zeichen von Konfluenz. Die Opfer haben im ersteren Falle die Beherrschung ihrer Augenmuskulatur mit der Beherrschung ihres Weinbedürfnisses und im letzteren die Beherrschung ihres Atems mit der Beherrschung ihrer emotionalen Reaktionen gleichgeschaltet. Da sie eine Identität von zwei verschiedenen Teilen aus zwei verschiedenen Bereichen hergestellt haben, blockieren sie durch den einen gleichzeitig den anderen mit. Wir helfen dem Patienten den Clinch zu lösen, indem wir ihm durch die Erfahrung des Symptoms entdecken helfen, wie künstlich er beide verbunden und wie er auf diese Weise Selbstausdruck und Selbsterfahrung durch ein Symptom ersetzt hat.

Welches sind die Zeichen für Retroflektion? Wir finden sie häufig im physischen Verhalten des Patienten und in dem Gebrauch der »mich-selbst«-Sprache. Nehmen wir zum Beispiel an, der Patient sitzt und redet über etwas, und wir bemerken, daß er mit der Faust in die Handfläche der anderen Hand schlägt. Das ist, ganz offensichtlich, retroflektives Verhalten. Wenn der Therapeut ihn fragt: »Wen würden Sie gerne schlagen?«, würde der Patient den Therapeuten wahrscheinlich verstört ansehen – »Oh, das ist nur eine nervöse Angewohnheit«. Mit anderen Worten, er ist nicht willens, an diesem Punkt die Verantwortung für sein Verhalten zu übernehmen. Wenn sich aber mit der Dauer der Therapie der Bewußtheitsbereich des Patienten weitet, wird sich auch seine Verantwortlichkeit erweitern. Wenn die nervöse Angewohnheit andauert, wird der Patient eines Tages als Reaktion auf die Frage des Therapeuten eine direkte Antwort geben, die aus dem Selbst kommt. Sie mag lauten: »meine Mutter« oder »meinen Vater« oder »meinen Chef« oder »dich«. Was es auch ist, dem Patienten ist an diesem Punkt sein Verhalten, dessen Ziel und sein Selbst bewußt geworden. Wir können die Situation natürlich nicht dabei belassen, aber ich möchte hier nicht die weiteren Behandlungsweisen beschreiben. Sie werden im nächsten Kapitel grundlegend besprochen werden.

Für jemanden, der nur begrenzte Erfahrungen mit der Gestalttherapie gehabt hat, ist es oft überraschend zu sehen, wie schnell, wie deutlich und wie reibungslos die Reaktion herauskommt. Es ist fast, als hätte der Patient verzweifelt auf eine Chance gewartet, sich auszudrücken. Das ist nicht nur für den Beobachter, sondern häufig auch für den Patienten selbst überraschend.

Wenn der Patient eine Aussage macht, die dem Therapeuten eine Projektion zu sein scheint, dann können wir auf verschiedene Arten damit umgehen. Wenn er in »Es«-Sätzen gesprochen hat – »Es ärgert mich«, z. B. das Kopfweh –, müssen wir ihn zuerst dahin bringen, daß er sich mit dem Kopfweh identifiziert. Das tut er, wenn er sieht, wie er das Kopfweh hervorbringt, so daß das Kopfweh nicht länger ein »Es« ist, sondern ein Teil von ihm. Wenn er Meinungen anderer äußert, die Projektionen sind: »Sie mögen mich nicht«, »sie stoßen mich immer herum«, dann fordern wir ihn auf, die Aussage umzudrehen: »Ich mag sie nicht« oder »Ich versuche immer, Leute herumzustoßen«, und vielleicht müssen wir ihn das wiederholen lassen, bis es als ein gefühlter Selbstausdruck aufsteigt.

Mit der Introjektion können wir genau in der umgekehrten Weise umgehen; wir können dem Patienten seine Haltung gegenüber dem introjizierten Material bewußtmachen. Es ist interessant zu sehen, wie schnell die emotionale Bewußtheit dessen, was man alles ganz hinunterwürgt, in tatsächlich physische Übelkeit und den Wunsch zu erbrechen übergehen kann.

Häufig werden wir den Patienten bitten, ein Experiment zu machen, wofür uns die Beobachtung seiner Person – etwas, was er tut oder was er nicht tut – das Material geliefert hat. Der Zweck des Experiments ist es, dem Patienten zu helfen, für sich selbst herauszufinden, wie er sich blockiert und am Fortschreiten hindert. Die Ziele in unseren therapeutischen Experimenten können nicht immer erreicht werden. Der Patient tut alles, um zu manipulieren, aber der Therapeut bleibt stark. Der Patient wird die Situation nicht so auf sich beruhen lassen wollen. Er wird immer weitermachen und immer wieder erträglicher Frustration begegnen, bis zu dem Punkt, wo er sich bewußt wird, was er die ganze Zeit tut. Wenn der Patient dagegen wirklich blockiert ist, wird er auch davon Anzeichen zeigen. Er wird vielleicht erröten oder stammeln. Dann führen wir unser Experiment in der Phantasie fort, da der Patient jetzt noch nicht soweit ist, es auf der Ebene der Wirklichkeit oder des Rollenspiels durchzuführen.

Therapeut: Wenn Sie das sagen würden, könnten Sie sich vorstellen, wie meine Reaktion sein würde?
Patient: Ja, Sie werden denken: »Was bist du bloß für ein gräßliches Wesen.«
Therapeut: Könnten Sie sich eine Situation vorstellen, in der Sie zu mir sagen könnten: »Was bist du bloß für ein gräßliches Wesen?«
Patient: (in lebhaftem Ton) Ja, genau das dachte ich. Was bist du bloß für ein gräßliches Wesen, mich in eine so verwirrende Lage zu bringen.
Therapeut: Könnten Sie mir mehr im einzelnen sagen, wie ich Leute gerne in verwirrende Lagen bringe?

Der Patient ist nun freier, als er war. Und vielleicht ist er soweit, ein Psychodrama in der Phantasie zu spielen über jemanden, der Leute verwirrt, wobei er wieder eine Projektion (der Therapeut will mich verwirren) in einen Selbstausdruck umwandelt. Wenn die Sitzung vorüber ist, ist dem Patienten vielleicht klar, daß er sein Vergnügen, andere zu blockieren, durch seine eigene Verwirrung blockiert.

Wir haben jetzt den projizierten Konflikt internalisiert, und wir können leicht seine zwei Komponenten integrieren: das Blockieren und das Verwirren. Wir könnten beispielsweise herausfinden, daß der Patient fühlt, er könnte mich verwirren, indem er mich in meinen therapeutischen Bemühungen stoppt. Auf diese Weise würde er mich nämlich steuern und hilflos machen. Offensichtlich haben wir hier eine Haltung, die, würde sie nicht schleunigst entlarvt, die ganze Behandlung sabotieren könnte. So schlagen wir ihm vor, über sein Bedürfnis, die Leute zu beherrschen, zu phantasieren. Wir könnten wilde Phantasien erfinden, wie man die Leute unter Druck setzen könnte, damit sie einen nicht verletzen. Nun können wir das projizierte Verletzen internalisieren und das Unterdrücken und Verletzen integrieren, wie wir vorher das Blockieren und das Verwirren integriert haben. Da wird der Therapeut wahrscheinlich bemerken, daß der Patient anfängt, seine Muskeln zu bewegen. Vielleicht macht er eine Faust oder eine plötzliche Bewegung mit Arm oder Bein. Jetzt ist mehr von seiner Gesamtpersönlichkeit am Selbst-Ausdruck beteiligt. Während er vorher möglicherweise vom Ellbogen an aufwärts starr gewesen ist, bewegt er jetzt zum ersten Mal die Schultern. Anstatt sich, wie so oft, unter Druck zu fühlen, fühlt er sich jetzt vielleicht, als ob er selber unterdrücken könnte, das heißt, er unternimmt den ersten Schritt in Richtung auf manuelle und dentale Aggression, auf Zerstörung und Assimilation.

Obwohl dieser Bericht sehr vereinfacht ist, zeigt er doch drei wichtige Komponenten: Der Therapeut kann immer mit den vorhandenen Vorgängen arbeiten, entweder in der physischen Aktualität oder in der Phantasie. Er kann alles, was in der Sitzung hochkommt, sofort integrieren und braucht nicht zuzulassen, daß unerledigte Situationen sich anhäufen. Und endlich, der Therapeut kann mit Erfahrungen arbeiten, er ist nicht auf Verbalisationen oder Erinnerungen allein angewiesen. Es ist eine Tatsache, daß es kaum einen Patienten gibt, der uns nicht erzählte, er hätte in den ersten Sitzungen unserer Therapie mehr Erfahrungen gemacht als in vielen Monaten Psychoanalyse. Auch wenn wir dem Bedürfnis des Patienten, den Therapeuten durch Schmeicheleien zu manipulieren, Rechnung tragen: die Bemerkung fällt zu regelmäßig, um nicht beachtet zu werden.

Es gibt ein Problem in der Gestalttherapie, das auch in allen anderen Therapien existiert, daß nämlich der Patient sich unserer Technik anpaßt. Dann fängt er etwa an, den Therapeuten mit künstlichen und unwesentlichen Erfahrungen zu manipulieren, einfach um ihm zu gefallen, und gleichzeitig, um die Auseinandersetzung mit seinen eigenen Schwierigkeiten zu vermeiden. Dann muß sich das Gewicht der Therapie von den wirklichen auf die gefälschten Erfahrungen verlagern, und der Therapeut muß mit der ›Als-ob‹-Haltung des Patienten arbeiten.

Wir bitten alle Patienten, zu versuchen, etwas zu Hause zu tun, und viele sind fähig, auf diese Weise die Therapie erheblich zu beschleunigen. Natürlich sind alle bei so einer Bitte voll guter Vorsätze, und sie versprechen, ihre »Hausaufgaben« gewissenhaft zu tun, aber eine ganze Anzahl scheitert dabei. Sobald sie an die Gefahrenzone herankommen – und genau hierfür ist die Bewußtheitstechnik entwickelt –, lenken sie sich auf die eine oder andere Weise ab.

Theoretisch ist diese Hausarbeit so einfach, daß es unglaublich scheint, der Patient würde so viel unternehmen, um sie zu vermeiden. Sie bedeutet immerhin eine beträchtliche Ersparnis an Zeit und Geld. Aber obwohl der Neurotiker »geheilt« werden will, fühlt er sich doch sicherer und »angezogener« mit der Neurose als ohne sie, und er fürchtet, eine erfolgreiche Therapie werde ihn in ein bodenloses Loch schleudern. Er pflegt eher die Krankheiten, die er hat, zu ertragen, als zu anderen zu fliehen, von denen er nichts weiß. Aber mit der Zeit, wenn die Therapie fortschreitet und der Patient einen größeren Bereich der Selbständigkeit entwickelt hat, wird er fähiger, seine Hausaufgaben zu bewältigen.

Die Hausarbeit besteht aus einer Rückschau auf die Sitzung in Form einer systematischen Anwendung der Bewußtheitstechnik. Eine Rückschau irgendwelcher Art geschieht notwendig in jeder Art von Therapie. Einige Patienten werden sich an einige interessante Punkte der Sitzung erinnern, einige werden auf die Sitzung irgendwie reagieren – sie werden zufrieden, beleidigt, gedankenvoll oder deprimiert sein. Andere wieder werden vergessen, was gewesen ist, sobald sie das Sprechzimmer verlassen haben.

Wir fordern also entsprechend unserem Ansatz den Patienten auf, sich wieder im Sprechzimmer zu sehen. Was erfährt er? Kann er ohne Schwierigkeiten die ganze Sitzung durchlaufen? Kann er leere Stellen finden? Sind ihm, wenn es so ist, die leeren Stellen bewußt – das heißt, fühlt er da irgend etwas vage Unbehagliches, auf das er nicht den Finger legen kann? Hat er gegenüber dem Therapeuten alles ausgedrückt, was auszudrücken war? Kann er es jetzt tun, und zwar mit seinem ganzen Selbst? Kann er sich bewußtmachen, ob er irgendeinen Aspekt des Gesamtausdrucks vermeidet oder blockiert – mit anderen Worten, ist er überwiegend mit seinen Emotionen beteiligt oder mit seinen Bewegungen, mit seinen Empfindungen, seinen Vorstellungen oder Verbalisationen? Sagt er, was er fühlt, und fühlt er, was er sagt?

Die Beispiele, die ich gegeben, und die Technik, die ich skizziert habe, scheinen ziemlich trivial und undramatisch im Gegensatz zu den archäologischen Expeditionen orthodoxer Analyse, die an einem Tag den Kastrationskomplex entdecken, am nächsten die Überbleibsel der ödipalen Situation ausgraben, am dritten alle traumatischen Ereignisse der Urszene wachrufen. Aber die emotionale Belastung ist in jeder gestalttherapeutischen Sitzung in der Tat ziemlich groß. Wenn die Emotion, wie ich behaupte, die grundlegende Macht ist, die alle Aktion vorantreibt, dann ist sie in jeder Lebenssituation vorhanden. Eines der ernstesten Probleme des modernen Menschen ist, daß er sich so weit desensibilisiert hat, daß nur die überwältigendste emotionale Reaktion durchkommt. In dem Maße, wie er nicht mehr fähig ist, sensibel zu fühlen, geht ihm auch die Freiheit der Wahl verloren, die in wesentliches Handeln mündet.

Nein, an unserer Methode, die Probleme anzugehen, ist nichts albern oder überflüssig oder nichtig. Da das Ziel der Therapie darin besteht, dem Patienten ein Werkzeug – nämlich Selbst-Support – zu geben, mit dem er seine eigenen Schwierigkeiten selbst lösen kann, können wir mit jeder Situation arbeiten, die sich bietet. Wir können nur eine Tür auf einmal öffnen und eine Schale von der Zwiebel auf einmal ablösen. Jede Schicht ist ein Teil der Neurose; wenn sie überwunden ist, dann wandelt sich das Problem, und wie die Probleme sich wandeln, so ändern sich auch ihre sichtbaren Zeichen. Da der Patient in jeder Sitzung ein wenig mehr Selbst-Support gewinnt, macht jeder Schritt auf dem Wege den nächsten leichter.

6. Schweiftechnik, Psychodrama und Konfusion

Wenn die Bewußtheitstechnik allein zur Anwendung kommt, gibt es eine offensichtliche Grenze. Es würde wahrscheinlich Jahre dauern, Resultate zu erzielen, genau wie in den meisten anderen Therapien, und daher würde die Psychotherapie weder mit der ständig steigenden Zahl von Menschen, die psychisch gestört sind, noch mit der noch schneller steigenden Anzahl derer, die weit unter ihren Möglichkeiten leben, Schritt halten können. Der psychoanalytische Ansatz hat uns kein Werkzeug an die Hand gegeben, das es mit diesem gesellschaftlichen Notstand aufnehmen könnte, aber die Bewußtheitstechnik allein wäre genauso machtlos. Da wir aber die Beziehung zwischen Phantasie und Realität erkannt haben, können wir in der Therapie die Phantasie und alle Steigerungen ihrer Intensität bis zur Wirklichkeit voll einsetzen, in Form einer verbalisierten Phantasie etwa, einer Niederschrift oder eines Psychodramas. Wir können mit unseren Patienten zusammen Psychodrama spielen, wir können sie aber auch ermuntern, dieses Spiel alleine zu spielen; das Spiel nennen wir »Monotherapie«.

In letzterem Falle erschafft sich der Patient seine eigene Bühne, seine eigenen Schauspieler, seine eigenen Kulissen, seine Spielleitung und seinen Ausdruck. Das gibt ihm Gelegenheit zu erkennen, daß alles, was er phantasiert, zu ihm gehört, und gibt ihm eine Chance, die Konflikte in seinem Inneren zu sehen. Die Monotherapie vermeidet also die Einmischung und Vorschriften anderer, die im üblichen Psychodrama gewöhnlich anwesend sind.

Wir benutzen auch andere Techniken. Das erste, was ich besprechen möchte, ist die Schweiftechnik. Als Ansatz ist sie nicht neu. Die Freudianer behandeln Träume in genau der gleichen Weise, wenn sie den Patienten auffordern, zwischen dem wirklichen Inhalt des Traumes und seinen Assoziationen hin- und herzuschweifen. Aber die systematische Verwendung der Technik in der Gestalttherapie und die spezielle Anwendungsart sind neu. Ich habe sie bereits in unserem Experiment mit der Angst demonstriert, in dem ich den Patienten aufforderte, seine Aufmerksamkeit von seinem Atem zu seinen Muskeln und von seinen Muskeln zu seinem Atem schweifen zu lassen, bis die Beziehung zwischen beiden deutlich wurde und der Patient frei atmen konnte. Dieses Schweifen hilft uns, Konfluenzmuster aufzubrechen, so wie bei den Kopfschmerzen, die sich als verborgenes Weinen herausstellten.

Eine meiner ersten »Wunder«heilungen ist einer intuitiven Anwendung dieser Technik zu verdanken. Ein junger Mann, dessen hauptsächliches Leiden sexuelle Impotenz war, kam zur Therapie. Er erzählte mir mit vielen Einzelheiten seine Geschichte, seine familiäre Situation, seine sozialen Betätigungen usw. Aber das Interessanteste war seine Bemerkung, daß er, bei sonst guter Gesundheit, von einem Hals-, Nasen-, Ohrenspezialisten wegen chronischer Nasenverstopfung behandelt wurde. Das traf mich als der eigentlich vitale Schlüssel für sein Problem. Ich erinnerte mich an die Fließ-Freudsche Beobachtung, daß eine Schwellung der Nasenschleimhaut häufig eine Verlagerung aus dem Genitalbereich ist, und ich fragte ihn, ob er sich auf eine zeitweilige Unterbrechung der ärztlichen Behandlung einlassen wolle. Er sagte zu. Während der nächsten Sitzung bat ich ihn, seine Konzentration abwechselnd auf seine Empfindungen in der Nase und auf seine fehlenden genitalen Empfindungen zu lenken. Und da geschah etwas Außerordentliches. Die nasale Schwellung verringerte sich, und die Schwellung des Penis steigerte sich. Nun konnte er frei atmen und außerdem sexuelle Beziehungen aufnehmen. Er hatte nicht nur seine Erektion blockiert und Empfindung und Schwellung in die Nase verlegt, er hatte sogar begonnen, seine Symptome streng voneinander abzusondern und der Absonderung durch die Wahl verschiedener Spezialisten für beide Symptome Vorschub zu leisten. Während der Hals-Nasen-Ohrenspezialist an abgespaltene Symptome und lokale Ursachen gewöhnt war, befähigte mich der Gestaltansatz, die Gesamtsituation zu erforschen, die Struktur des Feldes zu prüfen und das Problem in seinem ganzen Umkreis zu sehen und einheitlich zu behandeln.

Wenn wir Verdrängungen auf diese Art betrachten, wird es

evident, daß man sie nicht dort behandeln kann, wo sie auftreten, weil sie an dem Platz keine funktionale Bedeutung haben. Die Verdrängung muß dorthin gebracht werden, wo sie hingehört; sie kann nur in dem Bereich aufgelöst werden, wo sie Bedeutung hat. Der Patient, der Augenschmerzen hat, die aus der Zurückhaltung der Tränen resultieren, kann seine Qual nur lösen, wenn er weint. Der Patient, der von den Hoden, wo der zurückgehaltene Samen ist, den Schmerz in die Augäpfel verdrängt (und ich habe mehrere solcher Patienten behandelt), muß seine Qualen dahin zurückverlegen, wo sie hingehören, bevor sie behandelt werden können. Bis dahin kann er keinen guten Orgasmus erleben und seine Symptome nicht verlieren.

Ich möchte noch ein anderes Beispiel bringen, das weniger dramatisch, aber ebenso gültig ist. Da schweifen wir nicht, wie die orthodoxen Analytiker, zwischen Erinnerung und Assoziation, sondern zwischen dem Wiedererleben einer Erinnerung und dem Hier und Jetzt. Wie ich schon erwähnte, behandeln wir die Zeit in der therapeutischen Sitzung, als ob alles jetzt und hier wäre; denn Bewußtheit und Erfahrung können nur in der Gegenwart stattfinden. Aber auch in dem lebendigsten Vorstellen und Wiedererleben seiner Erinnerung bleibt doch das Wissen im Hintergrund wach, daß es ein Stück Vergangenheit ist. Das gilt aber nicht für die sogenannten Propriozeptionen – die inneren, muskulären kinästhetischen Körpergefühle. Diese Körpergefühle sind geschichtslos und können nur hier und jetzt erfahren werden. Also schweifen wir zwischen Vorstellung und Körpergefühlen und sind dadurch fähig, die leeren Stellen auszufüllen und das unerledigte Geschäft der Vergangenheit zu vollenden. Der geübte Therapeut wird auch jede ungewollte Bewegung, die der Patient macht – Schulterzucken, Treten usw. –, beachten und des Patienten Aufmerksamkeit darauf lenken.

Angenommen, der Patient ist in der Phantasie zurückgekehrt zu einem kürzlichen Erlebnis, das ihn quält. Das erste, was er sagt, wenn er ins Sprechzimmer kommt, ist, daß sein Job ihm auf die Nerven geht. Niemand behandelt ihn mit genügend Respekt, sagt er. Er kann auf nichts direkt den Finger legen, aber die ganze Atmosphäre ist ihm widerlich. Kleinigkeiten werfen ihn um. Etwas ganz Unwichtiges geschah an diesem Tag in der Kantine. Es verstörte ihn, und er kann nicht verstehen, warum es ihn so aufgeregt haben könnte.

Wir bitten ihn, in der Phantasie zu der Erfahrung zurückzukehren, die ihn geärgert hat. Jetzt könnte es so laufen:

Patient: Ich sitze in unserer Cafeteria. Mein Chef ißt ein paar Tische weiter.

Therapeut: Was fühlen Sie?

Patient: Nichts. Er redet zu jemandem. Jetzt steht er auf.

Therapeut: Was fühlen Sie jetzt?

Patient: Mein Herz klopft. Er kommt auf mich zu. Jetzt werde ich aufgeregt. Er geht vorbei.

Therapeut: Was fühlen Sie jetzt?

Patient: Nichts. Absolut nichts.

Therapeut: Sind Sie sich bewußt, daß Sie eine Faust machen?

Patient: Nein. Jetzt, wo Sie es sagen, fühle ich es aber. Ich war tatsächlich ärgerlich, daß der Chef direkt an mir vorbeiging, aber zu jemandem anders sprach, den ich überhaupt nicht leiden kann. Ich war ärgerlich auf mich, weil ich so verletzlich war.

Therapeut: Waren Sie auch auf jemanden anders ärgerlich?

Patient: Sicher. Auf den Typ, bei dem der Chef stehenblieb, um mit ihm zu reden. Was für ein Recht hat er, den Chef zu stören? Sehen Sie her – mein Arm zittert. Ich könnte ihn auf der Stelle verprügeln, den widerlichen Speichellecker.

Wir können nun einen Schritt weitergehen und zwischen den Gefühlen des Patienten und seinen Projektionen schweifen. Noch besser: Wir könnten noch einmal die Szene durchgehen. Der Ausdruck »Speichellecker« macht uns stutzig. Vielleicht war der Patient nicht über den Chef ärgerlich, als er am Anfang der Szene den kurzen Schub von Erregung und Angst empfand.

Therapeut: Wir wollen noch einmal zu dem Augenblick zurückgehen, als Ihr Chef vom Tisch aufstand. Was fühlen Sie, wenn Sie sich das vorstellen?

Patient: Warten Sie einen Moment ... Er steht auf. Er kommt auf mich zu. Jetzt werde ich aufgeregt; ich hoffe, er spricht mit mir. Ich merke, daß ich warm im Gesicht werde. Jetzt geht er vorbei. Ich bin sehr enttäuscht.

Das war eine kleine traumatische Situation für den Patienten. Die Erregung, die eingesetzt hat, als der Chef erschien, konnte keinen angemessenen Ausdruck finden, und die auf den Chef gerichtete positive Besetzung (ich hoffe, er spricht mit mir) verkehrte sich in eine negative – auf den Konkurrenten gerichtet. Diese negative Besetzung war direkt auf die Projektionen des Patienten gerichtet. Das zeigte sich später, als er seine Bedürfnisse und Wünsche erkannte und befriedigte.

Anfänglich hat der Patient gewöhnlich beträchtliche Schwierigkeiten, wenn er mit der Schweiftechnik arbeitet, um fehlende Teile zu entdecken. Aber mit der Zeit wird es einfacher und es bringt bedeutende Erfolge. Einige Patienten hören beispielsweise nie zu; andere haben keine Emotionen, von denen sie sprechen können; noch andere können keine Worte finden, und eine vierte Gruppe hat überhaupt keine Möglichkeit des Selbstausdrucks. Ich möchte ein bißchen an dem theoretisch einfachsten Problem arbeiten – der Unfähigkeit, sich selbst Ausdruck zu verleihen.

Nehmen wir den Fall eines recht erfolgreichen Mannes mittleren Alters, der anscheinend eine Klagemauer braucht. Er wird zu Anfang dem Therapeuten gegenüber endlos über seine Frau, seine Kinder, seine Angestellten, seine Konkurrenten usw. lamentieren. Wir lassen ihn aber nicht in diesem indirekten Ausdruck fortfahren. Wir fordern ihn auf, sich selbst in den Blick zu bekommen, wie er zu ihnen redet, oder wir bitten ihn, psychodramatisch zu dem Therapeuten zu reden, als wäre er die eigensinnige Frau, die Kinder oder wer auch immer. Wie es in unserer Praxis üblich ist, machen wir ihm klar, daß er sich nicht zum Erfolg zwingen sollte – er soll sich nicht blockieren. Wir machen ihm klar, daß unsere Experimente dazu da sind, daß er sich bewußt wird, wo er sich blockiert, und daß wir uns von ihm wünschen, er möchte seine blockierten Bereiche oder Verdrängungen in Ausdruck umwandeln.

In so einer Situation haben wir eigentlich drei Bereiche, zwischen denen wir schweifen: die Klagen des Patienten (seine Manipulation des Therapeuten, um Unterstützung zu erhalten), seinen unangemessenen Selbstausdruck (sein Mangel an gutem Kontakt und an Selbst-Support) und seine Hemmungen (seine Selbstblockierungen). Da könnte folgendes vor sich gehen:

Patient: Meine Frau beachtet mich nicht. (Dies ist eine Klage, eine seiner Techniken, mit denen er die Außenwelt manipuliert, ihm die Unterstützung zu geben, die er selbst sich nicht geben kann.)

Therapeut:	Können Sie sich vorstellen, daß Sie es ihr selber sagen? (Wir fordern ihn damit auf, sich nicht um Hilfe an uns zu wenden, sondern sich selbst auszudrücken.)
Patient:	Nein, das kann ich nicht. Sie würde mich unterbrechen, sowie ich den Mund aufmache (wieder eine Klage).
Therapeut:	Können Sie ihr das sagen? (Wieder eine Aufforderung, sich selbst direkt auszudrücken.)
Patient:	Ja. Du läßt mich niemals reden. (Das ist immer noch eine Klage, aber es ist wenigstens direkt. Der Therapeut merkt, daß die sanfte Stimme, in der der Patient es äußert, die Worte Lügen straft.)
Therapeut:	Können Sie Ihre Stimme hören? (Jetzt schweifen wir von der Klage zu den unangemessenen Mitteln des Selbstausdrucks.)
Patient:	Ja. Sie klingt ziemlich schwach, nicht? (Eine Selbstblockierung.)
Therapeut:	Könnten Sie einen Befehl aussprechen – irgend etwas, das mit »du sollst« anfängt? (Mit anderen Worten, der Therapeut fordert den Patienten auf, sich einfach, direkt und angemessen auszudrücken.)
Patient:	Nein, das könnte ich nicht.
Therapeut:	Was fühlen Sie jetzt? (Hier schweifen wir zu den Empfindungen, die die Handlungen des Patienten begleiten.)
Patient:	Mein Herz klopft. Ich werde ängstlich.
Therapeut:	Könnten Sie das Ihrer Frau sagen?
Patient:	Nein. Aber jetzt werde ich ärgerlich. Ich möchte jetzt sagen: »Halt einmal deinen Mund.« (Und jetzt haben wir mehr als Klage, Blockierung und Ausdruckslosigkeit. Wir haben einen indirekten Selbstausdruck.)
Therapeut:	Sie haben es ihr gerade gesagt.
Patient:	(schreit) Halt den Mund! Halt den Mund! *Halt den Mund!!* Verdammt noch mal, laß mich auch mal etwas sagen. (Explosiver Selbstausdruck.)

Der Therapeut sagt nichts; der Patient ist nun auf seinem Weg alleine. Und sehr bald sagt er: »Nein, ich könnte nicht ›halt den Mund‹ zu ihr sagen, aber jetzt kann ich mir vorstellen, daß ich sie unterbreche.« Und er beginnt, diese Unterbrechung zu spielen: »Bitte, laß mich mal was sagen.«

Wie weit können wir dieses Spiel gehen lassen? Denn es ist häufig schädlich für den Patienten, seine neurotischen Tendenzen auszuagieren. Freud sah das und warnte vor der Gefahr des Ausagierens im täglichen Leben, außerhalb des Sprechzimmers. Er wollte, daß der Patient die neurotische Tendenz, die er immer wieder zeigt, für sich behielte. Unsere Betonung liegt auf etwas anderem. Wir wollen, daß der Patient sich im Sprechzimmer der Bedeutung dessen, was er tut, bewußt wird. Und wir sind der Überzeugung, daß er diese Bewußtheit dadurch erreicht, daß er – in der Therapie auf der Ebene der Phantasie – das ausagiert, was abgeschlossen werden muß. Das nämlich ist das Grundkonzept der Gestalttherapie: Der Patient wiederholt zwanghaft im täglichen Leben alles, was er nicht zu einem befriedigenden Abschluß bringen kann. Diese Wiederholungen sind sein unerledigtes Geschäft. Aber auf diese Weise kann er nicht zu einer kreativen Lösung kommen, weil er seine Blockierungen mit seinen Wiederholungen zusammen ausagiert. Wenn er also in seinem Leben draußen eine neurotische Tendenz ausagiert, bitten wir ihn, in der Sitzung bewußt in der Phantasie zu wiederholen, was er in der Wirklichkeit getan hat. Auf diesem Wege können wir den Augenblick herausfinden, in dem er die fließende Erfahrung blockiert und sich an einer kreativen Lösung hindert.

Ich nehme ein Beispiel, das dem vorher beschriebenen völlig entgegengesetzt ist. Unser Patient hat mit seiner Frau Schwierigkeiten, die fraglos mit der Tatsache zusammenhängen, daß er seine neurotischen Neigungen im täglichen Leben ausagiert. Mit dem Fortschreiten der Therapie wird ihm immer mehr bewußt, daß es viele Dinge gibt, die er ihr gerne sagen würde, aber nicht zum Ausdruck bringen will; sie würden sie verletzen. Aber zu einer kreativen Lösung ist er noch nicht gekommen, und er blockiert seinen direkten Ausdruck durch indirektes, sadistisches Verhalten. Er kommt also zu spät zum Essen, er ignoriert sie, er benimmt sich durchweg in einer Weise, die irritieren soll. Wenn wir ihn auffordern, in der Therapie auszuagieren, was er in der Wirklichkeit nicht tun kann, seine Blockierungen wegzuschieben und in ihrer Abwesenheit in der Phantasie das auszudrücken, was er in ihrer Gegenwart sagen würde, wenn er nicht Angst hätte, dann werden wir am Anfang das gleiche Zögern, mit ihr zu reden, in der Phantasie finden wie in der Wirklichkeit. Aber wenn das Zögern nachläßt und der Patient – gegenüber dem Therapeuten, als wäre der seine Frau – mehr und mehr von seinem Groll ausdrücken kann, dann wird er lernen, damit umzugehen, und kein Bedürfnis haben, zu seinem indirekten Sadismus zurückzukehren.

Es gibt andere Patienten, die einfach nicht zuhören. Sie überschwemmen den Therapeuten mit Worten, oder sie blockieren ihn. Sie mögen vielleicht aufmerksam aussehen, aber es ist offensichtlich, daß alles, was der Therapeut sagt, bei ihnen zum einen Ohr hinein- und zum anderen Ohr hinausgeht. Vielleicht hören sie ihn wirklich nicht. Vielleicht interpretieren sie seine Fragen und Aussagen falsch. Wir lassen diese Patienten schweifen zwischen dem Reden und dem Hören auf sich selbst. Zunächst fragen wir ihn nach jedem Satz: »Ist Ihnen dieser Satz bewußt?« Gewöhnlich erinnern sie sich, daß sie die Worte gesagt haben, aber häufig sagen sie, daß sie sich ihrer, als sie sie aussprachen, nicht bewußt waren. Wenn eine Desensibilisierung des Mundes vorliegt, wie oft in diesen Fällen, dann bitten wir den Patienten häufig, sich seiner Lippen und seiner Zunge bewußt zu werden, wenn er spricht. Wenn er einmal gelernt hat, sich selbst beim Sprechen zu hören und zu fühlen, dann hat er zwei wichtige Schritte gemacht.

Jetzt können sie auch anderen zuhören, und sie haben den Weg gebahnt für das Nonverbale im Leben und in der Kommunikation. Ihr zwanghaftes Reden schwemmt nämlich sowohl ihre Umgebung wie auch ihr eigenes Selbst fort. Das ist ihre Selbstblockierungstechnik. Was blockieren Sie? Weitere Untersuchungen und Experimente helfen uns, das herauszufinden.

Wir machen sehr häufig eine Entdeckung. Wenn wir solche Patienten daran hindern, all ihre Erregung – ihren emotionalen Einsatz – in ständigem Gerede und Verbalisieren zu verbrauchen, dann zeigen sie ungeheure Ängste. Das Reden ist für sie zum Zwang geworden, und wie bei allen Zwangshandlungen entsteht großer Streß, wenn sie unterbunden werden.

Neben der Schweiftechnik gibt es noch andere Abkürzungswege zur Bewußtheit, die wir benutzen können. Die Schweiftechnik gibt dem Patienten ein deutlicheres Gefühl für die Wechselbeziehungen innerhalb seines Verhaltens und schärft dadurch die Bewußtheit. Die anderen Techniken bringen auch größere

Bewußtheit und außerdem größeren Selbst-Support, und zwar durch die Ermutigung des Selbst-Ausdrucks. Es gibt außer unserer noch einige Schulen, die die Methode des Selbst-Ausdrucks für die Re-Identifikation nutzbar machen. Im wesentlichen sind alles integrative Ansätze, aber ich möchte Morenos Technik des Psychodramas als eine der lebendigsten und als eine weitere Demonstration für die Anwendung der Schweiftechnik herausgreifen.

Moreno handhabt die psychodramatische Situation im wesentlichen so, daß er den Patienten auffordert, von einer Rolle zur anderen umzuschalten – zum Beispiel vom gehetzten Kind zur nörgelnden Mutter. So kann der Patient erkennen, daß sein nörgelndes Über-Ich sein Phantasiemuster (seine Introjektion) ist, daß in Wahrheit er die Nörgelei vollführt, daß er nicht nur darauf hört, sondern gleichzeitig kritisiert und kritisiert wird. Die therapeutische Bedeutung liegt darin, daß so die Lösung des Clinch, des ständigen Kampfes zwischen ›Topdog‹ und ›Underdog‹ erleichtert wird, und zwar nicht durch Korrektur, sondern durch Integration.

Die Psychodrama-Technik zeigt ihren Wert in der Weiterbehandlung der Kopfschmerzen, über die wir in einem früheren Kapitel gesprochen haben. Ihr werdet euch erinnern, daß diese Manifestation sich dahin entwickelte, daß der Patient zwei sich widersprechende Imperative feststellte: »Laß das Weinen« und »Laß mich in Ruhe«. Jetzt ist die Bühne bereit für das Psychodrama der Phantasie. Der Patient, der erkennt, daß die Feststellung eine Spaltung seiner Persönlichkeit bedeutet, kann wirklich beide Rollen, »Laß das Weinen« und »Laß mich in Ruhe«, ausspielen. Während er »Laß mich in Ruhe« spielt, entdeckt er vielleicht: »Ich weine, wann ich will« oder »Es ist mir egal, wenn ich eine Heulsuse bin« und fühlt seinen Widerstand wirklich. Während er »Laß das Weinen« spielt, fühlt er möglicherweise seine Verachtung für Leute, die sich wie Heulsusen benehmen. Und doch mag es sein, daß er wenige Augenblicke später mitleidig flüstert: »Laß das Weinen!« In diesem Augenblick wandelt sich die negative Besetzung – Leute, die weinen, sind Trottel und Heulsusen – in eine positive – ich fühle mit den Leuten, die weinen –, und der Weg für die Integration wird frei. Vielleicht erfährt er sein »Laß mich in Ruhe« als »Unterbrich mein Weinen nicht mit falscher Begründung, nämlich der, ich sei eine Heulsuse. Unterbrich es mit deinem

Mitgefühl«. Und die Sitzung könnte enden mit dem Bedürfnis nach Konfluenz – »Ich weine, weil ich dich verlassen muß, aber ich will nicht, daß du es siehst; ich möchte dir nicht zeigen, wie sehr ich dich brauche!«

Wir sind nun wieder da, wovon wir am Anfang ausgingen. Wir sind wieder bei dem Mangel des Patienten an Selbst-Support. Aber es gibt einen großen Unterschied. Der Patient erlebt jetzt, wie Freud sagen würde, gewöhnliches Unglück statt neurotisches Elend. In unserer Sprache würden wir sagen, daß er nicht mehr mit seinem abgespaltenen Teil, den Kopfschmerzen, beschäftigt ist, sondern mit sich selbst. Er ist in dem Augenblick als ein ungeteiltes Wesen unglücklich in seiner Einsamkeit. Aber er drückt es aus, er wird sich dessen bewußt, und nun kann er vielleicht den nächsten Schritt tun, nämlich Verantwortung dafür übernehmen und daran arbeiten.

Als der Patient zum ersten Mal mit seinen Kopfschmerzen ins Sprechzimmer kam, war er sicher nicht mit dem Therapeuten in Kontakt. Er war in Kontakt mit seinen Kopfschmerzen, und seine Kopfschmerzen waren in Kontakt mit dem Therapeuten. Zum Zwecke des Kontakts hatte er seine Kopfschmerzen angeboten, wie andere eine Maske oder Fassade anbieten. Der Patient wird sich so lange nicht von der Maske trennen, wie seine Sicherheit dahinter die Unbequemlichkeiten des Tragens aufwiegt, und er wird sich gewiß wehren, wenn sie ihm vom Gesicht gerissen werden soll. Die Tatsache, daß er sein Kopfweh zur Therapie gebracht hat, bedeutet, daß er bereit war, eine unerledigte Situation zu erkennen; hierin war er eins mit dem Therapeuten. Es ist, als hätte er gesagt: »Gib mir viel Geborgenheit, daß ich dieses Symptom oder diese Maske oder Persona oder Panzerung nicht brauche.« Aber der Therapeut konnte ihm keine Geborgenheit geben, denn der Patient war nicht in Kontakt mit ihm, sondern mit seinem Symptom, seinen Kopfschmerzen.

Das ist ein gutes Beispiel dafür, wie wir im allgemeinen mit psychosomatischen Symptomen arbeiten. Obgleich die Blockierung im somatischen Bereich auftritt, wo sie sich in diesem Fall als Kopfschmerz zeigt, müssen wir das Bild so weit vervollständigen, daß wir die Phantasie finden, die die Blockierung bewirkt. Dann finden wir unterschiedslos, daß der Patient irgendeinen Befehl phantasiert, der seinem eigenen Bedürfnis zuwiderläuft. In diesem Fall war das Bedürfnis »Laß mich in

Ruhe«. Die Befehle waren: »Laß das Weinen« und »Ein Mann weint nicht« und »Sei keine Heulsuse!« Der Befehl könnte sogar durch die Drohung verstärkt sein: »Wenn du nicht aufhörst zu weinen, dann werde ich dafür sorgen, daß du weißt, warum du weinst!« Mit anderen Worten, der Patient verhält sich so, als gebiete ihm jemand, seine Tränen zu blokkieren. Was für Phrasen sich ihm auch immer früher eingeprägt haben, sie gehören nun zu ihm, er phantasiert sie und gehorcht ihnen.

Wir können mit diesen Befehlen umgehen, ohne im Unbewußten graben zu müssen, denn wenn wir diesen Punkt erreicht haben, gibt es nur zwei Möglichkeiten. Entweder ist der Patient sich bewußt, daß er sich mit Befehlen hemmt, was gewöhnlich der Fall ist, oder er ist es nicht. Im letzteren Fall wird er sich der Befehle bewußt sein, aber als Projektion, als Annahme, der Therapeut sei derjenige, der sich seinem Weinen widersetzt. Wenn er erst einmal genügend Kraft gesammelt hat, um in das »Laß mich in Ruhe« auszubrechen, dann kann er sich gegen den Gegenbefehl wehren, ob er ihn nun als Teil seines Anti-Selbst (als Introjektion) lokalisiert oder in den Therapeuten als den Frustrator seiner spontanen Gefühle verlegt. Wenn er sie in den Therapeuten verlegt, dann bedeutet der nächste Schritt (der wieder nichts mit dem Unbewußten zu tun hat), daß der Patient den Widerspruch sieht, der darin liegt, den Therapeuten anzuklagen, er wolle ihm das Weinen untersagen, wenn er es gleichzeitig für möglich hält, daß der Therapeut es durchaus begrüßt hätte. Ergreift der Therapeut in dieser Auseinandersetzung, die schließlich nicht seine, sondern die des Patienten ist, nicht Partei, dann wird der Patient für sich selbst den Widersinn entdecken, daß er den Therapeuten für seine Blockierungen verantwortlich machen wollte, und er wird das Symptom als seine eigene Verantwortung ansehen. So ist der Patient, wenn die Sitzung vorüber ist, *mit sich selbst in Kontakt gekommen,* und das ist der erste Schritt auf dem Weg zu Kontakten mit anderen.

Vielleicht habt ihr gemerkt, daß wir uns bei der Lösung des Kopfschmerzproblems Reichs Ergebnisse zunutze gemacht haben. Ich möchte nicht in die heftige Auseinandersetzung über Reich oder in die ebenso scharfe über Hubbard eintreten, aber ich möchte an diesem Punkt betonen, daß ich ihre Werke in bestimmten Bereichen als eine wertvolle Unterstützung der

Bewußtseinstechnik empfunden habe. Wie weit sie sich auch sonst verirrt haben, Reichs Arbeit über motorische Blockierungen (z. B. die Kopfschmerzen) und Hubbards Arbeit über die sensorisch erfahrene Wiederholung (die Cafeteria-Episode z. B.) und über verbale Blockierungen können den Therapeuten mit äußerst nützlichen Hilfsmitteln für die Wiederherstellung der Ichfunktionen versorgen.

Die sensorisch erfahrene Wiederholung ist nicht neu. Die Methode wurde vor mehr als einem Jahrzehnt beschrieben. Sie bestand darin, den Patienten aufzufordern, die visuell aktualisierte Situation nach und nach mit immer mehr Einzelheiten aufzufüllen. Das bedeutet ein Wieder-Erleben in der Phantasie. Was die verbalen Blockierungen angeht, so ist die Idee der Wiederholung auch schon weithin benutzt worden. In der Wiederholung der wesentlichen Maximen der Vergangenheit, die jetzt zu den Introjektionen des Patienten gehören, kann auch ein therapeutischer Effekt liegen. Offensichtlich hatten die Maximen in dem Kopfschmerzenfall einen tiefreichenden Einfluß auf den Patienten. Im Unterschied zu Hubbard bin ich aber der Überzeugung, daß diese Maximen ihre Macht nicht durch *ein* traumatisches Erlebnis, sondern vielmehr durch ihre tägliche schädliche Einwirkung auf das Leben des Patienten haben.

Bei all diesen Techniken gibt es einen Nachteil: Der Patient muß schon fähig sein, sich bis zu einem gewissen Maß auszudrücken. Und im Psychodrama muß er sich mit den Rollen identifizieren können, die er verabscheut. Aber schon wenn die Techniken uns nur ein Experiment liefern, das die Widerstände des Patienten gegen den Selbstausdruck aufspürt, sind sie sehr nützlich.

Eine andere therapeutische Technik ist die des Zugangs zu den Bereichen der Konfusion über die manifesten Blockierungen. Konfusion bedeutet schlechten Support bei Kontakten, und häufig ist das Problem des Patienten in den Konfusionsbereichen sichtbar. Ehe ich jedoch erläutere, wie diese Technik arbeitet, möchte ich sagen, daß die Erfahrung der Konfusion sehr, sehr unangenehm ist und daß in uns ebenso wie gegenüber Angst, Scham und Ekel ein starker Wunsch besteht, sie zu beseitigen – durch Vermeidung, durch Wortreichtum oder durch andere Arten der Blockierung. Und doch wird der Kampf gegen die Neurose zu einem guten Teil allein dadurch gewonnen, daß wir dem Patienten helfen, sich seiner Konfusion und ihres Kor-

relats, der Ausblendung, bewußt zu werden, sie zu tolerieren und bei ihnen auszuhalten. Obgleich die Konfusion unerfreulich ist, liegt die einzig wirkliche Gefahr darin, sie zu blockieren und demzufolge im Handeln konfus zu werden. Denn die Konfusion wird wie jede Emotion, die sich unblockiert in Ruhe entwickeln kann, nicht bleiben, was sie ist. Sie wird sich umwandeln in ein Gefühl, das positiver erfahren wird und das angemessenes Handeln hervorbringen kann.
Die Konfusion tritt in der Regel gemeinsam mit einem Mangel an Verständnis und einem Bedürfnis zu verstehen auf. Die einzige wahre Garantie gänzlicher Freiheit von Konfusion ist das totale Desinteresse an Verständnismöglichkeiten. Wenn ich in einer Gruppe von Leuten bin, die sich über höhere Mathematik unterhalten, und mir fehlt jedes Interesse, dann kann ich mich zurückziehen: »Das geht mich nichts an.« Wenn ich aber, aus dem einen oder anderen Grunde, interessiert werde, dann muß mich mein begrenztes Wissen auf dem Gebiet verwirren. Konfusion entsteht mit anderen Worten aus der Anstrengung, in einem Bereich Kontakte zu knüpfen, in dem aus dem einen oder anderen Grunde Kontakte nicht möglich sind – vielleicht ist nicht genügend Verständnis da, um guten Kontakt zu fördern, oder es besteht nicht genügend Interesse, aber ein Bedürfnis, Interesse zu zeigen. Die meisten Menschen versuchen, ihrer Konfusion, weil sie so unerfreulich ist, Herr zu werden, indem sie sie mit Spekulationen, Interpretationen, Erklärungen und Rationalisierungen blockieren. Das ist das Muster vieler Neurotiker, besonders der Intellektuellen. Und das wird durch bestimmte Formen der Therapie noch bestärkt. Die Freudsche Analyse zum Beispiel beruht großenteils auf dem Irrtum, daß symbolisches, intellektuelles Wissen dem Verständnis gleichzusetzen ist. Solch Wissen ist aber meistens selbst eine Blockierung, eine Entwicklungshemmung vor der Reife, die eine Schleppe von existentiellen Konfusionen hinter sich herzieht. Das trägt seinerseits zu einem Mangel an Selbst-Suppport bei, zu einem Bedürfnis nach Support von außen und zur Entwicklung einer engbegrenzten Orientierung, die nicht aus dem Individuum selbst kommt, sondern von außen erwartet wird.
Bei der Behandlung der Psychose wird dem Faktor der Konfusion bereits viel Aufmerksamkeit geschenkt; ihre Rolle in der Neurosentherapie wird aber noch zu wenig beachtet. Und doch ist in der Therapie jeder Patient selbst ein Bild der Konfusion.

Das kann der Therapeut gar nicht übersehen, er braucht nur zu beobachten, was direkt vor seiner Nase geschieht. Jedes »äh« und »em«, jeder abgebrochene Satz deckt einen kleinen oder größeren Konfusionsbereich zu. Alles ist ein Versuch, weiterzumachen und *Kontakt* zu halten, während das wahre Bedürfnis des Patienten der *Rückzug* ist.

Wenn der Patient erst einmal gelernt hat, die Tatsache, daß er Konfusionsbereiche hat, zu akzeptieren, dann wird er willens sein, mit dem Therapeuten zu kooperieren. Wenn er zu den Löchern in seiner Rede zurückkehrt, kann er viel Material entdecken, das er während der Blockierung ausgelöscht oder beiseite gewischt hat. Auch wenn das Material häufig irrelevant ist, hält es doch hilfreiche Hinweise aller Art bereit, was die Phantasien des Patienten angeht. Denn in diesen Konfusionsaugenblicken verhält er sich dauernd irgendwie motorisch (alles unter der Überschrift des Denkens), und viel von der Aktivität, die in seinem tagtäglichen Verhalten fehlt und die zum Teil das unerledigte Geschäft seiner Neurose ausmacht, kann, versteckt in diesen Löchern, hier und jetzt gefunden werden.

Ich möchte an einigen Beispielen zeigen, wie in der Praxis damit gearbeitet wird. Die Leere ist, wie ich schon sagte, das Korrelat der Verwirrung. Sie ist eine Blockierung der Verwirrung, die Anstrengung, sie völlig auszulöschen. So sehen wir häufig, wenn wir an dem Problem der Visualisierung oder der visuellen Vorstellung arbeiten, bei vielen Patienten ganze Bereiche von blinden oder nahezu blinden Flecken.

Wenn wir einen Patienten bitten, sich etwas bildlich vorzustellen, dann mag es sein, daß er uns sagt, seine Phantasiebilder seien verschwommen. Wenn wir ihn auffordern, weiterzumachen, fährt er vielleicht fort und berichtet, daß sie wie in einer Wolke oder einem Nebel sind. Den Nebel oder die Wolken betrachtet der Therapeut als ein Selbstkonzept, als eine Charakterstruktur, als ein Verbalisationssystem. Offensichtlich muß der Patient einen Rauchschleier um seine Bilder hängen und sie in eine Wolke hüllen. Und der Therapeut darf sich nicht von der Klage des Patienten täuschen lassen, er wünsche es sich so sehr, klar visualisieren zu können. Dies mag zweifellos wahr sein, aber es ist nicht die ganze Gechichte. Wir können annehmen, daß er mindestens einige Bereiche haben muß, in denen er sich an klarem Sehen selbst hindert, sonst würde er nicht die Mühe auf sich nehmen, sich halb phantasieblind zu machen.

Wenn der Patient lange genug bei seinem Nebel bleibt, wird er sich lichten.

Nehmen wir z. B. den Fall, in dem der Nebel sich zu einem weißlichen Grau lichtete, das der Patient als etwas wie eine Steinmauer beschrieb. Der Therapeut fragte den Patienten, ob er phantasieren könnte, daß er über die Wand hinwegklettere. Und als der Patient das tat, zeigte es sich, daß grüne Weiden dahinter waren. Die Wand war des Patienten Gefängnis; er war ein Gefangener.

Unser Patient kann dagegen auch eine ganz leere Stelle haben. Er sieht schwarz. Nehmen wir an, er beschreibt die Schwärze als schwarzen Samtvorhang. Nun haben wir unseren Patienten und eine Stütze. Wir können ihn bitten, in seiner Phantasie den Vorhang zu öffnen. Und oft genug wird er dahinter entdecken, was er dauernd vor sich versteckt. Vielleicht ist die Schwärze buchstäblich nichts, eine Blindheit. Dann können wir immer noch eine Orientierung bekommen, wenn wir ihn auffordern, den Blinden zu spielen.

Der letzte Schritt bei der Behandlung der Konfusion ist eine unheimliche Erfahrung, die oft einem Wunder ähnlich sieht, wenn sie sich ereignet. Mit der Zeit wird sie natürlich Routine und wird für selbstverständlich genommen. Wir nennen sie den *Rückzug in die fruchtbare Leere.*

Um den Rückzug in die fruchtbare Leere möglich zu machen, muß man zwei Bedingungen erfüllen. Man muß fähig sein, bei den eigenen Techniken, die sie blockieren, auszuhalten. Dann kann man in die fruchtbare Leere eintreten, die ähnlich wie der Trancezustand ist, aber von voller Bewußtheit begleitet wird. Viele Leute haben die Erfahrung vor dem Einschlafen, und das Phänomen ist beschrieben worden als hypnagogische Halluzination.

Der Mensch, der fähig ist, in der Erfahrung der fruchtbaren Leere zu bleiben – der seine Verwirrung bis zum äußersten erfährt –, und der sich alles bewußtmachen kann, was seine Aufmerksamkeit verlangt (Halluzinationen, abgebrochene Sätze, vage Gefühle, fremdartige Gefühle, seltsame Empfindungen), dem kann eine große Überraschung blühen. Er wird wahrscheinlich ein plötzliches »Aha«-Erlebnis haben; plötzlich wird eine Lösung nach vorn kommen, eine Einsicht, die vorher nicht dagewesen ist, ein blendender Blitz von Erkenntnis oder Verständnis. Was in der fruchtbaren Leere geschieht, ist eine schizophrene Miniaturerfahrung. Das können natürlich nur wenige Leute ertragen. Aber die, die Vertrauen gewinnen, nachdem sie einige Konfusionsbereiche abgeklärt und gemerkt haben, daß sie in dem Prozeß nicht völlig auseinanderbrechen, die werden den Mut finden, ihren Hinterhof mit seinem Gerümpel zu betreten und gesünder wiederzukommen, als sie hingingen. Der schwierigste Teil des ganzen Prozesses ist die Abstinenz von der Intellektualisierung und Verbalisierung des laufenden Prozesses. Das würde nämlich eine Blockierung bedeuten und würde den Experimentierenden spalten in den erklärenden Beobachter und den Handelnden, der Erfahrungen macht. Die Erfahrung der fruchtbaren Leere ist weder objektiv noch subjektiv. Sie ist auch nicht Introspektion. Sie ist einfach. Sie ist Bewußtheit ohne Spekulation über das, was einem bewußt wird.

Die beiden extremen Reaktionen auf die Idee der fruchtbaren Leere können an dem Intellektuellen einerseits und dem Künstler andererseits typisiert werden. Der erstere würde wahrscheinlich sagen: »Bist du plötzlich verrückt geworden? Das ist äußerster Blödsinn.« Der letztere würde aber die Idee wahrscheinlich so begrüßen: »Was soll die ganze Aufregung? Ich verbringe die meiste Zeit in diesem Zustand. Wenn ich arbeite und steckenbleibe, entspanne ich mich einfach oder döse ein, und der Block verschwindet.«

Das Ziel bei der Suche nach der fruchtbaren Leere ist im Grunde die Entwirrung. In der fruchtbaren Leere wird die Verwirrung zur Klarheit, die Ausweglosigkeit zur Kontinuität, die Interpretation zur Erfahrung. Die fruchtbare Leere steigert den Support, denn sie macht dem Experimentierenden deutlich, daß er sehr viel mehr verfügbar hat, als er glaubte.

Ich möchte einen Augenblick lang auf den Zugang zu den Konfusionsbereichen zurückkommen, der über die Blockierungen geschieht, in denen sich die Konfusion manifestiert. Auch in dieser Arbeit können wir nur in einem extrem begrenzten Zeitraum operieren*. Drei Minuten sind häufig der ganze Bereich, den wir umfassen und ganz entdecken können, wenn wir ein geistiges Mikroskop benutzen. Es ist ja sehr schön, wenn die Freudianer die Entdeckung der ganzen Lebensspanne als Ziel der Analyse proklamieren, aber versucht für euch, ein Experi-

* Diese Einsicht ist ein Beitrag meines Kollegen Dr. Paul Weiss.

ment zu machen, und seht, ob ihr genau aufdecken könnt, was ihr oder jemand anders vor nur wenigen Minuten gesagt oder getan habt. Es gibt natürlich einige Leute, die das können. Es sind die Leute, die Jaensch ›eidetische Personen‹ nannte. Goethe gehörte dazu. Diese Leute registrieren mit photographischer Genauigkeit auf einer präsemantischen Ebene. Sie registrieren alles, was sie empfinden, ob es nun Bedeutung hat oder nicht. Und sie können daher von all ihren Aufzeichnungen Gebrauch machen, wenn sie es wollen.

Wir übrigen, und wir sind die Mehrzahl, können ein ganz schönes Stück der verlorenen eidetischen Fähigkeit durch die fruchtbare Leere und durch andere Möglichkeiten der Eliminierung von Blockierungen und leeren Stellen wiederherstellen. Man muß nur beachten, daß jeder von uns seinen eigenen Stil und seine eigene Persönlichkeit entwickelt hat. Die Blockierungen und Dissoziationen unserer Patienten zeigen sich in den Rorschachtests, in ihrer Handschrift und in ihrem Verhalten. Sie manifestieren sich in den kleinsten Einzelheiten des Denkens und Fühlens. Wenn wir die Haltungen des Patienten, die er bei dem blockierenden Verhalten im Sprechzimmer zeigt, ändern, wird diese geänderte Haltung sich im Laufe der Zeit ausbreiten und schließlich seinen Stil, seine Persönlichkeit, seine Art zu leben umfassen. Sein Verhalten hier und jetzt ist ein mikroskopischer Querschnitt durch sein gesamtes Verhalten. Wenn er sieht, wie er sein Verhalten in der Therapie strukturiert, wird er auch sehen, wie er es im täglichen Leben strukturiert.

7. Wer hört zu?

Wenn der Patient ins Sprechzimmer kommt, ob zum ersten oder zum zwanzigsten Mal, bringt er alle unerledigten Geschäfte aus der Vergangenheit mit. Aber von dieser Vielzahl möglicher Ereignisse bringt er ein Ereignis zur Zeit in den Vordergrund. So verwirrt seine Gestaltbildungen sein mögen, sie haben doch Form und Organisation; wenn sie völlig fragmentarisch wären, dann könnte er überhaupt nicht an ihnen arbeiten. Was der Patient in den Vordergrund bringt, ist immer von dem Lebensimpuls diktiert, der gerade vorherrschend ist. Auch wenn der Zusammenhang oft schwer zu finden ist, ist es unsere Arbeit in der Therapie, ihn aufzuspüren. Gewöhnlich merken wir, daß das dominante Bedürfnis das nach Sicherheit oder nach Zustimmung von seiten des Therapeuten ist. Wir haben im einzelnen dargelegt, wo das besondere Gewicht unserer Schule liegt; daß der Patient kommt, um Hilfe zu erlangen, und daß Hilfe für ihn Unterstützung von außen bedeutet, da es ihm an Selbst-Support mangelt.

Diese Erklärung scheint mir genauer zu treffen als irgendeine andere. Und trotzdem können wir in einem spezifischen Fall so lange nicht wissen, ob sie zutrifft, bis der Patient es uns überzeugend versichert. Da das Ziel der Therapie zu den Bedürfnissen in Beziehung stehen muß, die der Patient erlebt, und da er möglicherweise seine Bedürfnisse nicht in dieser Form erfährt, sollten wir das Ziel vielleicht noch allgemeiner formulieren, so daß alle psychotherapeutischen Schulen übereinstimmen können: Eine erfolgreiche Therapie setzt in dem Patienten die Fähigkeit frei, zu abstrahieren und die abstrahierten Teile zu integrieren.

Um das zu können, muß der Patient erst wieder zu seinen »Sinnen« kommen. Er muß lernen, das zu sehen, was da ist, und nicht das, was nach seiner Vorstellung da sein muß. Er muß aufhören zu halluzinieren, zu übertragen und zu projizieren, er muß aufhören zu retroflektieren und sich zu blockieren. Er muß seine semantischen Fähigkeiten befreien. Er muß sich und andere verstehen und aufhören, Bedeutungen zu verdrehen und zu verzerren durch seine Zerrbrille aus Introjektion, Vorurteilen und Überzeugungen. Dann wird er Aktionsfreiheit erlangen (die ein Teil der Gesundheit ist), denn er wird die Grenzen seiner spezifischen Persönlichkeitsstruktur überschreiten und wird lernen, jeder Situation als einer neuen Situation zu begegnen, und zwar unter Nutzung seines gesamten Potentials.

Da die Abstraktionen des Therapeuten von seinen eigenen Blockierungen und von den Dingen beherrscht sind, die er im Patienten sucht, erhebt sich die Frage: Wie kann er eigentlich helfen? Der Idealfall wäre, daß der Therapeut in Übereinstimmung mit den Forderungen der Weisen des Ostens handelte: »Mache dich leer, dann kannst du gefüllt werden«, oder mit Freuds Neuformulierung dieser Idee, seiner Forderung, die Aufmerksamkeit des Therapeuten solle frei-schwebend und er selbst frei von Komplexen sein.

Aber so ein idealer Therapeut existiert nicht – und ich bin nicht sicher, ob er, wenn es ihn gäbe, hilfreich sein würde. Denn er wäre ein registrierender Computer, kein menschliches Wesen. Er wäre frei von privaten und persönlichen Sorgen, Vorlieben und Begrenzungen. Kurz, er wäre frei von sich selbst. Wenn er beispielsweise eigentlich Zahnschmerzen hätte, würde von ihm erwartet, daß er seine Schmerzen ausklammert und seine Aufmerksamkeit ganz für den Patienten freimacht.

Der wirklich lebendige Therapeut aus Fleisch und Blut wird unausweichlich seine eigene Persönlichkeit und seine eigenen Vorurteile in die therapeutische Situation einbringen. Wenn er Assoziationen wichtig nimmt, wird er nach Assoziationen suchen, d. h. nach verbalem und bildhaftem Material. Der Behaviorist wird nach verbalem und motorischem Verhalten schauen. Der Moralist wird nach guten und schlechten Haltungen suchen. Der Gestalttherapeut wird nach abgeschlossenen und unabgeschlossenen Situationen Ausschau halten.

Aber je mehr der Therapeut auf seine Überzeugungen und Vorurteile vertraut, desto mehr muß er sich auf Spekulationen verlassen, um sich vorzustellen, was in dem Patienten vorgeht. Viele dieser psychotherapeutischen Spekulationen sind so generell akzeptiert, daß sie fast den Charakter von Reflexen angenommen haben – das in jedem langen Gegenstand versteckte phallische Symbol beispielsweise –, das ändert aber nichts an der Tatsache, daß sie Spekulationen und fixierte Abstraktionen sind, genau wie die fixierten Abspaltungen des Neurotikers. Als solche hindern sie den Therapeuten daran, irgend etwas anderes zu sehen.

Mit anderen Worten, was immer wir über die Blockierungen, fixierten Abspaltungen usw. des Patienten sagen, trifft in geringerem Maße für den Therapeuten zu. Es gibt weder einen scharfen qualitativen Unterschied zwischen beiden noch absolute Gleichheit. Es gibt nur eine Hierarchie von größerer oder geringerer Freiheit von Neurosen. In unseren Gruppentherapiesitzungen sehen wir häufig, daß zwei Patienten eine »folie à deux« spielen, und es zeigt sich unterschiedslos, daß der Patient mit dem geringeren Bedürfnis nach Außen-Support (d. h. der weniger neurotische) der Therapeut sein wird – d. h. er wird die Entwicklung des anderen erleichtern –, auch wenn der andere mehr dazu neigt, den Therapeuten zu spielen.

Wenn der Therapeut einen starken Machtanspruch hat, wird er den Patienten nicht auf der Suche nach Selbstbehauptung unterstützen, sondern ihn im Gegenteil daran hindern, sie zu erreichen. Wenn er der Hilfe starrer Theorien bedarf, um seinen Mangel an Selbst-Support zu überdecken, wird er den Patienten dadurch einengen, daß er abweichende Anschauung als Widerstand deklariert. Wenn der Therapeut tief in sich zurückgezogen ist, dann wird er wohl über zwischenmenschliche Beziehungen reden, aber er wird den Patienten nicht erreichen.

In all diesen und vielen anderen möglichen Fällen wird er auf die Manipulationen des Patienten hereinfallen, denn er wird sich nicht bewußtmachen, daß des Patienten oberflächliche Akzeptation seiner Predigten und Interpretationen keine Verhaltensänderung hervorbringen wird.

Gewöhnlich sind dem Theapeuten drei Richtungen möglich, ungeachtet seiner Vorurteile oder seiner Theorien. Die eine ist die Sympathie oder die Teilhabe an der Gesamtfeld-Bewußtheit sowohl des eigenen Selbst wie des Patienten. Die andere ist Empathie – eine Art von Identifikation mit dem Patienten, die den Therapeuten aus dem Feld ausklammert und damit das halbe Feld ausschließt. In der Empathie ist das Interesse des

Therapeuten ausschließlich auf den Patienten und seine Reaktionen konzentriert. Der ideale Therapeut, von dem ich oben gesprochen habe, ist ein Empathiker. Die letzte Richtung ist die Apathie – das Desinteresse, wie es in dem alten Psychotherapeutenwitz: »Wer hört zu?« anschaulich wird. Die Apathie bringt uns offensichtlich nirgendwohin.

Die meisten psychotherapeutischen Schulen haben auf ihrer Suche nach dem idealen Therapeuten den Empathiker vor Augen. Das entspringt zum Teil ihrem nicht feldorientierten dualistischen Ansatz. Aber dessen ungeachtet gibt es einen guten Grund für die Reduzierung der Sympathie zur Empathie. Wenn der Therapeut für den Patienten viel Sympathie empfindet, dann mag er geneigt sein, ihm allen Außen-Support zu gewähren, den er haben will; oder er kann defensiv werden und sich schuldig fühlen, wenn er sie ihm nicht gewährt. Therapeuten machen oft die Erfahrung, daß sie bei irgendeinem Patienten zu stark involviert sind. Sie realisieren dann nicht die überaus sublime Natur der manipulatorischen Techniken des Patienten. In diesem Fall kann die Therapie erfolglos bleiben. Um nämlich die Umwandlung von der Außenunterstützung in Selbstunterstützung zu ermöglichen, muß der Therapeut das Bestreben des Patienten, Außenunterstützung zu erlangen, frustrieren. Das kann er nicht, wenn ihn die Sympathie für die Manipulationen der Patienten blind macht.

Wenn aber der Therapeut sich selbst heraushält und sich empathisch verhält, dann entzieht er dem Feld sein wichtigstes Instrument, seine eigene Intuition und Sensitivität für die im Patienten ablaufenden Prozesse. Er muß also lernen, mit Sympathie und Frustration gleichzeitig zu arbeiten. Diese beiden Elemente scheinen unvereinbar, aber die Kunst des Therapeuten ist es, sie zu einem effektiven Werkzeug zu vereinen. Er muß grausam sein, um wirklich freundlich zu sein. Er muß eine beziehungsvolle Bewußtheit der Gesamtsituation haben, er muß Kontakt haben mit dem Gesamtfeld – sowohl mit seinen eigenen Bedürfnissen und Reaktionen auf die Manipulationen des Patienten als auch mit den Bedürfnissen des Patienten und dessen Reaktionen auf den Therapeuten. Und er muß sich frei fühlen, sie auszudrücken.

In der Tat, wenn ihr diesen Entwurf einen Augenblick prüft, werdet ihr merken, daß er sich wie kein anderer Ansatz dem Bild vom Sprechzimmer als Mikrokosmos des Lebens nähert.

Diese Situation ist es, die in unseren täglichen menschlichen Beziehungen erreicht wird, wenn sie nicht durch Feindschaft und andere unerledigte Geschäfte verdunkelt sind. Eine wirklich befriedigende und gesunde Beziehung zwischen zwei Menschen verlangt von jedem von ihnen die Fähigkeit, Sympathie mit Frustration zu mischen. Der gesunde Mensch trampelt nicht auf den Bedürfnissen des anderen herum, er erlaubt aber auch nicht, daß auf seinen Bedürfnissen herumgetrampelt wird. Er ist aber auch nicht zornig auf seinen Partner, wenn der seine Rechte verteidigt.
Sicher, das andere therapeutische Verfahren, die Empathie, gleicht auch einer Situation des realen Lebens. Aber seine Schwäche besteht darin, daß es haargenau den Situationen gleicht, die neurotische Entwicklungen erzeugen und verstärken. Auf empathischem Wege kann es keinen guten Kontakt geben. Im schlimmsten Falle wird er zur Konfluenz. Und was ist mit dem Therapeuten, dessen Ansatz die ständige Frustration ist? Er wiederholt die Situationen ständiger Blockierung, die der Patient sich einverleibt hat und die sich als Neurosen zeigen.
Mit Sympathie allein wird der Therapeut zum Patienten. Wenn wir in altmodischen Begriffen davon reden sollten, würden wir sagen, er verwöhne den Patienten. Allein mit Frustration wird der Therapeut zur feindlichen Umwelt, mit der der Patient nur auf neurotische Art und Weise umgehen kann. In jedem Fall verschafft die Therapie dem Patienten keinen Anreiz, sich zu ändern.
In der Sympathie wie in allen Formen der Konfluenz gibt es keine Kontaktgrenze. Der Therapeut wird so sehr zum Patienten, daß er absolut keinen Überblick über die Probleme des letzteren mehr hat. Er ist so im Feld untergetaucht, daß er sich nicht mehr darüber Rechenschaft geben kann. Ich habe Therapeuten gekannt, die so starke Bedürfnisse hatten, zu bemuttern und zu helfen, daß sie sich mit den Patienten in chronischer Konfluenz befanden. Es erstaunt kaum, daß sie sehr beliebt waren. Ihre Patienten hingen völlig von ihnen ab, und so konnte sich keine entscheidende Änderung vollziehen. Wenn zuviel Identifikation da ist, kann der Therapeut den Patienten so wenig frustrieren wie er sich selbst frustrieren kann. Und diese Fähigkeit ist in den Bereichen von Konfusion und Krisis, die für die Entstehung von Neurosen relevant sind, gleich Null.

Es gibt eine Ausnahme. Die empathische Technik ohne Frustration ist hilfreich in der Eingangsphase der Behandlung von Psychosen. Einige Therapeuten, vor allem Fromm-Reichmann, Rosen und Steinfeld, gebrauchen genau diesen Ansatz. Ihre Intuitionen in bezug auf die Bedürfnisse des Patienten und ihre Fähigkeit, Kontakte zu knüpfen, sind groß. Und im Falle einer Psychose ist der Patient von so viel Frustration zugedeckt, daß der Therapeut nicht noch mehr bringen muß. Sein Kontakt mit dem Patienten kann an sich schon die Umwandlung der Unterstützung erleichtern. Aber zunächst muß der Patient sich seiner Selbst-Supports bewußt werden und, wenn möglich, ihn allein durch die Kommunikation so weit entwickeln, daß er fähig wird, seine Bedürfnisse auszudrücken, und sei es auch in einer Sprache, die für die meisten von uns unverständlich ist. In der Behandlung von Psychotikern sehen wir uns sehr vor, das Instrument der Frustration nicht zu stark einzusetzen. Wir achten auch sehr darauf, daß wir uns von ihnen und ihrem Verhalten leiten lassen, nicht von unseren Phantasien und Theorien über Psychosen.

In einer großen Nervenheilanstalt fand eine Demonstration von Gestalttherapie mit einer Patientin statt, die seit mehreren Jahren in einem nahezu katatonen Zustand lebte. Niemand und nichts hatte sie erreichen können. Wenn sie überhaupt etwas mitteilte, dann sagte sie nur, sie fühle nichts. Als ich mit ihr arbeitete, bemerkte ich eine leichte Spur von Feuchtigkeit in ihren Augen. Da das möglicherweise einen Wunsch zu weinen anzeigen konnte, fragte ich die Patientin, ob sie willens wäre, mehrere Male den Satz »Ich will nicht weinen« zu wiederholen. (Die Wiederholungstechnik ist bereits erwähnt worden.) Die Patientin war ganz willfährig. Sie leierte den Satz mehrere Male herunter – tonlos, ausdruckslos und stumpf. Ich bemerkte aber, daß ihr Arm gegen die Hüfte schlug, während sie den Satz mechanisch wiederholte. Und so fragte ich, an was diese Bewegung sie erinnere. Da brachen Worte aus ihr heraus.

»Es ist wie eine Mutter, die ein Kind schlägt ... meine Mutter kann nichts als für mich beten.«

»Können Sie für sich beten?« fragte ich sie.

Lebhafter als am Beginn der Sitzung, aber immer noch apathisch, begann sie einige Gebete aufzusagen. Das ging eine ganze Weile so. Die Gebete waren mal sinnvoll, mal Geplapper.

Aber plötzlich rief sie flehend aus: »Gott, gib mir Gesundheit!« und sie brach in einen Strom von Tränen aus.
Das war das erste Mal, daß sie überhaupt Emotion gezeigt hatte. Was aber noch bedeutender war, ihr Gebet war eine Form des Selbstausdrucks. Es war zum ersten Mal eine Aussage ihrer Bedürfnisse. Es war die Öffnung zu ihrem Selbst. Und genau wie der Neurotiker ein gewisses Maß an Selbst-Support demonstriert, wenn er eine Verdrängung oder einen Widerstand in einen Selbstausdruck verwandelt, so fing diese Psychotikerin in ihrem Ausbruch an zu entdecken, daß sie immerhin genügend Support in sich verfügbar hatte, um ihre Bedürfnisse bekanntgeben zu können.
Der totale Frustrationsansatz und die sadistische Haltung ist die Vorratskiste derjenigen Therapeuten, die aus Angst vor Gegenübertragung und vor ihren eigenen Gefühlen dem Patienten mit einem Pokergesicht gegenübertreten. Sie würden es wortreich ableugnen, aber sie frustrieren den Patienten durch ihre Apathie.
Können wir sie Sadisten nennen? Sadismus kann seinerseits als unnötige Grausamkeit definiert werden. Aber diese Definition klingt wie eine läppische Formulierung. Ist nicht alle Grausamkeit unnötig? Offensichtlich nicht. Die Tiere töten einander, und wir töten Rinder und Schweine wegen des Fleisches. Sicher, der dosenfleischernährte Städter lebt ziemlich fern von den primitiven Grausamkeiten des Lebens, aber er ersetzt den Horror des Schlachthauses und des Dschungels durch Horrorfilme und Comics. Die Verletzung als fixiertes Kontaktmuster ist Sadismus; als ein Mittel oder eine Absicht kann sie hilfreich sein. Wir verletzen unsere Kinder, wenn wir ihnen unvernünftige Bitten abschlagen, aber das ist nicht Sadismus. Wir sind grausam, um wirklich freundlich zu sein; das ist im Grunde der Sinn von Maximen wie: »Wer sein Kind liebt, der züchtigt es«, obwohl es in der Praxis nicht immer leicht zu entscheiden ist, wieviel davon Rationalisierung ist, um die körperliche Befriedigung des Schlagens zu bemänteln. Das wäre dann fraglos Sadismus.
Es scheint mir unnötige Frustration, also Sadismus, dem Patienten in der Therapie unnötiges Leiden zuzufügen. Zu viele Therapeuten konfrontieren ihre Patienten mit langen »Du sollst nicht«-Listen. Sie zwingen sie zur Abstinenz, schelten sie für ihre Widerstände. Wenn der Therapeut starken Machthunger hat, dann sind seine Gründe für diese Forderungen sadistischer

Natur. Aber gewöhnlich ist das nicht der Fall. Gewöhnlich ist der Therapeut gutgläubig der Überzeugung, er müsse das Verhalten des Patienten außerhalb des Sprechzimmers limitieren, um die Frustrationen zu vermindern, die der Patient erleiden werde. Hier liegt sein Fehler. Diese Frustrationen sind ohnehin nicht zu steuern. Wenn sie es noch wären, dann wäre der Patient nicht in Therapie. Und wir wandeln nicht Außenunterstützung in Selbstunterstützung um, indem wir die Frustrationen des Patienten im täglichen Leben steigern. Was wir frustrieren, ist sein Bestreben, uns mit seinen neurotischen Manipulationen zu steuern. Das zwingt ihn, zu seinen eigenen Ressourcen zurückzukommen und Selbst-Support zu entwikkeln. Dann kann er sein ganzes manipulatorisches Geschick auf die Befriedigung seiner wirklichen Bedürfnisse verwenden.

Der überfrustrierte Patient leidet, aber er entwickelt sich nicht. Und er wird mit der schlauen Intuition und der verzerrten Sicht des Neurotikers alle möglichen Wege finden, um die langfristigen Frustrationen zu umgehen, die der Therapeut ihm aufzwingt.

Frustration muß aber eingesetzt werden. Ich hatte einen Patienten, der hatte nur drei Monate für die Therapie zur Verfügung; am Ende dieser Zeit mußte er die Stadt verlassen. Ob in diesem Fall die Vorarbeit anderer Therapeuten oder der Zeitdruck oder mein eigenes Geschick und die Techniken der Gestalttherapie ausschlaggebend für die wesentlichen Besserungen waren, kann ich nicht sagen. Aber Besserungen traten unbestreitbar ein. Und sie waren so offensichtlich, daß der Patient mit dem Gefühl abfuhr, ich sei ein Wundertäter.

Als er zum ersten Mal erschien, war er nahezu stumm. Er fühlte sich schwach und unfähig; er hatte das Gefühl, er müsse vor den Leuten weglaufen – er konnte keine Konversation führen, und er litt Höllenqualen, wenn er irgendeine gesellschaftliche Situation überstehen mußte. Überdies hatte er ein blühend entwickeltes Projektionssystem; er fühlte sich verfolgt und war überzeugt, die anderen hielten ihn für homosexuell.

Die ersten sechs Wochen der Therapie – mehr als die Hälfte der zur Verfügung stehenden Zeit – brachte ich damit zu, daß ich ihn in seinen verzweifelten Versuchen, mich zu manipulieren, ich solle ihm sagen, was er tun solle, frustrierte. Er war abwechselnd weinerlich, aggressiv, stumm, verzweifelt. Er versuchte jeden nur möglichen Trick. Er warf mir die Zeitbegrenzung wieder und wieder an den Kopf und versuchte, mich für seinen Mangel an Erfolgen haftbar zu machen. Wenn ich seinen Forderungen nachgegeben hätte, dann hätte er zweifellos meine Anstrengungen sabotiert, mich erschöpft und wäre dort geblieben, wo er war.

Eines Tages kam er herein und klagte, er benähme sich wie ein Baby. Ich schlug ihm also vor, ein Baby zu spielen und alle Befriedigungen zu phantasieren, die er daraus schöpfen könnte. Von dem Zeitpunkt an war sein Fortschritt enorm. Er spielte mit größter Befriedigung alle Phasen seiner Entwicklung durch, von der Kindheit bis in das Jünglingsalter. Er erlebte von neuem alle verwirrenden Ereignisse und unerledigten Situationen und gab ihnen in seiner Phantasie Ausdruck. Als die drei Monate um waren, hatte er einen Punkt erreicht, an dem er alle Bereiche befriedigt hatte, in denen er zuvor frustriert und blokkiert gewesen war, und an dem er nun fähig war, zu weiteren Befriedigungen und zur Selbständigkeit vorzustoßen.

Was ich demonstrieren möchte, ist, daß keine Entwicklung sich vollziehen kann, ehe der Patient Befriedigung in all den Bereichen erreicht, in denen er verwirrt, leer oder festgefahren ist. Und für die volle Befriedigung ist zuerst erforderlich, daß der Patient sich mit allen Handlungen, an denen er beteiligt ist, identifizieren kann, auch mit seinen Selbstblockierungen. Eine Situation kann nur abgeschlossen werden, d. h., volle Befriedigung kann nur erreicht werden, wenn der Patient voll und ganz beteiligt ist. Da seine neurotischen Manipulationen Versuche sind, das totale Engagement zu vermeiden, müssen sie frustriert werden.

Aus diesem Grunde ist das analytische und das kathartische Verfahren ebenso ungenügend wie das Verfahren, das auf dem Versuch des Therapeuten basiert, durch Interpretation die Integration herbeizuführen. Im ersten Falle, allein mit der kathartischen Entlastung, gibt es keine Umwandlung von der Emotion in die Aktion, in Selbstausdruck und Integration. Im Gegenteil, die Energie zur Unterstützung der Kontaktfunktionen ist verbraucht und das Kräftegleichgewicht ist auf die Seite des Selbstbildes verschoben. Im zweiten Fall erleichtert die Therapie, weil sie das Verhalten des Patienten als bedeutungsvoll betrachtet, zwar seine Konfusion zum großen Teil. Als subtraktive Therapie – sie beseitigt Symptome und Konfusionen – entwickelt sie aber nicht den Selbst-Support, den wir brauchen, um unsere existentielle Wahl zu treffen und zu verwirklichen. Der Patient »versteht« sich vielleicht völlig, aber er kann nichts selbständig tun.

Die Gestalttherapie geht aus von der grundlegenden Voraussetzung, daß es dem Patienten an Selbst-Support mangelt und daß der Therapeut das unvollständige Selbst des Patienten symbolisiert. Der erste Schritt in der Therapie ist also, herauszubekommen, was der Patient braucht. Wenn er nicht psychotisch ist (und sogar manchmal auch dann, wie der oben beschriebene Fall zeigte), ist der Patient sich teilweise seiner Bedürfnisse bewußt und kann sie zumindest bruchstückartig ausdrücken. Aber es gibt einige Bereiche, in denen der Patient sich entweder seiner besonderen Bedürfnisse nicht bewußt ist oder blockiert ist, das was er braucht, zu fordern. Häufig merkt der Therapeut, daß der Patient sich schämt, bestimmte Bitten zu äußern; ebenso oft findet er heraus, daß der Patient überzeugt ist, die einzig wirksame Hilfe für ihn sei eine, die erraten und gegeben würde, ohne erbeten zu sein. Oft weiß er nicht, wie er bitten soll, oder er weiß vor Verwirrung nicht, was er möchte. Aber wenn er erst einmal seine Forderungen, Befehle und Bitten direkt ausdrücken kann und wirklich das meint, was er sagt, hat er den wichtigsten Schritt in der Therapie getan. Anstatt sich unter seinen neurotischen Manipulationstechniken zu verbergen, zeigt und bekennt er sich zu seinen Bedürfnissen. Das Selbst und der ergänzende andere (der Therapeut) sind nun deutlich definiert, und der Patient kommt in direkten Kontakt mit seinem Problem.

Der Imperativ ist die primäre Form der Kommunikation. Er reicht von dem primitiven Signal bis zu dem höchst kunstvoll gewobenen Netzwerk äußerst abstrakter objektiver Aussagen, die das Signal natürlich unerkennbar machen. Wir reagieren aber auch auf sie, als wären es klare und einfache Signale, Imperative und Forderungen. Die Zeit liegt noch nicht lange zurück, da wurden Einsteins Formulierungen, die wir heute für selbstverständlich halten, von vielen Wissenschaftlern als Herausforderung empfunden. Es war für sie, als hätte Einstein gesagt: »Seht, was ich gefunden habe. Ich fordere euch heraus, es zu akzeptieren oder zu vernichten.«

Für den Neurotiker macht es unendlich viel aus, ob er sich mit dem Therapeuten durch implizite Winke oder durch offene explizite Forderung verständigt. Im ersten Fall versucht er, uns dahingehend zu manipulieren, daß wir seine Neurose unterstützen. Und wir dürfen nicht darauf hereinfallen. Im zweiten Fall spricht der Patient eine explizite Forderung aus und hat dadurch schon begonnen, sich deutlicher zu werden und seinen Mangel an Sein zu entdecken. Wir brauchen die Ergänzungen nicht zu liefern, nach denen er sucht; denn da er nun anfängt, seine Bedürfnisse zu erkennen, wird er auch anfangen zu lernen, wie er sie selbst befriedigen kann.

Jetzt müssen wir allerdings unterscheiden zwischen expressiver und impressiver Sprache, d. h. zwischen der Sprache, die den eigenen Gefühlen und Forderungen Luft machen soll, und der Sprache, die eine Reaktion in einem anderen hervorbringen soll; Beispiele von relativ reiner Expression und Impression existieren als Extreme der Kommunikationsskala. Um z. B. Freude auszudrücken, brauchen wir niemanden, den wir beeindrucken müssen. Wenn wir aber Eindruck machen wollen, brauchen wir ein Publikum, und zwar dringend. Bei impressiver Redeweise werden wir alles tun, um Aufmerksamkeit zu erringen. Auch wenn nichts auszudrücken ist, werden wir etwas herbeizaubern oder unsere Erinnerung nach passenden Gesprächsgegenständen durchwühlen.

Die eigentliche Kommunikation ist nicht an den Enden der Skala zu finden. Sie ereignet sich als ein Teil des Feldes; sie ist sowohl für den Sender als auch für den Empfänger wichtig und wirklich. Die primäre Forderung oder Bitte – die eine ganz ursprüngliche Kommunikation darstellt – ist nicht differenziert in Expression und Impression. Es besteht ein Riesenunterschied zwischen dem angstvollen Schrei des Babys, auf den die Mutter automatisch reagiert, und dem aufmerksamkeitsheischenden Geheul des verwöhnten Balgs, auf das die Mutter vielleicht reagiert, aber mit Ärger, nicht mit Betroffenheit.

Was ist denn falsch daran, Aufmerksamkeit haben zu wollen? Das »Hört, hört!« des Stadtausrufers, das »Sch'ma Jisroel« des frommen Juden, das »Ruhe im Gerichtssaal«, der Hilferuf des Ertrinkenden – fordern sie nicht alle ungeteilte Aufmerksamkeit?

Der Unterschied zwischen ihnen und dem Baby auf der einen und dem Exhibitionisten und dem verwöhnten Balg auf der anderen Seite ist der zwischen eigentlichem Ausdruck und der »Als-ob«-Attitüde. Das Balg zaubert sein Geheul herbei und kann es jederzeit in einen Wutausbruch oder irgend etwas anderes umwandeln, was seine Mutter in ihrem Tun blockieren wird. Es manipuliert, aber es drückt nicht sein reales Bedürfnis aus, das eben nicht Aufmerksamkeit, sondern etwa Erlösung aus seiner Langeweile heißt. Das Baby schreit, weil es sich bei irgend etwas nicht selber helfen kann, genau wie der Ertrinkende. Aber das Balg schreit, um in einem Bereich etwas zu erlangen, in dem es eigentlich schon selbständig sein sollte. Der ursprüngliche Imperativ entspricht der natürlichen Figur-Hintergrundstruktur; er weist genau auf die positive bzw. negative Besetzung hin. Kurt Lewin sagte, das besetzte Objekt habe einen »Aufforderungscharakter«, d. h. es provoziert, es ist eine Forderung. Das positiv besetzte Objekt fordert Beachtung, das negativ besetzte Vernichtung. Um es zu vernichten, müssen wir es aber nicht unbedingt zerstören. Wenn jemand uns in Wut versetzt und irritiert, müssen wir ihn weder erschießen noch ihn buchstäblich hinauswerfen, noch ihm Klebestreifen über den Mund kleben. Wir fordern nur: »Geh weg« oder »Halt den Mund«.

Der Imperativ ist seiner Natur nach das wirkungsvollste Instrument für die gesellschaftlich verlangte Formung des Individuums. Von den Tabus der Primitiven und den Zehn Geboten bis zu den »tu das« und »tu's nicht« der Mutter ist seine Bedeutung niemals unterschätzt worden. An dem Imperativ an sich ist auch nichts schlecht. Die Schwierigkeiten beginnen, wenn der Empfänger aus biologischen oder psychologischen Gründen unwillig oder unfähig ist, die Botschaft zu empfangen. Das ist einfach eine andere Formulierung unserer Hauptthese von der Entstehung der Neurose – die Neurose entsteht, wenn gleichzeitig soziale und personale Imperative gegenwärtig sind, die nicht beide mit der gleichen Aktion abgedeckt werden können.

Wenn die Forderung und das Geforderte akzeptiert sind, ist die Gestalt geschlossen. Die Forderung des Babys an die Mutter, die Bitte des Unsicheren um Leitung, die Befehle an den Soldaten, die ihm die Verantwortung abnehmen, sie alle sind eine Einheit, sie passen ineinander wie die Hand in den Handschuh. Sie werden dankbar akzeptiert. Aber wenn Widerstand vorhanden ist und der Befehl trotzdem ausgeführt wird, entstehen Groll und Neurose. Wenn auf der anderen Seite der Imperativ zu einem Naturgesetz geworden ist: »Ehre deinen Vater und deine Mutter« beispielsweise, und trotzdem nicht befolgt wird, dann haben wir entweder Kriminalität oder neurotische Schuldgefühle.

Die Schwierigkeiten des Neurotikers beginnen gewöhnlich in der Kindheit, wenn der Imperativ ihm gegen den Strich geht, aber nichtsdestoweniger von ihm gutgläubig akzeptiert wird. Damit ist ein Bereich einfacher oder doppelter Konfusion entstanden, und welche Entscheidung auch getroffen wird, sie führt zur Verzweiflung.

Zum Beispiel der Befehl »Weine nicht«, wenn eine wirkliche Trauererfahrung vorliegt, bedeutet eine einfache Konfusion. Diese Konfusion wird doppelt, wenn noch eine semantische Konfusion damit einhergeht. Befehle wie »Sei kein Baby« und »Benimm dich« und andere, die einen dehnbaren Wortsinn haben, bringen das Kind völlig durcheinander. »Was bedeutet es, kein Baby zu sein?« »Was heißt das, ich soll mich benehmen?« In der klinischen Praxis haben wir es oft gemerkt, daß Pedanten, die an Einzelheiten kleben, in ihrer Kindheit mit solch vagen Befehlen konfrontiert worden sind.

Es ist keine Übertreibung der Situation, wenn man sagt, jedes Mal, wenn der Patient die abgespaltenen Teile eines neurotischen Ereignisses, z. B. eines Symptoms, integriert und es geschafft hat, einen wirklich gefühlten Imperativ dagegenzusetzen – »Laß mich in Ruhe« beispielsweise –, dann hat er einen Konfusionsbereich abgeklärt. Sagen wollte er es schon vor Jahren, aber sein introjiziertes Muster hat ihn gezwungen, den Ausdruck zu blockieren.

Aber jetzt ist die Forderung des Patienten ein echter Imperativ. Sie drückt seine Bedürfnisse aus. Sie ist für ihn und für den Therapeuten bedeutungsvoll. Der Therapeut kann und sollte tun, was immer ihm möglich ist, um diese wahrhaft gefühlten Bedürfnisse und Forderungen zu befriedigen, so wie die Mutter alles tut, was sie kann, um ihr schreiendes Baby zu beruhigen. Wir können den therapeutischen Ansatz und die Handhabung der Instrumente Frustration und Befriedigung durch den Therapeuten zusammenfassend so beschreiben, daß der Therapeut die Expressionen des Patienten frustrieren muß, sofern sie sein Selbstkonzept, seine manipulatorischen Techniken und seine neurotischen Muster spiegeln. Und er muß sie befriedigen, sofern sie wirklich das Selbst des Patienten ausdrücken. Wenn er dem Patienten zu einer wie auch immer gearteten Selbstverwirklichung helfen soll, dann muß er, per definitionem, jegliche

Befriedigung der Muster, die Selbstverwirklichung verhindern (die Neurose), enttäuschen und jede Darstellung des wahren Selbst, das der Patient zu finden versucht, ermutigen.
Hier wird noch einmal deutlich, wie die therapeutische Sitzung mit fortschreitender Therapie mehr und mehr dem Ideal des täglichen Lebens gleicht. Da das Selbsterleben des Patienten wächst, wird er auch selbständiger und fähiger, gute Kontakte mit anderen zu knüpfen. Da er immer mehr seine neurotischen Manipulationstechniken über Bord wirft, muß der Therapeut ihn immer weniger frustrieren und kann ihm immer mehr zur Befriedigung verhelfen. Wie wir schon gesagt haben, ist Selbst-Support etwas ganz anderes als Selbstgenügsamkeit. Wenn der Patient aus der Therapie entlassen wird, wird er sein Bedürfnis nach Menschen nicht verlieren. Im Gegenteil, er wird zum ersten Male wirkliche Befriedigung durch seinen Kontakt mit ihnen erlangen.

Zweiter Teil

Praxis der Gestalttherapie

Bemerkung des amerikanischen Herausgebers

Fritz Perls hätte die Einleitung zu diesem Teil mit der Warnung beginnen können: »Gestalttherapie bedeutet Ja-sagen zur Langeweile.« Viele von uns hatten sich daran gewöhnt, auf seinen Workshops Dinge zu sehen, die wie Wunderheilungen wirkten. Die Prozession von Menschen, die nacheinander auf dem heißen Stuhl arbeiteten und plötzlich von ihren selbstquälerischen Folterspielchen befreit waren, erschöpften uns. In seinen späteren Jahren wurde Fritz dieses Lourdes-Theaters immer überdrüssiger. Das vorliegende Seminar war in gewisser Weise ein Fortschritt.

Fritz wußte, daß sein Publikum dieses Mal aus ernsthaften Studenten bestand. Sein geplantes Buch *»Praxis der Therapie«* wollte Fritz mit wörtlichen Filmtransskripten aus der einführenden Gestaltarbeit beginnen. Er wollte, daß die Studenten diese Filme und die Transskripte genau studierten. Er sah in seiner Arbeit nichts Geheimnisvolles oder Wunderbares. Er war überzeugt, wenn wir erst den Gestaltprozeß richtig verstanden hätten, dann würden sich diese einzelnen »Wunderheilungen« mühelos einordnen lassen. Er hoffte, die Filme und die Bücher würden den Fritz-Perls-Kult entmythologisieren.

Der Zweck dieser Transskripte ist die Ermutigung ernsthafter einführender Studien. Richard Bandler hat Protokolle ausgewählt, die überwiegend aus sich selbst verständlich sind. In späteren Bänden wird er fortgeschrittenere Gestaltarbeit vorstellen, mit Kommentaren von Karl Humiston, Virginia Satir und anderen Therapeuten, die mit Fritz Perls gelebt und gearbeitet haben.

Das Studium der Transskripte ohne die Filme bringt selbstverständlich Probleme mit sich. Fritz legte großes Gewicht auf den Klang der Stimme, den Tonfall und die nonverbale Kommunikation. Für diese Dimensionen sind die Filme von grundlegender Bedeutung. Ein weiteres Problem ist die zeitliche Verfälschung. Das Wort ›Pause‹ kann zwei Sekunden oder zwei Minuten bedeuten, und wir lesen viel schneller, als wir reden. Eine Sitzung von einer halben Stunde kann in fünf Minuten gelesen werden. Alle diese Faktoren können der Illusion Vorschub leisten, die Gestalttherapie sei Sache des Augenblicks, und sie können so dem Hauptzweck des Buches im Wege stehen.

Robert S. Spitzer
verantw. Herausgeber
Science and Behavior Books

8. Gestalt in Aktion

Was ist Gestalt?

Die Idee der Gestalttherapie ist es, aus Papiermenschen wirkliche Menschen zu machen. Ich weiß, ich nehme den Mund ziemlich voll. Es ist die Idee, den ganzen Menschen unserer Zeit zum Leben zu erwecken und ihn zu lehren, wie er seine inneren Kräfte nutzen kann, um ein Führer zu sein, ohne ein Rebell zu werden, eine Mitte zu haben und nicht Hals über Kopf zu leben. Diese Ideen klingen alle ziemlich herausfordernd, aber ich bin überzeugt, daß es möglich geworden ist, sie zu erfüllen, daß wir nicht Jahre, Jahrzehnte und Jahrhunderte auf der Couch liegen müssen, ohne uns wesentlich zu verändern. Die Bedingungen hierfür sind: – Aber dafür muß ich noch einmal zurückspringen und über das soziale Milieu reden, in dem wir uns befinden. In früheren Zeiten lebte der Mensch als soziales Wesen für das, was als richtig galt, und er tat seine Arbeit, einerlei, ob er sie sich gewünscht hatte oder für sie geeignet war. Aber die ganze Gesellschaft wurde regiert und reguliert durch verschiedene »Du sollst« und durch den Puritanismus. Man erfüllte seine Pflicht, ob man wollte oder nicht. Jetzt hat sich, wie ich meine, das ganze gesellschaftliche Milieu gewandelt. Der Puritanismus ist zum Hedonismus geworden. Wir fangen an, dem Vergnügen, dem Genuß und dem Rausch zu leben. Alles läuft, solange es Spaß macht.

Das klingt auch gut. Klingt besser als Moralismus. Es ist aber ein sehr ernster Rückfall. Wir haben nämlich jetzt eine *krankhafte Angst* vor Schmerz und Leiden. Ich muß es wiederholen – wir haben krankhafte Angst vor Schmerz und Leiden. Alles, was keinen Spaß macht oder unangenehm ist, muß vermieden werden. So rennen wir vor jeder Frustration, die schmerzhaft sein könnte, davon und versuchen, sie zu vermeiden. Und das Resultat ist ein Mangel an Wachstum. Wenn ich über die Bereitschaft zur Auseinandersetzung mit dem Unangenehmen rede, meine ich natürlich nicht die Erziehung zu Masochismus; im Gegenteil, ein Masochist ist ein Mensch, der Angst vor dem Schmerz hat und sich darauf trainiert, ihn auszuhalten. Ich rede über das Leiden, das zum Wachstum gehört. Ich rede über die Notwendigkeit, sich wahrhaft unangenehmen Situationen zu stellen. Und die ist mit der Gestalttherapie verbunden. Ich möchte jedoch nicht zuviel über das Phänomen Gestalt reden. Das Wesentliche daran ist, daß eine Gestalt etwas Ganzes, in sich Vollständiges ist, solange sie ganz bleibt. Sobald wir eine Gestalt zerlegen, haben wir Stücke und Teile und nichts Ganzes mehr. Wir kommen noch oft darauf, aber jetzt möchte ich nur so viel sagen: Wenn ihr drei Stücke Holz habt, hier ein Stück, hier ein Stück und hier eins, dann sind diese drei Stücke nur ungenaue Gestalten. Wenn ihr sie so zusammenfügt, dann seht ihr sofort, daß ein Dreieck entsteht; sobald ihr aber dieses Stück wegnehmt, verschwindet das Dreieck und damit die Gestalt. Gut, und im Biologischen hat die Gestalt eine Dynamik, die das ganze organische Leben reguliert.

Die Gestalt will vollständig werden. Wenn die Gestalt unvollständig ist, bleiben wir mit unabgeschlossenen Situationen zurück, und diese unabgeschlossenen Situationen drängen und drängen und drängen und wollen vollständig werden. Nehmen wir an, ihr hättet einen Streit gehabt und wäret wirklich zornig auf den anderen, dann würdet ihr euch rächen wollen. Dieses Bedürfnis nach Rache würde nagen und nagen und nagen, bis ihr es gestillt habt. So gibt es Tausende von unabgeschlossenen Gestalten. Die Befreiung von ihnen ist ganz einfach. Diese Gestalten werden auftauchen. Sie werden an die Oberfläche kommen. Die jeweils beherrschende Gestalt wird zuerst erscheinen. Wir brauchn nicht à la Freud zu graben, bis hinab in das tiefste Unbewußte. Wir müssen uns das Augenfällige bewußtmachen. Wenn wir das Augenfällige verstehen, ist alles da. Jeder Neurotiker ist ein Mensch, der das Augenfällige nicht sieht. Was wir also in der Gestalttherapie versuchen, ist, das Wort ›jetzt‹, das Gegenwärtige, die Bewußtheit zu verstehen und zu sehen, was im Jetzt geschieht. Und das Verständnis des Jetzt wird euch überallhin bringen, ob es nun vier Wochen oder zwanzig Jahre zurückliegt.

Das ›Jetzt‹ ist ein so interessantes und schwieriges Konzept, weil ihr einerseits nur arbeiten und etwas erreichen könnt, wenn ihr im Jetzt und im Gegenwärtigen seid. Macht ihr aber andererseits eine moralische Forderung daraus, dann seht ihr sofort die Unmöglichkeit. Versucht ihr das Jetzt zu greifen, dann ist es schon vorbei. Es ist ein solcher Widerspruch, im Jetzt zu arbeiten und es doch nicht genau in den Blick zu bekommen, geschweige denn es halten zu können.

Das zweite, worauf ich im Hinblick auf unsere Therapie hinweisen muß, ist das Wort ›wie‹. In vergangenen Jahrhunderten fragten wir ›warum‹. Wir versuchten, Ursachen, Gründe, Entschuldigungen, Rationalisierungen zu finden. Und wir dachten, wenn wir die Ursachen änderten, dann würden wir auch die Wirkungen ändern. Im elektronischen Zeitalter fragen wir nicht mehr ›warum‹, wir fragen ›wie‹. Wir untersuchen die Struktur, und wenn wir die Struktur begriffen haben, dann können wir sie ändern. Und die Struktur, an der wir am stärksten interessiert sind, ist unser Lebensdrehbuch (Life-script). Die Struktur unseres Drehbuches – oft auch Karma oder Schicksal genannt – besteht zum größten Teil aus Selbstquälerei, vergeblichen Aufrüstungsspielchen. Erfolgen usw. Und dann treffen zwei Leute zusammen, und sie haben unterschiedliche Drehbücher, und dann versuchen sie entweder, den anderen auf ihr Drehbuch zu verpflichten, oder sie wollen dem anderen gefallen, streichen ihre Bedürfnisse und werden ein Teil des anderen Drehbuches – dann gibt es Verwicklungen, Verwirrungen und Kämpfe. Die Leute fahren sich fest miteinander, und das ganze Drehbuch wird zerstört, was allerdings seinerseits wieder zum Drehbuch gehört.

Was wir also erreichen wollen, ist die Änderung unseres Drehbuches; und die Mittel und Wege dafür sind in einem gewissen Maße erlernbar. Jetzt bin ich sehr daran interessiert, einige von euch hier zu sehen; ich muß zugeben, daß ich ein schlechtes Namensgedächtnis habe, daß ich einen Menschen sehr gut kennen muß, oder einen Schock oder eine große Freude beim Zusammentreffen mit einer Person erfahren muß, um ihren Namen zu behalten. Um die Arbeit einzuleiten, preise ich jetzt meine sechs Ausrüstungsbestandteile an. Zur Arbeit brauche ich mein Geschick, den sogenannten heißen Stuhl, der in diesem Fall besonders schön ist (Gelächter), den leeren Stuhl, der die Aufgabe hat, Rollen zu übernehmen, die ihr verworfen habt, und andere Leute aufzunehmen, die wir brauchen, um unser Drehbuch zu verstehen. Wir brauchen etwas, was nicht vorhanden ist und wovon ich hoffe, daß wir es heute möglicherweise nicht brauchen: das sind Kleenex-Tücher, dann noch meine Zigaretten, den Aschenbecher, und jetzt bin ich im Geschäft (Gelächter). So, ich lade jeden, der kommen und mit mir arbeiten will, ein, sich auf den heißen Stuhl zu setzen.

(Don kommt herauf; er ist ein bärtiger Mann von etwa vierzig Jahren, er unterrichtet Kunst.)

Fritz: Dein Name ist . . .?

Don: Don.

Fritz: Don. Ich habe nur eine Bitte an dich; verwende das Wort ›jetzt‹ wenn möglich in jedem Satz.

Don: So wie: jetzt fühle ich mein Herz klopfen. Jetzt möchte ich wissen, warum ich hier sitze. (Gelächter) Warum wollte ich die Leere füllen? Jetzt überlege ich, womit ich arbeiten könnte.

Fritz: Ja. Ich möchte dich hier unterbrechen und einen Moment an Freud und seine Psychoanalyse zurückdenken. Freud sagt, ein Mensch sei gesund, wenn er frei sei von Angst und Schuldgefühle. Meine Theorie von Angst und Schuldgefühl ist die: Schuldgefühl ist nichts weiter als unausgesprochener Groll. Und: Angst ist nichts anderes als das Loch zwischen dem Jetzt und dem Später. Sobald du die sichere Basis des Jetzt verläßt und in die Zukunft springst, erfährst du Angst, oder, in diesem Fall hier, Lampenfieber. Du wirst erregt, dein Herz beginnt zu rasen und so weiter – alles Symptome des Lampenfiebers. Daß wir unsere chronische Angst nicht so oft bemerken, kommt einfach daher, daß wir das Loch zwischen dem Jetzt und dem Später mit Versicherungspolicen, starren Charaktereigenschaften, Tagträumen und so weiter füllen. Wenn wir aber das Später auf das Jetzt zurückführen, muß die Angst in sich zusammenfallen. So, laß uns das Jetzt tun. Schließe deine Augen und erzähle uns im einzelnen: was erfährst du jetzt?

Don: Physisch fühle ich die Wärme der einen Hand in der anderen. Ich fühle, jetzt fühle ich, hm, Spannung über den ganzen Körper. Besonders hier (zeigt auf seine Brust).

Fritz: Schön. Kannst du in diese Spannung hineingehen?

Don: Es ist, als ob ich so gestreckt werde. (Zieht seine Arme kreuzweise über seine Brust.)

Fritz: Kannst du das bei mir machen? Streck mich.

Don: (Steht auf und zieht an Fritz' Schulter) Es ist so, als ob ich so herausgezogen werde.

Fritz: Mehr. Mach es so stark, wie es für dich nötig ist. Okay. Setz dich.

Don: Jetzt ist es weg.

Fritz: Wenn du es lernst, anderen das anzutun, was du dir selbst antust, dann hörst du auf, dich zurückzuhalten und an dem zu hindern, was du gerade tun willst. Ich verstehe nicht dein Bedürfnis, mich zu strecken – und da muß ich dich schockieren; denn hier muß ich einen der technischen Begriffe aus der Gestalttherapie einführen, das ›mindfucking‹ nämlich. Genau in diesem Moment spielen wir diese intellektuellen Spielchen, die gewöhnlich in der Gruppentherapie gespielt werden – man wirft sich Meinungen an den Kopf, Erklärungen, man interpretiert einander –, und es passiert nichts außer diesen intellektuellen Wortspielchen. Was erfährst du also jetzt, Don?

Don: Mein eigenes ›mindfucking‹. Ich erkläre mir gerade, warum ich dich gerne strecken würde.

Fritz: Okay, laß uns den leeren Stuhl einführen. Stell Don diese Frage.

Don: Don, warum willst du dich oder andere Menschen strecken?

Fritz: Jetzt tausch die Plätze. Und dies ist die entscheidende Phase – fang jetzt an und schreib den Dialog zwischen diesen beiden Gegnern.

Don: Also Don, du bist nicht gut genug, so wie du bist, du mußt dich strecken.

Don: Ja, das ist gut möglich. Man weiß nie, wie groß die eigenen Kräfte sind, wenn man sich nicht streckt.

Don: Ja, hm, du hast scheint's die Botschaft gehört, und jetzt mußt du mir noch was dafür tun.

Don: Ja, ich versuche dafür etwas zu tun, hm, manchmal. Ich bin mir immer bewußt, daß ich was dafür tun sollte. Ich tu' nicht immer was dafür, aber dann und wann.

Fritz: Oh! Wir machen zum erstenmal Bekanntschaft mit der häufigsten Spaltung in der menschlichen Persönlichkeit. Das ist die Topdog – Underdog-Spaltung. Der Topdog ist in der Psychoanalyse bekannt als das Über-Ich oder Gewissen. Unglücklicherweise hat Freud den Underdog vergessen einzubeziehen, und er hat nicht begriffen, daß der Underdog in dem Konflikt Topdog/Underdog gewöhnlich Sieger bleibt. Der Topdog ist immer selbstgerecht; manchmal hat er auch recht, aber selbstgerecht ist er immer. Er glaubt seinem Topdog, der ihm wiederum sagt, er solle sich strecken, um sich als Topdog zu beweisen. Der Topdog sagt immer: du sollst; und der Topdog droht: wenn nicht, dann ... Immerhin redet der Topdog ziemlich gerade heraus. Also sucht der Underdog nach einer anderen Methode. Der Underdog sagt jaah, oder: »ich verspreche es«, oder: »du hast ja recht« (Gelächter) oder »morgen werde ich ...«, oder: »wenn ich nur könnte«. Der Underdog ist also ein sehr guter Frustrator. Und dann läßt ihn der Topdog natürlich nicht damit durch und droht mit der Prügelstrafe, und so geht das Selbstquälspielchen oder, wenn ihr wollt, das Selbstaufrüstungsspielchen jahrein jahraus weiter und passieren tut nichts. Klar?

Don: Nicht ganz, aber ... der Topdog drängelt dauernd, und er bekommt ...

Fritz: Sag das dem Topdog.

Don: Ja, du drängelst mich dauernd, und manchmal geb ich dir was, aber ich merke oft, daß es dir nicht richtig angemessen ist – daß es nicht deinen Forderungen entspricht.

Fritz: Dann sei der Topdog und fordere. Was sind deine Forderungen? ›Du solltest ...‹

Don: Du solltest dich viel besser organisieren, du könntest viel intelligentere Ideen haben, wie man das anpackt, als du jetzt hast.

Fritz: Okay. Also noch einmal. Tu jetzt den anderen an, was du dir antust. Sag den gleichen Satz diesen Leuten hier: du solltest dich besser organisieren.

Don: (Seufzt) Bill, wenn du besser werden willst, solltest du dich viel besser organisieren und deine Zeit und Energie weit besser nutzen. Ann, du solltest dich weit besser organisieren und intelligentere Ideen haben, wie du Sachen, wie du Sachen angehst, dann wirst du viel weiterkommen. Gail, für dich gilt das auch.

Fritz: Wie fühlst du dich, wenn du das zu anderen sagst und nicht zu dir?

Don: Ich habe das Gefühl, sie könnten mich zum Teufel jagen.

Fritz: (Zur Gruppe) Jagt ihn zum Teufel. Du nörgelst und nörgelst und niemand jagt dich zum Teufel.

Gail: Scher dich zum Teufel.

Don: Habe ich dir nicht oft genug gesagt (Gelächter), du solltest mehr arbeiten?

Gail: Genaugenommen ja.

Don: Ann, kannst du nicht härter arbeiten? Kannst du dich nicht besser organisieren?

Ann: Ich brauche dich nicht, vielen Dank, Don Babcock (Gelächter). Du könntest ein phantastisch gehendes Geschäft haben, wenn du dich selbst besser organisieren würdest – bei deinem Talent.

Fritz: Okay, wie fühlst du dich jetzt?

Don: Ich fühle mich wie ein sehr selbstgerechter ... (Gelächter)

Fritz: Wie ist es mit deinem Lampenfieber?

Don: Oh, es ist irgendwie fort.

Fritz: Ja, aber dieses Selbstgerechte gehört zu deinem Drehbuch, und du brauchst eine Menge Leute, mit denen du selbstgerecht sein kannst.

Bewußtheit

Also dieser Workshop ist ziemlich anders als der übliche Workshop, aber in beiden Fällen gibt es, haben wir zwei Sachen, oder eine Sache, gemeinsam. In beiden Fällen haben wir es mit einem Lernprozeß zu tun. Lernen wird meistens mißverstanden. Nach meiner Definition ist *Lernen die Entdeckung, daß etwas möglich ist.* Es ist nicht einfach Aufnahme von Informationen. Und alles, was ich hier will, ist, euch zu zeigen, daß es möglich ist, Mittel und Wege zu finden, durch die ihr wachsen und eure Potentiale entwickeln könnt und durch die ihr Schwierigkeiten in eurem Leben ausbügeln könnt. Das kann natürlich in einem kurzen Workshop nicht getan werden. Aber vielleicht kann ich einige Samen legen oder einige Hüllen entfernen, unter denen Möglichkeiten verborgen liegen. Ich möchte wiederholen – *Lernen ist die Entdeckung, daß etwas möglich ist.* Wir benutzen den größten Teil unserer Energie für unsere selbstzerstörerischen und selbsthemmenden Spielchen. Und wie ich schon erwähnte, hindern wir uns damit am Wachsen. In dem Moment, wo etwas Unangenehmes, etwas Schmerzhaftes hochkommt, in demselben Moment werden wir phobisch. Wir rennen davon. Wir desensibilisieren uns. Wir wenden alle möglichen Mittel und Wege an, um den Wachstumsprozeß zu verhindern.

Wenn ihr den Versuch unternehmt, euch bewußt zu werden, was vor sich geht, dann verlaßt ihr sehr schnell die sichere Basis des Jetzt und werdet phobisch. Ihr fangt an, in die Vergangenheit zu entwischen und frei zu assoziieren, oder in die Zukunft zu eilen und die schrecklichen Dinge zu phantasieren, die euch befallen werden, wenn ihr bei dem aushaltet, was vor sich geht; oder ihr macht sonst welche Sachen. Plötzlich entdeckt ihr, daß ihr der Gruppe zuviel Zeit weggenommen habt; und es ist die Aufgabe des Therapeuten – oder Partners, mit dem ihr statt dessen arbeitet – aufzupassen, daß er oder sie im Brennpunkt der Erfahrung steht und genau den Augenblick und den Punkt begreift, der ihn oder sie zum Weglaufen treibt. Da läuft ein sehr komplizierter Selbsttäuschungsprozeß ab. Und, wie ich schon sagte, ein kleines Stück Ehrlichkeit hat einen langen Weg zu gehen. Das ist es, wovor die meisten von uns sich fürchten: ehrlich zu sich selbst zu sein und den Trick mit der Selbsttäuschung aufzugeben. T. S. Eliot sagt: »Die meisten von uns sind Selbsttäuscher, die unendliche Mühen auf sich nehmen, aber selten erfolgreich sind.« Und Eliot sagt noch etwas anderes: »Ihr seid nichts als ein Haufen vorgestriger Reaktionen.« Wenn ihr nicht in der Gegenwart lebt, könnt ihr kein kreatives Leben führen.

Wir müssen jetzt noch einen Schritt weitergehen und sagen, daß neurotisches Leiden Leiden in der Einbildung ist – Leiden in der Phantasie. Jemand nennt euch einen Trottel, und ihr denkt, ihr leidet. Ihr seid ›verletzt‹. Aber nicht in Wirklichkeit. Es gibt keine Prellungen, es sind keine wirklichen Verletzungen vorhanden. Euer sogenanntes Ich oder eure Eitelkeit ist verletzt. Ihr könnt noch einen Schritt weitergehen und sagen, wenn ihr euch verletzt fühlt, fühlt ihr euch in Wahrheit rachsüchtig, ihr wollt die andere Person verletzen.

Also, ich möchte jetzt am Anfang einige von euch herausgreifen und bitten, auf den heißen Stuhl zu kommen und auf phänomenologischer Basis, das heißt an der Bewußtheit des fortlaufenden Prozesses, zu arbeiten. Wenn ihr in der Gegenwart lebt, benutzt ihr alles, was euch zur Verfügung steht. Wenn ihr in eurem Computer oder in eurer Denkmaschine lebt, in diesen Reaktionen von vorgestern oder in euren starren Methoden, mit dem Leben fertig zu werden, dann bleibt ihr stecken. Einige von euch können also drankommen; wer jetzt herkommen will, soll es tun. Und je mehr Lampenfieber, desto besser. (Pause. Marek kommt und setzt sich auf den heißen Stuhl.)

Fritz: Wir wollen sehr einfach arbeiten, selbst wenn wir das Ganze dadurch etwas strukturieren. Im ersten Moment wirkt es vielleicht starr und gekünstelt, aber du wirst bald den Sinn darin sehen. Fang also einfach mit dem Satz an: Jetzt bin ich mir bewußt.

Marek: Jetzt bin ich mir der, hm, Spannung in meinem rechten Arm bewußt, jetzt bin ich mir der Gesichter bewußt (lächelt), die in meine Richtung blicken. Jetzt bin ich mir deiner bewußt, Fritz. Jetzt bin ich mir immer noch meiner Hand bewußt. Und jetzt bin ich mir bewußt, daß ich meine Stellung ändere, um entspannter zu sitzen. Jetzt bin ich mir des Kastens vor mir bewußt. Jetzt bin ich mir bewußt, daß ich darauf warte, daß der Druck von mir genommen wird (lächelt).

Fritz: Ihr seht, in diesem Augenblick sprang er in die Zukunft. Das Wort ›warten auf‹ bedeutet, daß er aufgehört hat, sich das bewußtzumachen, was gerade läuft. Es sei denn, wir führen seine Vorwegnahme auf den laufenden Prozeß zurück – und das tun wir mit der Bitte, zum ›wie‹ überzugehen. Das ›wie‹ umfaßt alle denkbaren Verhaltensweisen. Wie erfährst du das Warten?

Marek: Ich erlebe das Warten in diesem Moment als eine ungeheure Spannung hier. Spannung im wahrsten Sinne in meinem ganzen Körper; und außerdem beginnt eine angstvolle Leere sich über meinen Denkprozeß zu legen.

Fritz: Jetzt muß ich hinzufügen, was mir bewußt ist. Ich bin mir bewußt, daß du ganz schön viel lächelst. Sogar wenn du über Unangenehmes redest – wie unangenehme Spannung –, lächelst du immer noch, und für mich paßt das nicht zusammen.

Marek: (lacht) Das kann schon stimmen, eh, es ist eine Waffe, nehme ich an.

Fritz: Was tust du jetzt?

Marek: Intellektualisieren?

Fritz: Ja, du verteidigst dich. Bist du dir dessen bewußt?

Marek: Ja, jetzt wohl.

Fritz: Also, vielleicht war meine Bemerkung dir unangenehm?

Marek: Vielleicht ein bißchen, ja. (Beißt sich auf die Lippen, lächelt.)

Fritz: Ist dir dein Lächeln bewußt?

Marek: Äh, magst du nicht, wenn ich lächle?

Fritz: Warst du dir bewußt, was du mit diesem Satz getan hast?

Marek: Ich dachte, ich drückte damit einen gewissen Grad an Feindseligkeit aus, vielleicht.

Fritz: Du hast mich angegriffen.

Marek: Ich wollte dich nicht angreifen, aber ...

Fritz: Jetzt wieder, bist du dir bewußt, daß du dich verteidigst?

Marek: Ja. Ich verteidige mich von Natur aus ziemlich viel, glaube ich.

Fritz: Okay, jetzt der nächste. Ich möchte einfach ein kleines Beispiel geben, um die Bewußtheitsbasis zu stärken. Ihr seht, wir sammeln hier einfach Muster; wir wollen einfach den laufenden Prozeß der Bewußtheit kennenlernen und auch, wie die verschiedenen

Leute die volle Beteiligung an dem, was vorgeht, vermeiden. Wir können nun den nächsten Schritt tun und sehen, womit ihr *wirklich in Kontakt seid.* Es gibt drei Möglichkeiten – ihr könnt in Kontakt mit der Welt sein, ihr könnt in Kontakt mit euch sein, oder ihr könnt in Kontakt mit eurer Phantasie sein. Die Phantasie – oder der Zwischenbereich – ist zuerst von Freud als ›Komplex‹ entdeckt worden, und dieser Zwischenbereich ist der ungesunde Teil von uns. Er besteht aus unserer Phantasie, sofern diese Phantasie für Realität gehalten wird. Der wahrhaft kranke Mensch ist, wie man weiß, jemand, der sagt: ›Ich bin Napoleon‹, und wirklich glaubt, er sei Napoleon. Wenn ich sagte: ›Ich wäre gerne Napoleon‹, würdet ihr mich nicht für verrückt halten. Sagte ich: ›Ich bin Napoleon, auf, marschiert nach Austerlitz‹ oder was auch immer, dann würdet ihr sagen, wieso verhält sich der Knabe so verdreht? Es gibt außerdem wirklich einen Bereich, in dem wir voll und ganz verrückt sind. Das sind unsere Träume. Später werdet ihr sehen, daß gerade diese Träume, dieser Zwischenbereich, eine so große Bedeutung in unserem Leben eingenommen haben, daß wir mit der Realität, sei es die Realität der Welt oder die unseres eigenen authentischen Selbst, keinerlei Berührung mehr haben. Gut, (wendet sich zu Don auf dem heißen Stuhl um), beginnst du bitte mit dem Experiment ›Jetzt bin ich mir bewußt‹.

Don: Em, ich bin mir unmittelbar bewußt, daß deine Aufmerksamkeit sich von mir abwandte, eh, sich mir zuwandte, daß meine Stimme schwankt, wie mir scheint. Em, daß mein Geist irgendwie aufgespalten ist in die Phantasie und die Bewußtheit meines Körpers.

Fritz: Also, ›mein Geist ist aufgespalten in Phantasie und Körper‹. Für mich *ist* der Geist Phantasie. (Pause) Und wenn du sagst, ›mein Geist ist gespalten‹, dann nehme ich an, du sagst, ›meine Aufmerksamkeit ist gespalten‹.

Don: Richtig, genau. Wenn mein Körper in meinem Geist

ist, dann ist mein Geist bei meinem Körper, dann ist da meine Aufmerksamkeit. Eh, ich fühle immer noch so ein Zittern, wie ein vibrierendes Blatt in meiner Brust. Ich merke, daß meine Hand etwas flattert. Ich halte sie vor meine Brust. Eh, das Zittern steigt in meine Kehle. Ich bin mir bewußt, daß ich auf den Teppich starre. Die Füße von irgendwelchen Leuten bewegen sich.

Fritz: Bist du dir auch bewußt, daß du vermeidest, mich anzuschauen, irgend jemanden anzuschauen?

Don: Ja. Ich sehe nicht hin – bis jetzt –, die Leute erscheinen sehr gespannt, wie in einem Schwebezustand, aber sehr wirklich.

Fritz: So, jetzt kannst du anfangen, zwischen der Bewußtheit deiner selbst und der Welt hin- und herzuschweifen. Die Bewußtheit deiner selbst ist durch das Wort ›ich‹ gekennzeichnet und die Bewußtheit der Welt durch das Wort ›du‹. Ich und du. Und wenn du zuviel Ich hast, dann bist du ich-zentriert, zurückgezogen und so weiter. Wenn du zuviel Du hast, dann bist du paranoisch oder aggressiv oder ein Geschäftsmann oder irgend so etwas.

Don: (Zur Gruppe) Gut, ich habe euch angesehen. Ich sehe euch jetzt an, und je länger ich euch ansehe, desto weniger zittrig fühle ich mich in meinem Innern. Eh, einige von euch sehen mich anscheinend richtig geradeaus an, und einige schauen seitlich oder oben aus ihrem Kopf heraus. Shirley, mir scheint, du schaust mich von unten nach oben an. Dawn, du scheinst seitlich aus deinem Kopf herauszuschauen, und andere ...

Fritz: Jetzt komm zurück zur Bewußtheit deiner selbst.

Don: (Hustet) Eh, ich fühle einen großen Klumpen von Spannung hier drinnen. Mein Mund ist trocken.

Fritz: Schweif jetzt wieder zur Welt-Bewußtheit.

Don: Eh, mir ist, als will ich einen oder mehrere fixieren ...

Fritz: Du bist noch im ›Ich‹.

Don: Em, Gordon, du siehst sehr zuversichtlich aus, aber ein bißchen grimmig. (Lächelt)

Fritz: Jetzt hast du ihn gesehen. Schweif wieder zu dir zurück.

Don: Es macht mich zuversichtlich, daß du (kichert) zuversichtlich bist.

Fritz: Jetzt, siehst du, integrierst du dich. Welt und ich sind eins. Ob ich *sehe*, ob nicht, die Welt ist einfach da. Und sobald ich sehe, presse ich, bohre ich, und tu' alles mögliche, habe aber keine Welt. Okay, danke. (Pause. Penny kommt zum heißen Stuhl.) Du heißt?

Penny: Penny.

Fritz: Penny, ah ja, du bist Penny.

Penny: Em, ich bin mir bewußt, wie mein Herz klopft. Meine Hände sind kalt. Ich habe Angst, aufzusehen, und mein Herz hämmert immer noch.

Fritz: Warst du dir bewußt, wie du mich vermieden hast? Du sahst mich an, und sahst schnell wieder fort. Was vermeidest du? Warst du dir bewußt, daß du lächeltest, als du mich ansahst?

Penny: Mmmmhhhmmm.

Fritz: Wie hat sich das Lächeln angefühlt, als du mich ansahst?

Penny: Ich fürchte mich. Ich versuche, meine Furcht zu verbergen. (Hält die Tränen zurück, beißt sich auf die Lippen.)

Fritz: Ist deine Furcht angenehm oder unangenehm? Fühlst du dich bequem mit deiner Furcht?

Penny: Ja. Mein Herz hämmert nicht mehr so stark.

Fritz: Mmmhhmm. Jetzt versuch mehr von dem Rhythmus Kontakt/Rückzug mitzubekommen. Auseinandersetzung und Rückzug. Das ist der Rhythmus des Lebens. Du fliegst in die Welt, und du ziehst dich in dich selbst zurück. Das ist der Grundrhythmus des Lebens. Im Winter sind wir eher zurückgezogen – im Sommer eher nach außen gewandt. Während der Nacht ziehen wir uns tief in uns zurück, und am Tag sind wir mehr mit der Auseinandersetzung beschäftigt. Wenn ich ein Wort nicht finde, ziehe ich mich auf mein Wörterbuch zurück und komme wieder, wenn ich das Wort gefunden habe, das das Loch im Satz füllt. So geht dieser Rhythmus immer weiter, ich und du zusammen sind ein Ganzes. Und wenn du diesen Zwischenbereich in dir hast, dann tritt zwischen dich und die Welt dieser Zwischenbereich und hindert dich daran, angemessen zu handeln. In diesem Zwischenbereich sind vor allem die Katastrophenerwartungen oder die Komplexe, die deine Weltsicht verzerren und so weiter. Damit müssen wir uns später beschäftigen. Jetzt möchte ich dich nur die Kontakt-Rückzugssituation fühlen lassen. Zieh dich so tief wie möglich zurück. Geh fort aus diesem Raum, und dann komm zurück und sieh uns wieder. Und schau, was geschieht, wenn du den Rhythmus ausprobierst.

Penny: Zurückkommen ist bequemer.

Fritz: Dann mach weiter mit dem Rhythmus. Schließ wieder deine Augen. Zieh dich zurück, und sage jedesmal, wohin du gehst. Gehst du an den Strand? Gehst du in deine Denkecke? Gehst du in die Muskelspannungen? Dann komm wieder heraus, und sage, was dir bewußt ist.

Penny: Ich fühle mich entspannter. Es ist, es scheint eher, eh, als ob ich einfach in mich hineingehe. (Pause) Aber ich will da nicht bleiben. (Pause) Es langweilt mich.

Fritz: Erinnerst du dich an unseren Grundvertrag? Du solltest immer sagen: ›Jetzt bin ich mir bewußt.‹ Also, als du mich ansahst, was war dir da bewußt?

Penny: (Pause) Das Suchen nach einer Antwort.

Fritz: Ja. Du siehst, dies ist offensichtlich unangenehm. Du hörst also jetzt auf mit »dir bewußt sein«. Du fängst an zu denken und mit Tasten und Suchen herumzuspielen. Mit anderen Worten, du bist immer noch zurückgezogen auf deinen Computer. Du bist nicht bei mir. Du bist noch nicht in der Welt. Also, schließ deine Augen. Geh fort. (Seufzer von Penny) Das letzte Mal, als du fortgingst, fandest du Langeweile. Fühlt sich deine Langeweile angenehm an oder unangenehm?

Penny: Unangenehm.

Fritz: Ah, dann bleib bei ihr und erzähl uns, was an der Langeweile unangenehm ist.

Penny: (Pause) Ich bin frustriert. Ich möchte was tun.
Fritz: Sag das noch einmal.
Penny: Ich möchte was tun. (Pause. Schließt die Augen.)
Fritz: Jetzt komm zurück. Was erfährst du, jetzt, hier?
Penny: (Schaut sich um) Die Farben sind leuchtend.
Fritz: Bitte?
Penny: Die Farben sind leuchtend.
Fritz: Die Farben sind leuchtend. Das ist ein gutes Symptom. Das ist, wie wir in der Gestalttherapie sagen, ein Mini-Satori. Sie beginnt zu erwachen. Habt ihr es gemerkt – die Welt wird wirklich, die Farben sind leuchtend. Das klingt sehr ursprünglich und spontan. (Pause) Willst du herkommen? Du heißt?
Ann: Ann.
Fritz: Ann. (Pause)
Ann: Ich bin mir einer Spannung in meinem Kopf bewußt. Sie ist in meinem ganzen Kopf. Ich fühle sie als Prickeln und Spannen. Eh, als ob mein Kopf einschläft, wie ein Glied einschläft. Und es eh, brennt auch.
Fritz: Jetzt geh in die Welt. Was wird dir in deiner Umgebung bewußt?
Ann: (Pause. Sie schaut herum und beginnt zu weinen.) Ich bin mir bewußt, daß ein Mann hier mich sehr freundlich ansieht, du. Ich empfinde ihn sehr freundlich und verständnisvoll.
Fritz: Jetzt kommen wir zu einer anderen Voraussetzung der Gestalttherapie. Wir versuchen immer, Kontakt herzustellen. Kannst du denselben Satz zu ihm sagen, anstatt über ihn zu reden? Sag es zu ihm.
Ann: Ich fühle, ich fühle, du bist, ich empfinde dich sehr freundlich und sympathisch.
Fritz: Jetzt zieh dich wieder zurück. (Pause) Warst du dir bewußt, daß du ein wenig geweint hast?
Ann: Mmmhhmm.
Fritz: Warum sagst du es dann nicht?
Ann: Ich bin mir bewußt, ich bin mir bewußt, daß ich weine. Em, daß ich irgendwie verstört bin. (Seufzt) Ich fühle, daß es irgendwie, eh, daß die Verstörtheit irgendwie etwas Aufgebrochenes anzeigt.

Fritz: Jetzt komm zu uns zurück. Dieses Mal kommst du zu mir; wie erfährst du mich?

Ann: Ich erfahre dich als, eh, eine sehr, sehr, eh irgendwie wirklich, irgendwie *klare* Person, die ganz nah ist und eh, hier bei mir ist. Also, nicht bei mir, sondern bei allen hier.

Fritz: Jetzt geh wieder fort von mir. Abschied ist so süßes Leid. (Grinst)

Ann: (Pause) Ich fühle, ich bin mir einer eh, Spannung in meinem Kopf bewußt. Einer Art von Ziehen, über meinen Ohren vor allem.

Fritz: Kannst du deine Augen schließen?

Ann: Mmmhhmm.

Fritz: Und fühle, wie du es machst. Was spannst du an, wie bringst du das Ziehen hervor?

Ann: (Pause) Ich fühle, ich ziehe etwas hinein und etwas zusammen.

Fritz: Mmmhhmm. Komm dann noch einmal wieder.

Ann: (Schaut herum) Ich fühle, die, eh, Gruppe, eh, ist irgendwie etwas offener geworden.

Fritz: Ja. Gut. Danke. (Schüttelt ihr die Hand.) Dies ist also die Basis für die Erweiterung der Bewußtheit. Wir brauchen kein LSD oder irgendeins der künstlichen Aufputschmittel. Wenn wir unsere eigene Bewußtheit herstellen, wenn wir es selbst tun und uns nicht auf künstliche Mittel verlassen, dann haben wir alle Grundlagen für unser Wachstum, die wir brauchen. So, jetzt wollen wir Pause machen.

Ehe

Wir sprachen gestern über das Drehbuch eines Menschen, und in dieses Drehbuch sind eine Anzahl anderer Leute verwickelt, weil wir nämlich für die Unterstützung unseres Selbstwertgefühls bis zu einem bestimmten Teil andere Leute brauchen. Wir brauchen andere Leute auch für Ernährung oder sexuelle Bedürfnisse. Aber in vielen Fällen fordert unser Drehbuch die Ehe. Und der Ärger in der Ehe fängt an, wenn der Partner nicht in das Drehbuch des anderen paßt, mit anderen Worten, wenn jemand nicht den Partner liebt, sondern ein Bild des Partners, so wie der sein sollte. Nun ist es sehr selten, daß das Bild des Partners und der wirkliche Partner zusammenpassen. Da gibt es also Frustrationen und Schwierigkeiten, besonders wenn eine Person zum Perfektionismus verdammt ist. Dann sind die Schwierigkeiten unausweichlich. Der Fluch des Perfektionismus ist das Schlimmste, was einen Menschen befallen kann. Wenn du erst einmal ein Perfektionist bist, dann hast du deine Meßlatte, mit der du stets dich und andere Leute erschlagen kannst, denn du forderst Unmögliches. Und wenn du erst einmal vom Partner Unmögliches verlangst, dann setzt der Groll ein – das Beschuldigungsspielchen, die Verärgerung und so weiter und so weiter.

Wir können also in unserem Ehespiel nicht viel mehr tun als einfach Spiele machen und irgendeine Basis finden, auf der die Leute miteinander umgehen können. Wir wollen mit dem gleichen Kommunikationssatz vorgehen, den wir für die Bewußtheit angewandt haben. Mit anderen Worten: ich und du. Wir nehmen also euch beide (Don und Claire sitzen auf den heißen Stühlen), und ihr werdet den Feind ins Auge fassen. (Gelächter) So, du heißt?

Claire: Claire.

Don: Don.

Fritz: Claire, Don und ich möchten gerne, daß du abwechselnd dies tust – daß du dich in dich selbst zurückziehst mit dem Wort ›ich‹ und daß du dann zu Don zurückkommst und ›du‹ sagst. Geh dann wieder zurück – ich und du. Und du tu dasselbe ... wechsele hin und her und schau, in welchem Grade eine einfache Kommunikation möglich ist. Woran wir selbstverständlich am stärksten interessiert sind, ist, welche Kommunikation ihr vermeidet. Es gibt natürlich haufenweise Katastrophenerwartungen. ›Wenn ich dir erzähle, was ich wirklich über dich denke, wirst du mich nicht mögen, wirst du mich verlassen‹, oder wie die Katastrophenerwartungen auch immer aussehen mögen.

Claire: Eh, ich finde es schwierig, in mich hineinzugehen. (Pause) Ich will herausgehen zu dir und dir sagen, daß ich bei dir bin.

Fritz: Geh wieder zurück.

Claire: Ich gehe in mich hinein, und ich will auch ich selbst sein. (Lächelt)

Fritz: Bist du dir bewußt, daß du voller guter Vorsätze steckst – ich will, ich will, ich will das. Du sagst uns nicht, was dir bewußt ist, sondern was du willst. Mit anderen Worten, du bist nicht im Jetzt, du sagst uns nicht, was du tust, sondern was du willst. Okay, Don.

Don: Em, ich bin wieder völlig in mir drin, und ich finde es leicht, in mich hineinzugehen, und eh, schwieriger, zu dir zu kommen. Und, eh, ich glaube, ich, ich war, mir war bewußt und ich erinnere es jetzt, daß ich, als ich hier saß und all die anderen Leute ansah, dich nicht angesehen habe.

Fritz: Das ist sehr einfach. Ein klares Vermeidungssymptom. Wenn du vermeidest, eine andere Person anzusehen, bedeutet das, daß du nicht offen bist. Du bist dran, Claire.

Claire: (Pause) Ich bin mir einer Spannung bewußt, in mir drinnen; einer Art von Klopfen; (Pause) einer irgendwie zitternden Erwartung. Ich bin mir deiner Ruhe bewußt. (Lächelt) Eh, deiner Sicherheit, die darunterliegt. Ich bin mir meiner Unfähigkeit, mich auszudrücken, bewußt. Ich halte mich an meinen Daumen fest. Bin unsicher.

Fritz: Bist du dir deiner Stimme bewußt?

Claire: Leise.

Fritz: Kannst du mit Don über deine Stimme reden, und was du ihm mit deiner Stimme antust?

Claire: Gut, ich hoffe, sie ist nicht so leise, daß du dich, dich anstrengen mußt, um sie zu hören.

Fritz: Deine Hoffnung. Was tust du?

Claire: Ich rede weich. Zögernd. (Pause) Unsicher.

Fritz: Übrigens, diese leise Stimme ist immer ein Zeichen von versteckter Grausamkeit. Es ist eins der besten Mittel, Leute zu quälen.

Claire: Sie ist nicht immer so sanft. (Lächelt)

Fritz: Don.

Don: Ich bin mir bewußt, daß ich jetzt ruhiger bin. Und, eh, ich glaube, zum Teil, weil ich deine Unsicherheit fühle; und sie richtet eine Forderung an mich, der ich hier und gegenwärtig bin. Eh, ich glaube, ich versuche dir zu sagen ...

Fritz: Bist du dir bewußt, daß du immer sagst, ich glaube; ich versuche. Könntest du uns sagen, was dir bewußt ist?

Don: (Seufzt) Ich bin mir eines Gefühls bewußt, daß ich wie Beton werde. Ich setze mich irgendwie fest.

Fritz: Irgendwie.

Don: Als ob ich mich festsetze. Ich bewege mich auf die Starre zu. Alles ist still. (Pause, Claire sieht auf Fritz.)

Fritz: Was willst du von mir?

Claire: (Dreht sich wieder um zu Don) Em, ich fühle ...

Fritz: Was willst du von mir?

Claire: Ja, ich wollte gerade anfangen, zu ihm zu reden, und, eh, ich glaube, ich habe das bei dir geprüft.

Fritz: Du hast dich meiner versichert.

Claire: Nein, so habe ich es nicht gefühlt.

Fritz: Mmmmm?

Claire: Ich glaube, ich wollte Anleitung, daß ich das Richtige tat.

Fritz: Könntest du ihm dasselbe sagen?

Claire: Ich mag ihm nicht dasselbe sagen – daß ich auf ihn schaue, um Anleitung zu bekommen. Aber ich merke, daß meine Haltung das besagt hat. Ich wollte sagen, daß ich es übelgenommen habe, daß du starr geworden bist, als du fühltest, ich fürchtete mich; daß ich meine Gefühle selbst in die Hand nehmen kann; und das machte mich ganz stark.

Fritz: Okay, nehmen wir Paar Nummer zwei. Ich möchte jetzt nicht tiefer gehen. Ich möchte nur den ersten Eindruck davon bekommen, wieviel Kommunikation da ist. Ihr heißt?

Russ: Russ.

Penny: Penny. (Pause)

Fritz: Also, noch einmal. Das Experiment ist so einfach. Es macht mir nichts, daß ihr ihm irgendwie starr gegenübersteht. Zuerst: ›Was ist mir bewußt im Hinblick auf mich selbst‹ – ›was ist mir bewußt im Hinblick auf dich‹. Wenn das eine zu große Aufgabe ist, sagt es bitte, dann müssen wir uns mit eurer Schwierigkeit beschäftigen, eine so einfache Bitte zu begreifen.

Russ: Ich bin mir bewußt, daß ich mich davor fürchte, was du gleich sagen wirst. (Pause) Ich kann zuhören.

Fritz: Du bist dran, Penny.

Penny: Ich bin mir der Spannung in meiner Brust bewußt. Ich bin mir bewußt, daß du mich sehr intensiv anschaust, daß du mich anscheinend dahin bringen möchtest, daß ich den Anfang mache. (Lacht)

Fritz: Bist du dir dessen bewußt oder ist es etwas, was du denkst?

Penny: Es ist das, was ich denke.

Russ: Ich bin mir bewußt, daß ich das möchte. Ich möchte, daß du mich in Gang bringst, und ich bin mir bewußt, daß ich ...

Fritz: Bist du dir bewußt, was deine Hände tun? Jetzt versucht euch bitte an der schwierigsten Aufgabe. Bleibt bei dem Augenfälligen. Es ist augenfällig, daß du deine Hände so hältst. Es ist augenfällig, daß du mit dem Kopf nickst. Versucht an die schwierige Aufgabe der Einfachheit heranzukommen.

Russ: Ich bin mir bewußt, daß ich mich zu sehr plage. Ich versuche, mich zu entspannen und gleichzeitig weiterzumachen.

Fritz: Wie machst du dieses Versuchen und Dich-Plagen?

Russ: Mit meinen Händen, und mein Körper ist starr. Ich bin starr.

Fritz: (Deutet auf Penny) Was wird dir da bewußt?

Russ: Deine Hände sagen etwas. Leise, sanft – du lehnst dich zurück, weg von mir.

Fritz: Das ist jetzt das erstemal, daß er sieht, nicht? Jetzt geh wieder zu dir zurück. Was geschieht in diesem Zwischenraum? Probst du?

Russ: Ich glaube.

Fritz: Also erzähle ihr, wie du probst.

Russ: Ich möchte das Richtige sagen. Ich möchte das Richtige tun. Ich bin nicht sicher, die ganze Zeit, woran ich mit dir bin. Ich bin nicht sicher, ob ich dich wirklich höre, oder ob ich projiziere.

Fritz: Rede du, Penny.

Penny: Mir ist der Druck in meinem rechten Arm bewußt. Ich bin mir bewußt, daß ich mich von dir weg zurücklehne. Ich fühle, wie ich mich von dir wegziehe. Ich habe Angst, aufgesogen zu werden.

Fritz: Du bist dran, Russ.

Russ: (Pause) Ich möchte dich aufsaugen.

Fritz: Bist du dir dessen bewußt? Em, wieder ein schwieriger Augenblick – wir neigen sehr stark zu diesem ›mindfucking‹. Reden, reden, reden – sag uns einfach deine Reaktion, was du wirklich fühlst. Du fühlst dich auf dem Stuhl sitzen, du fühlst dich mit dem Kopf nicken, also sei einfach.

Russ: Schön. Ich fühle, daß ich einen starken Druck auf meinen rechten Arm ausübe.

Fritz: Das ist es. Siehst du, das glaube ich dir.

Russ: Ich halte mich mit dem linken zurück.

Fritz: Jetzt kommen wir zu einem kleinen Stück Realität. Öffne jetzt wieder deine Augen. Was siehst du? Was hörst du?

Russ: Ich glaube, ich kann nicht den ganzen Weg aus mir herauskommen.

Fritz: Okay. Danke. Das nächste Paar. (Pause) Es ist nicht zu glauben, daß Leute, die zusammen leben, so wenig Kommunikation untereinander haben, wenn man erst einmal beim Klartext – bei der Realität angekommen ist.

Fritz: Wie heißt ihr?

Ann: Ann.

Bill: Bill.

Fritz: Ann; Bill.

Ann: Ich bin mir bewußt, daß mein Herz hämmert, und daß ich mir bewußt bin, wie ich auf diesem Stuhl sitze, irgendwie sehr fest an die Lehne gedrückt, und meine Arme sind seitlich aufgestützt. Und ich bin mir bewußt, daß du mir sehr, eh, intensiv in die Augen schaust. (Pause) Und daß du eh schneller, eh, atmest, mindestens bin ich mir bewußt, daß du atmest.

Fritz: Bill.

Bill: Mein Herz schlägt hart. Und ich lehne mich ein wenig auf meinen linken Arm. Es ist so, als ob ich mich ganz und gar einniste, einniste, und in die Mitte komme. (Pause) Und ich sehe dich, Ann. Ich sehe dein Gesicht, weich, aber ein wenig angespannt. Und ich sehe deine rechte Schulter ein ganz klein wenig verspannt und ...

Fritz: Bist du dir bewußt, was deine Augen tun?

Bill: Sie wandern umher.

Fritz: Was vermeidest du, wenn du sie ansiehst?

Bill: Ich glaube, ich versuche mich zu finden, gerade jetzt. Und ich bin nicht bereit, mich mit dem zu beschäftigen, was da draußen ist, bis ich wieder zurückkomme.

Fritz: Sehr gut. Schließ deine Augen und zieh dich zurück. So, das ist ein sehr gutes Beispiel – er ist nicht bereit, sich zu stellen, also braucht er mehr Zeit für den Rückzug in sich selbst und für die Unterstützung von drinnen. Was erfährst du gerade?

Bill: Ich erfahre ein Bedürfnis, wirklich, meine Stellung wiederzugewinnen und ganz hinunter in die Mitte zu kommen ... zurückzukehren zu ... eh ...

Fritz: Nimm dir Zeit. Wenn du bereit bist zurückzukommen, dann komm zurück.

Bill: Ich merke gerade etwas Spannung in meinen Knien. Meine Beine zittern etwas.

Fritz: Gut, laß uns diese beiden Dinge integrieren. Erzähl ihr von deinen inneren Erfahrungen.

Bill: Ich fühle jetzt, daß ich etwas zittere – ich bin etwas unsicher, nervös, hektisch. (Pause) Jetzt ändert es sich.

Fritz: Ah, ihr merkt, was geschieht. Vom Vorgestellten, vom Angestrebten zur Aufmerksamkeit, zum Gebrauch seiner Erfahrung für die Kommunikation. Jetzt versteckt er sein Zittern nicht mehr, er gibt es ihr. Und sobald ihr euch ursprünglich ausdrückt, verschwindet das Unbehagen. Oder: wenn ihr euch unbehaglich fühlt, dann könnt ihr sicher sein, daß ihr nicht ehrlich kommuniziert. Okay, danke.

Das Gestaltgebet

Dieses Mal will ich sozusagen vom Ende her anfangen. Nämlich mit dem Gestaltgebet. Ich möchte gerne, daß ihr es mir nachsagt, und dann möchte ich gerne, daß einige Paare sehen, was sie mit den Sätzen anfangen können. Das Gestaltgebet geht also ungefähr so:

Ich bin ich,

Gruppe:	Ich bin ich,
Fritz:	Und du bist du,
Gruppe:	Und du bist du.
Fritz:	Ich bin nicht auf dieser Welt, um deinen Erwartungen zu genügen.
Gruppe:	Ich bin nicht auf dieser Welt, um deinen Erwartungen zu genügen.
Fritz:	Und du bist nicht auf dieser Welt, um meinen zu genügen.
Gruppe:	Und du bist nicht auf dieser Welt, um meinen zu genügen.
Fritz:	Ich ist Ich,
Gruppe:	Ich ist Ich,
Fritz:	Und Du ist Du.
Gruppe:	Und Du ist Du.
Fritz:	Amen. (Gelächter) So, jetzt wollen wir bei einigen Paaren sehen, was sie mit dem Gestaltgebet anfangen können. (Don und Claire kommen nach vorne.)
Don:	Em, du erwartest mich jede Nacht um 3.00 Uhr zu Hause und ich bin nicht da. (Lacht)
Claire:	Ich glaube nicht, daß ich das erwarte. (Lacht)
Don:	Em, ich glaube doch.
Claire:	Ich mag gerne fühlen, daß ich gewisse Dinge mit dir teile – ich fühle manchmal, daß du nicht bereit bist, mit mir zu teilen. (Pause) Ich versuche, wirklich ich zu sein, und vielleicht lasse ich dich nicht genug du sein. (Räuspert sich) Und so sehr ich versuche, ich zu sein, es scheint mir immer nicht genug zu sein. Ich muß es anscheinend noch viel mehr sein. Ich scheine nie mit mir Schritt zu halten.
Don:	(Pause) Em, ja, wenn du etwas, ein wenig traurig

bist, daß du du bist, und unzufrieden bist, dann ist das nicht mein Problem.

Claire: Dann vermute ich, daß ich mich damit quäle, was du bist, vielleicht zu sehr, neben (lacht) meinen eigenen Sorgen darüber, wo ich bin.

Don: Wenn du dich darum quälst, wo ich bin oder was ich tue ...

Fritz: Ja, jetzt seht ihr, was passiert. Ich gebe ihnen eine Aufgabe, und alsbald wird der ganze Gestaltansatz aus dem Fenster geworfen. Keine Rede mehr davon, was wirklich geschieht. Anstatt wirklich da zu reden, wo sie sind, beginnen sie das berühmte Mindfucking-Spielchen*, das schließlich mit dem Beschuldigungsspielchen endet. Wir wollen es noch einmal versuchen, bleibt aber gleichzeitig bei dem Jetzt. Erzählt dem anderen immer eure Reaktionen und eure Gedanken. Am einfachsten ist es, wenn ihr laut denkt. Also wirklich, ich garantiere jedem von euch, daß ihr in sechs Wochen zum Schriftsteller werden könnt, wenn ihr euch an die Schreibmaschine setzt und genau jedes Wort aufschreibt, wie ihr es denkt. Das würde so gehen: ›Fritz hat gesagt, ich könnte in sechs Wochen ein Schriftsteller werden. Das glaube ich nicht. Ich glaube, das ist dummes Zeug. Also was soll ich jetzt schreiben? Ich weiß es nicht. Ich hänge fest, es kommt nichts. Zum Teufel mit Fritz.‹ (Gelächter) Das wißt ihr doch, wenn ihr genau und ehrlich seid, erscheint einfach jedes Wort in eurem Denken, denn Denken ist weiter nichts als tonloses Reden. Was wir gewöhnlich mit unserem sogenannten Denken tun, ist nichts anderes als Proben; wir probieren etwas aus, lassen es durch die Zensur gehen, und lassen dann nur die Sätze heraus, die dazu angetan sind, den anderen zu manipulieren. In der Regel produzieren wir Sätze, um den anderen zu hypnotisieren – ihn zu überreden, zu täuschen, zu überzeugen.

Sehr selten reden wir, um uns selber auszudrücken

* Mind-fucking: etwa zu übersetzen mit »intellektuelle Selbstbefriedigung«; in psychoanalytischer Terminologie »Rationalisieren«.

und darzustellen. Das Resultat ist, daß Auseinandersetzungen zwischen Menschen in aller Regel steril sind; gewöhnlich entweder Mindfucking oder Manipulation. Versucht also auf dieser Basis noch einmal zu sagen, wie die Erwartung im Grunde aussieht. Dann sagt, um Zeit zu sparen, einfach ›ich erfahre jetzt dies‹, und so weiter. Und probt nicht. Die Therapiesituation ist eine Situation totaler Sicherheit. Ihr könnt alles ausprobieren und werdet merken, daß die Welt nicht einstürzt, wenn ihr zornig oder ehrlich seid. Und dann geht ihr in die Welt hinaus und bekommt vielleicht mehr Vertrauen. Ihr merkt dann, daß die Leute Ehrlichkeit weit mehr zu schätzen wissen, als ihr erwartet habt. Sicher, manche Leute werden verletzt und verstört sein, aber das sind meistens die Leute, mit denen es sowieso nicht der Mühe wert ist, eine Freundschaft zu pflegen.

Claire: Ich sehe, daß du furchtsam scheinst und daß du deine Finger zusammendrückst, als suchtest du nach etwas, was du sagen könntest.

Don: Eh, du, em, ich, eh, ich habe das auch bemerkt, daß ich mich selbst kneife, und ich möchte gerne mal wissen, warum ich das getan habe – so mit mir rumgespielt habe.

Fritz: Ja. Also was eine Person im nonverbalen Bereich tut, gilt für gewöhnlich der Person, die ausgesprochen oder unausgesprochen beteiligt ist. Wenn er sich selbst kneift, bedeutet das, daß er sie kneifen möchte. (Pause) Wir tun gewöhnlich uns das an, was wir anderen antun möchten. Also, kneif sie.

Don: (Lacht, beugt sich vor und kneift Claire ins Bein) Das war sanft gekniffen. (Gelächter) Kann sein, ich glaube, da stimmt was dran, denn, eh ich habe gerade, ehe wir hier heraufkamen, zu dir gesagt, du solltest den Traum erzählen.

Claire: Du hast mich gedrängt.

Don: Ich habe dich gedrängt, und ich glaube, was du tatest, das ging mich nichts an; ich habe nämlich auch einen Traum.

Claire: Ja.

Fritz: Ein weiterer, sehr wichtiger nonverbaler Ausdruck

ist die Maske, die jemand trägt. Ihr merkt, daß sie die ganze Zeit Grimassen schneidet und daß er dauernd sein ernsthaftes Professorengesicht zur Schau trägt. Redet ein bißchen miteinander über eure Gesichter. Was seht ihr? Was beobachtet ihr?

Don: Gut, ich mag dein Gesicht, aber es lächelt so viel und eh, ich glaube, es spiegelt Unsicherheit, du versuchst mit den Leuten etwas zu machen durch dein Lächeln.

Fritz: Er interpretiert sie.

Claire: Gut, das stimmt, eh ...

Fritz: Und jede Interpretation ist natürlich eine Einmischung. Ihr erzählt von anderen, was sie denken und was sie fühlen, ihr laßt es sie nicht selbst entdecken.

Claire: Ja, ich glaube, das stimmt wirklich. Ich, eh, verdecke mit dem Lächeln, was ich fühle. Und, eh, ich mag auch Leute nicht verletzen oder zu ehrlich sein. (Lächelt) Kann sein, das ist es. Em, ich finde, du schaust ganz bedächtig und ehrlich – ein klein wenig mokant.

Fritz: Wie magst du ihn nicht verletzen? Sag ihm: ›ich mag dich nicht verletzen mit‹, und so weiter.

Claire: Eh, vielleicht mit Ehrlichkeit. (Lacht) Indem ich zeige, daß ich vielleicht zu abhängig bin oder, eh, daß ich etwas haben möchte, was du nicht geben willst.

Fritz: Ihr seht, wenn sie mit ihren Grimassen aufhört, kann sie richtig schön aussehen.

Don: (Pause) Du bist schön.

Claire: (Lacht) Das ist wirklich ... (seufzt) das ist das Ende der Konversation. (Lacht)

Fritz: Ich hätte gern, daß ihr etwas Bestimmtes benutzt – ich nenne es jetzt erst mal Tricks. Der eine ist: seid sehr ehrlich gegenüber eurem Zustand. So wie: ich hänge fest, ich weiß nicht, was ich jetzt sagen soll. Du verwirrst mich. Wenn ihr euch eurer selbst bewußt seid, ist es sehr einfach, so eine Aussage einfach zu machen; sie bringt sofort eine Reaktion und eine Kommunikation. Der zweite Trick ist der, die berühmte Projektionsleinwand »es« in »ich« oder »du« umzuwandeln. »Es« trägt die ganze Verant-

wortung. (Pause) Okay, nehmen wir das nächste Paar. Wer ist Nummer zwei?
(Russ und Penny gehen zu den heißen Stühlen.) Beginnt also mit dem Gestaltgebet und seht, was ihr damit anfangen könnt. Du sagst es zu ihm, und du sagst es zu ihr.

Penny: Ich erwarte von dir, daß du arbeitest. Du erwartest von mir, daß ich arbeite. (Lacht) Ich erwarte von dir, daß du interessiert bist an meinen Interessengebieten. Du erwartest von mir, daß ich sie vergesse.

Fritz: Bemerkt ihr das süßliche Lächeln, das in ihr aufstieg? Haltet einfach Augen und Ohren offen.

Russ: Ich erwarte von dir, daß du an meinen Interessengebieten interessiert bist. (Pause) Ich bin leer. (Pause) Ich erwarte von dir, daß du mit mir kommunizierst, aber ich erwarte nicht von mir, daß ich mit dir kommuniziere. (Pause) Irgend so etwas. (Seufzt)

Penny: Ich erwarte von dir, daß du einige Antworten weißt, und du erwartest von mir, daß ich sie alle weiß.

Russ: Ich erwarte von dir, daß du Kinder bekommst. Ich erwarte von dir, daß du eine gute Mutter bist.

Fritz: Ich kann von hier aus nicht sehen, ob du sie ansiehst. Sag das noch einmal und sieh sie dabei an.

Russ: Ich erwarte von dir, daß du eine gute Mutter bist ... für mich. (Lacht, Gelächter im Raum) Ich erwarte, daß du das nicht sein willst.

Penny: Ich weiß, daß du das erwartest.

Russ: Ich erwarte von dir, daß du mir in dieser Hinsicht mal die Meinung sagst. Und ich erwarte das, bis ich aufhöre, es zu wollen; ich erwarte deine Unterstützung in dieser Angelegenheit.

Fritz: Laßt uns daran jetzt etwas arbeiten. Setz diese Mutter, die du haben willst – diese Gattin – Mutter – auf den Stuhl dort und rede zu ihr.

Russ: Ich brauche deine Unterstützung. Ich brauche deine Liebe. Ich brauche deine Führung.

Fritz: Okay, sei nun sie. Tausch die Plätze und gib ihm alles, was er braucht. Gib ihm Unterstützung, Führung, Liebe, gib ihm die Brust, eh, alles.

Russ: (Lacht, schüttelt den Kopf) Das ist nicht meine Rolle.

Fritz: Sag das zu ihm.

Russ: Das ist, das ist nicht meine Rolle. Ich bin nicht dazu verpflichtet. Ich bin ...

Fritz: Spiel die Rolle. (Gelächter) Zumindest erwarte ich von dir, daß du ein Bild davon hast, was du haben willst. Es ist wichtig, daß viele Leute immer noch ihre Eltern mit sich herumtragen. Sie brauchen eine Mutter und so weiter, manchmal noch, wenn sie fünfzig oder sechzig sind, und zwar deshalb, weil sie ein Kind bleiben wollen. Es ist ein Teil ihres Widerwillens dagegen, erwachsen zu werden. Sei also die Mutter. Gib ihm, was er braucht. Er ...

Russ: Ich weiß nicht wie.

Fritz: Okay, tausch die Plätze. Sag der Mutter, wie; sag der Mutter, der Frau, was du brauchst.

Russ: (Pause. Dann stößt er mit dem Fuß ein Kissen durch den Raum; geht und holt es wieder, setzt sich. Seufzt, schaut auf den leeren Stuhl.)

Fritz: Was erfährst du jetzt?

Russ: Bitterkeit. Ärger.

Fritz: Du hörst dich nicht ärgerlich an. Du siehst nicht sauer aus. (Gelächter) Aber sag es zu der Mutter da.

Russ: Ich ärgere mich über dich. Ich brauche deine Liebe und Aufmerksamkeit, aber ich fühle, ich kann sie nicht bekommen.

Fritz: Okay, jetzt wieder; nimm den Platz ein und gib ihm Liebe und Aufmerksamkeit. Russ, ich liebe dich, ich gebe dir alle Liebe und Aufmerksamkeit, die du brauchst.

Russ: (Pause) Weißt, weißt du, ich liebe dich, Sohn. Aber du mußt ein Mann sein. Du kannst nicht solche Sachen machen. Du mußt auf deinen eigenen Beinen stehen. Du mußt der Mann in der Familie sein.
(Tauscht die Plätze) Mami, ich bin kein Mann. Ich bin ein kleiner Junge. Ich brauche all das, was ein kleiner Junge braucht.

Fritz: Ja. Jetzt, seht ihr, hier kommt die Traumarbeit hinein. Im Traum kam er auf das gleiche Problem. Die Straße, die ihn unterstützen soll. Es ist eh, nennen wir es individuellere Therapie – wo es um das individuelle Wachstum geht –, das kann er mit ihr aufarbeiten. Okay, geh zurück. Jetzt du. Kannst du dich an das Gestaltgebet erinnern? Kannst du es noch einmal sagen?

Penny: (Seufzt) Ich erwarte deine Unterstützung.

Fritz: Nein, Süße, du brauchst vielleicht ein neues Paar Ohren. Dies ist einer der Fälle von fehlenden Ohren. Sie redet wahrscheinlich. Und Leute, die reden, haben meistens keine Ohren. Sie erwarten von anderen Leuten, daß sie Ohren haben, aber sie selbst sind taub.
(Zu Russ) Kannst du dich an das Gestaltgebet erinnern?

Russ: Ich erinnere den ersten Teil.

Fritz: Sag ihn ihr.

Russ: Ich bin ich. Du bist du. Mehr kann ich nicht erinnern.

Fritz: Könntest du sagen: ›ich möchte mich nicht erinnern‹?

Russ: Nein, ich möchte mich erinnern. Ja. (Pause)

Fritz: Was erfährst du jetzt?

Russ: Ah, ich bin irgendwie stumm.

Fritz: Was fühlst du, wenn du hörst, daß sie sich nicht erinnert?

Russ: Sie ist nicht stumm.

Fritz: Wenn du dich nicht erinnerst, bist du stumm. Wenn sie sich nicht erinnert, ist sie nicht stumm.

Russ: (Lacht) Sie ist jetzt eben irgendwie verspannt.

Fritz: Mmmhmm.

Russ: Das hilft der Erinnerung auch nicht allzusehr. (Seufzt, lange Pause)

Fritz: Gib ihm, servier ihm vielleicht Hühnersuppe. (Gelächter)

Russ: (Räuspert sich, Pause) Eh, ich kann nicht, ich kann nichts bringen.

Fritz: (Zu Penny) Du siehst mich an. Was willst du von mir? Sobald ich dich jetzt frage, gingen deine Augen von mir weg. Was ist los?

Penny: Ich, (lacht), richtig, ich sehe nichts.

Fritz: Dann sind wir wahrscheinlich hier in einer Sackgasse. Die Sackgasse – ihr werdet verwirrt, stumm, dreht euch im Kreis, wiederholt alles noch einmal ganz von vorn und versucht dadurch hinauszufinden, aber ihr hängt fest. Und die beiden scheinen wirklich mit ihren Erwartungen festzuhängen. Haben sie aber erst mal dieses Drehbuch festgelegt, dann geht es immer und immer weiter, wenn sie nicht durch die Sackgasse durchstoßen. Und das ist – sagen wir: mein Stolz. Ich bin überzeugt, daß wir mit der Gestalttherapie zum erstenmal fähig sind, durch die Sackgasse hindurchzugehen. Wenn ihr nicht durch die Sackgasse durchstoßt, dann ist alles, woran ihr interessiert seid, der Status quo. Ob es in der Therapie ist, oder ob ihr einen Konflikt in eurer Ehe habt, alles was ihr erreicht, die Aufrechterhaltung des Status quo; im besten Fall wechselt ihr den Therapeuten, den Ehepartner, die Natur der inneren Konflikte, aber dieses Zerrissensein bleibt Drehbuch – auch wenn die Schauspieler sich vielleicht ablösen. Danke. So, Paar Nummer drei. (Wendet sich an Bill) Sag ihr das Gestaltgebet.

Bill: Ich bin ich. Und du bist du. Und ich will keine Erwartungen an dich haben. Und ich will keine Erwartungen von dir an mich akzeptieren. (Pause) Ich bin ich. Und du bist du. Amen.

Fritz: Jetzt sagst du es zu ihm.

Ann: Ich bin ich. Und du bist du. Ich habe keine Erwartungen an dich. Und du hast keine Erwartungen an mich. Ich bin ich und du bist du.

Bill: Das ist großartig. (Seufzt) Das ist so, wie die Welt ist. So läuft es wirklich schön.

Ann: Ich glaube nicht, daß es für mich auch so ist. (Lacht) Ich glaube, es ist so, es würde so sein, weißt du, daß ...

Bill: Jetzt gerade ist es jedenfalls nicht so für dich. (Pause) Wie ist es für dich jetzt?

Ann: Ich fühle, eh, ich fühle, daß du, eh, em, zu mir gekommen bist, und ich bin nicht wirklich zu dir gekommen. Daher fühle ich, ich, irgendwie, eine Erwartung, daß, weißt du ...

Bill: Du fühlst, daß ich eine Forderung an dich richte. Sozusagen: komm her.

Ann: Ja. Wenn du sagst, es ist großartig, dann ist das, em, ist das eine Art Forderung, daß ich auch fühlen soll, weißt du, es sei großartig. (Fängt an zu weinen)

Bill: Würdest, würdest du es glauben, wenn ich sagte, es war einfach das, was ich fühlte, als ich es sagte, wenn ich es jetzt sage?

Ann: Sag es. Sag es noch mal.

Bill: (Seufzt) Ich bin ich. Und du bist du. (Pause) Und ich kann jetzt nicht sagen, daß es großartig ist, weil irgendeine Spannung in mich reingekommen ist.

Fritz: Du siehst, es ist leicht, einen Satz zu wiederholen. Und dich in den Glauben hineinzusteigern, der Satz sei Wirklichkeit.

Ann: Ich, ich fühle, em, (schluchzend) das ist, ah, ein Gefühl, das habe ich bei dir, irgendwie, weißt du, irgendwas, daß du irgendwie fühltest, daß irgendwas richtig gut für dich war, und ich hab' dann irgendwie einen Dämpfer draufgesetzt, ich hab' dich, eh, nicht bestärkt, ich hab', eh, dir nicht gegeben, was du brauchtest, weißt du, ich flog irgendwie, eh, nicht mit ... Wie hast du dich bloß gefühlt, als, weißt du, als Fritz sagte, du ...

Bill: Ich hatte nur, eh, ich hatte nur so ein Gefühl von Spannung hier drinnen. Als, ich glaube, als du mich gebeten hast, es noch mal zu sagen, da fühlte ich mich irgendwie, eh, gezwungen, es zu sagen. Und da, eh, da war es nicht wirklich.

Ann: Was für ein Gefühl hattest du da für mich?

Bill: (Pause) Ich, in dem Augenblick, da, wenn ich mich zurückerinnere, fühlte ich, fühlte ich Geduld.

Ann: (Herablassend) Geduld. Was meinst du mit Geduld?

Bill: Ich hatte nicht das Gefühl, daß du etwas tun müßtest. Und du weißt, das hab' ich oft. Da hatte ich es nicht. Der Muß-Faktor war nicht da. (Pause) Jetzt hast du herausgekriegt, wo ich sozusagen bin. Jetzt, wo bist du jetzt?

Ann: Mmmm. Ich, eh, ich, ich versuche gerade zu mir selbst zu finden. Ich glaube, ich, ja, irgendwie dachte ich nach.

Fritz: Hängst du fest?

Ann: Eh, ja, das tu ich.

Fritz: Dann beschreibe die Erfahrung des Festhängens.

Ann: (Pause) Ich fühle, daß ich irgendwie, eh, hier sitze, irgendwie unbeweglich, und auf etwas warte, was mich losmacht. (Pause) Eh, ich fühle, irgendein, eh, Prickeln um meine Augen herum.

Fritz: Wie fühlst du dich festhängen?

Ann: Ich, ich fühle einen Widerwillen, mich zu bewegen. (Pause) Eh, ich fühle, daß ich nicht richtig weiß, wo ich bin. (Pause) Andererseits möchte ich nicht, daß du es mir (lacht) erzählst. Ich möchte es herausfinden ...

Bill: Meine, weißt du, meine Versuchung ist, es für dich herauszufinden, oder so etwas. (Pause)

Fritz: Wir können die Sprache grob in drei verschiedene Kategorien bringen. Die eine ist die Über-Rede, oder die Signalsprache, oder das Gerede – wenn du über jemanden anders oder über deine Gefühle sprichst, aber niemals den Kern der Sache berührst. Und das ist es, was üblicherweise auch in der Gruppentherapie gemacht wird – wenn die Leute miteinander reden oder aufeinander einreden. Die zweite Kategorie wird hier nicht ganz deutlich, ist aber die Grundlage schlechter Kommunikation. Das ist die Soll-Rede, oder Moralismus. Immer mit dem, was ist, unzufrieden sein. Du solltest anders sein; du solltest dies tun; ich sollte dies tun; sollte, sollte, sollte. Und das ist dasselbe wie die Erwartung. Ich erwarte von dir, daß du auf meine Befehle und Forderungen hörst. Und die dritte Kategorie ist die Ist-Rede oder der »Existentialismus«*. Es ist das, was es ist. Eine Rose ist eine Rose ist eine Rose. ›Ich hänge jetzt fest. Ich fühle, daß ich was von dir will. Ich weiß nicht, was ich tun soll. Ich würde jetzt gerne zu Fritz sagen: fahr zur Hölle. Ich langweile mich.‹ Egal, was es ist. Also versuchen wir's etwas weiter, mit einem ehrlicheren Soll-ismus. Sagt einander, was

* Im Sprachgebrauch von F. Perls, nicht im Sinne der europäischen philosophischen Terminologie.

ihr tun solltet, du sagst ihm, was er tun sollte und was du tun solltest und so weiter.

Ann: Du solltest, em, du solltest da sein, wenn ich nicht weiterweiß. Aber (weinend) zeig mir nicht den Weg. Sei einfach da. Du solltest mir keine Anweisungen geben.

Fritz: Dies ist jetzt eine sehr wesentliche Form der Manipulation. Du spielst die Heulsuse. Ich merke, daß das eine deiner Lieblingsrollen ist.

Ann: Mmmhhmm.

Fritz: Anstatt ihn zum Heulen zu bringen, heulst du. Heulen ist eine wohlbekannte Aggressionsart. ›Sieh, was du mir antust.‹ Sag das zu ihm. ›Sieh, was du mir antust.‹

Ann: Sieh, was du mir antust.

Fritz: Noch einmal.

Ann: Sieh, was du mir antust.

Fritz: Lauter.

Ann: Sieh, was du mir antust!

Fritz: Lauter.

Ann: (Weinend) Sieh, was du mir antust!!

Fritz: Jetzt fängst du an zu kommunizieren. Jetzt sollte er sich schuldig fühlen und ganz unten im Scheißhaus. Tust du das nicht auch?

Bill: Nein. (Gelächter)

Fritz: Also fang von vorne an. (Gelächter)

Ann: (Lachend) Er hat das schon zu oft durchgemacht.

Bill: Ich glaube, du möchtest wissen, was ich dir antue.

Fritz: Du genügst nicht ihren Erwartungen. Du bist ein sehr ungezogener Junge. (Gelächter)

Paare Nr. 1

Jeder von uns hat sein Lebensdrehbuch, das er realisieren möchte. Gut, manchmal trefft ihr einen Menschen, der offensichtlich in euer Drehbuch paßt, und dann heiratet ihr diesen Menschen, und dann kommt der große Moment, wo ihr miteinander festgefahren seid. Dieser Gedanke des Festgefahrenseins ist wohlbekannt. Weniger bekannt ist, daß keine Ehe besser werden oder wieder funktionieren kann, ehe ihr nicht die Art, in der ihr festhängt, genau betrachtet. Einige von euch haben den Film »Die Frau in den Dünen« gesehen. Ihr erinnert euch, wie dieser Mann, der da steckengeblieben war, herauswollte und wie er um so tiefer in den Treibsand geriet, je mehr er sich plagte. Und wir haben das gleiche im Vietnamkrieg erfahren. Je mehr wir uns daraus lösen wollten, desto tiefer gerieten wir in den Treibsand der ganzen Sache. Und ich rühme mich, diesen ›kranken Punkt‹, wie ihn die Russen nennen, überwunden zu haben. Die Russen haben erkannt, daß es im Kern jeder Neurose einen ›kritischen Punkt‹ gibt, und sie begnügen sich damit, zu erkennen, daß sie über diesen Punkt nicht hinauskommen. Also lassen sie den kritischen Punkt bleiben, wo er ist, und organisieren die Energien sozusagen darum herum und sublimieren sie. Ich bin überzeugt, daß wir die Sackgasse überwinden können, vorausgesetzt, wir widmen der Art und Weise, *wie* wir festhängen, unsere volle Aufmerksamkeit. Das ist wieder etwas Unangenehmes. Es ist viel schöner, das Beschuldigungsspielchen zu spielen, du solltest anders sein, als du bist, und so weiter; anstatt sich klarzuwerden, daß man festhängt, herauszufinden, wie man festhängt, und von da aus zu arbeiten. Ich möchte also wenigstens ein oberflächliches Bild davon geben, wie ihr verheirateten oder verliebten Paare miteinander festgefahren seid. Dafür hätte ich gern, daß jedes Paar herkommt und einige Sekunden oder Minuten mit mir spricht. Ihr heißt?

Russ: Russ.
Penny: Penny.
Fritz: Russ und Penny. So, sag du jetzt zu Penny, Penny, ich habe mich mit dir festgefahren. Sag ihr, wie du mit ihr festhängst.
Russ: Ihr sagen, wie ich mit ihr festhänge? Ich bin mit dir steckengeblieben. Wie bin ich mit ihr steckengeblieben?
Fritz: Okay. (Gelächter) Wir werden später noch über Löcher in einer Persönlichkeit sprechen. Offensichtlich hat Russ keine Ohren. Ich werde also jetzt helfen. Ich sage, erzähl ihr, wie du mit ihr festgefahren bist.
Russ: (Pause)

Fritz: Okay, Penny, kannst du ihm erzählen, wie du mit ihm festhängst?

Penny: Ich bin festgefahren mit dir. Du bist ein fauler Esel. Ich hänge fest mit deiner Trödelei, ich hänge fest mit deiner Großartigkeit, ich hänge fest mit deinem Motorrad. (Gelächter)

Fritz: Okay, Russ, jetzt rede du.

Russ: Ich hänge fest mit deiner Nuttigkeit (Gelächter), ich hänge fest mit deiner – manchmal mit deiner Extravaganz, ich hänge fest mit deiner Sachlichkeit.

Fritz: Wie träumst du? (Pause) Was habe ich gesagt?

Russ: Hab' ich nicht gehört.

Fritz: (Zu Penny) Was habe ich gesagt?

Penny: Wie träumst du?

Fritz: Kannst du es uns sagen?

Penny: Wie ich träume? Farbig, lebhaft.

Russ: Undeutlich. Ich erinnere mich meist nicht.

Fritz: Okay, nehmen wir das nächste Paar.

Mark: Möchtest du, daß ich anfange? (Pause) Ich hänge fest mit deinen Träumen, mit deinem ungehemmten Ungestüm, mit deinen dichterischen Qualitäten, mit deinen Träumen.

Fritz: Meinst du mit den Träumen Tag- oder Nachtträume?

Mark: (Pause)

Jenny: Ich bin festgefahren mit dir, weil du nicht willst, daß ich bestimmte Dinge tue, mit deiner Kritik. Ich hänge fest mit deinen Ängsten, mit deiner konservativen Art.

Fritz: Wie ist es mit deinen Träumen? Hast du nachts Träume?

Jenny: Ja. Suchst du nach wiederkehrenden Mustern in meinen Träumen?

Fritz: Möglicherweise, ja.

Jenny: Mir sind keine wiederkehrenden Muster bewußt, aber Träume habe ich.

Fritz: Wie ist es mit dir?

Mark: Ich dachte an einen Traum, den sie sehr oft hat. Ich dachte an den Treppenschacht ohne Treppen. Die bedrohte Figur, die mit einmal so ähnlich aussieht wie ...

Jenny: Ja, meine Träume sind in der Regel Abenteuer und Taten; Taten, die irgendwie verwunden.

Fritz: Okay, danke. Das nächste Paar bitte.

Sylvia: Ich habe das Gefühl, ich müßte etwas erfinden. Mir fällt nichts ein.

Ken: Ich bin festgefahren mit deiner Drängelei, deiner Aggression, manchmal, deinen üblen Verallgemeinerungen und deinen Forderungen.

Fritz: Wie ist es mit Träumen? Hast du Träume nachts? Wiederkehrende Träume?

Sylvia: Du meinst denselben immer wieder?

Fritz: So was ähnliches, ja.

Sylvia: Nein. Ganz verschiedene.

Fritz: Und du?

Ken: Eh, nur einen, den hatte ich vor kurzem. Ich war, ich hielt, ich vergesse ihn scheint's.

Fritz: Okay.

Ken: Sylvia und ich kamen darin vor, wir kletterten auf einen Berg, mit meiner Katze (Gelächter), und Eisenbahnschienen führten den Berg hoch, und ich konnte nicht verstehen, wie die Eisenbahn so steil hochfahren konnte. Und wir kletterten sehr hoch hinauf, und meine Katze sprang dauernd vom Grat hinunter, und dann war sie wieder oben und sprang weiter dauernd hinunter ...

Fritz: Okay.

Judy: Warum fängst du nicht an?

Nick: Ich fühle mich überhaupt nicht festgefahren, tut mir leid.

Fritz: Sag ihr das.

Nick: Ich fühle mich überhaupt nicht festgefahren.

Judy: Also ich ja.

Fritz: Erzähl ihm, wo du festhängst.

Judy: Oh, das weiß er, daß ich festhänge, aber ich, ich meine, ich kann nicht sagen, wo genau, weil ich das Gefühl habe, er ist ein festgefahrener Mann, in dem Sinne, daß alles in ihm blockiert ist. Und daher kann ich nicht sagen, daß ich mit bestimmten Sachen festhänge, weil ich ganz objektiv sagen kann, ich mag dich leiden, aber in unserer Beziehung bist du festgefahren, es kommt ja nichts heraus. Wenn ich etwas brauche, muß ich immer in dich hineingehen und es mir holen.

Fritz: Wie träumst du?

Nick: Ich träume sehr wenig, und wenn, dann kann ich den Traum in einer Art halbbewußtem Zustand noch erinnern. Beim Aufwachen kann ich ihn sehr lebhaft erinnern, aber nachher nie.

Fritz: Und du?

Judy: Ich träume eine Menge, und immer ist die Grundstimmung in den Träumen die gleiche, obwohl die Umstände immer wechseln. Ich habe sehr ausführliche Träume, aber immer gleiche Stimmung.

Fritz: Okay. Danke.

Bill: Ich habe das Gefühl, ich hänge fest mit deinem Mißtrauen, manchmal, und mit deiner Angewohnheit, meine Umgebung in Unordnung zu bringen. Du wirfst die Sachen herum, das ist wirklich lästig.
Ich habe manchmal das Gefühl, ich stolpere drüber.

Fritz: Und du? Du heißt?

Ann: Ann. Es gibt eine Menge Dinge, in denen ich zur Zeit mit dir festhänge, aber das Wesentliche ist das ganze blöde Spiel, das wir spielen, und da gibt es alles mögliche, was mich an dir ärgert, wenn wir in diesem Spiel sind, lauter Sachen, ach, meist Sachen, die mir aufgebürdet werden ... ich werde so eine Art Wärter von deinem Gefängnis, ich werde die Person, die dich irgendwie einschränkt.

Fritz: Das ist allerdings eine interessante Bemerkung – ich werde der Wärter von deinem Gefängnis –, da hat man sofort den Verdacht, er braucht ein Gefängnis für sein Drehbuch. Und du wählst dir also jemanden, der das Gefängnis abgibt. Diese Drehbücher sind wirklich sehr verwickelt. Es ist nicht zu glauben – irgend jemand, der eine Komödie oder ein Drama schreibt, würde doch nie für möglich halten, daß alles daraus auf ihn selber passen könnte. Wie sind deine Träume?

Ann: Ich träume eine Menge und ich erinnere eine Menge. Ich habe zwei, die öfter wiederkehren.

Fritz: Und du, Bill?

Bill: Ich träume eher nur gelegentlich, glaube ich. Es gibt

eine Art von wiederkehrendem Traum. Es ist ein Freiheitstraum.

Fritz: Gut. Schön. Gefängnis – Freiheit. (Gelächter) So, das nächste Paar.

Dick: Schieß los.

Julie: Ich bin festgefahren mit deiner Reizbarkeit, deiner Ungeduld und deiner herablassenden Haltung.

Dick: Ich hänge mit, irgendwie mit uns fest, und, eh, irgendwie damit, daß ich dich brauche, um mich festzuhalten, damit mein Ungestüm nicht mit mir durchgeht, und ich ...

Fritz: Er braucht eine Notbremse.

Dick: Ist es das, was mit mir los ist? (Gelächter)

Fritz: Okay. Danke. Noch mehr Paare? Wie viele Paare haben wir bis jetzt?

Frage: Ich glaube, Nick ist einfach mit dem Wort ›steckenbleiben‹ zu vertraut, und auch mit den verwandten Begriffen, daß man nämlich das Schlechte oder das Falsche darin erkennt, wenn – nicht? Wir kennen das Wort eben.

Antwort: Ich glaube, Fritz war schuld. Du, ich war dir gleich böse wegen dieser phantastischen Verallgemeinerung, alle Leute seien miteinander festgefahren. Es ist, als hättest du dir das ausgedacht und bei vielen Leuten bestätigt gefunden, und daher müßte es für alle gelten, und ich fühle mich durch dieses Klischee eingeengt. Ich kann sagen, ich nehme irgend etwas übel, aber ich könnte nicht sagen, ich hänge damit fest.

Frage: Heißt das nicht, daß wir jetzt durch Wortspielereien eingeengt werden?

Antwort: Gut, mag sein, vielleicht. Also gut, ich treffe selbst die Wahl, festgefahren zu sein, und daher bin ich es nicht, verstehst du? Ich meine, ich wähle eben, es zu sein. (Gelächter)

Frage: Das Wort ›festgefahren‹ bedeutet aber, daß du los willst.

Antwort: Vielleicht ist das nur ein sprachliches Problem.

Frage: Wird die Menschheit sich noch lange mit der Ehe abquälen oder können wir eine bessere Institution erfinden?

Fritz: Würde dann irgendeins dieser Paare zum Eheberater gehen oder für die Ehe Hilfe suchen? Also ich glaube schon, daß die ganze Sache sich totgelaufen hat. Du kannst über die Ehe einen Film drehen, aber das Hauptproblem ist doch, wie man toten Ehen helfen kann, sich zu bessern. Ihr könnt die Institution der Ehe zu verbessern versuchen, so, als ob ihr nicht an den eigenen Ketten zerrtet. (Gelächter) Okay, das nächste Paar. (Ellen und Gordon kommen nach vorn.) Das erste, was ihr jetzt hier merkt, etwas sehr Wesentliches in der Gestalttherapie, ist, daß das Nonverbale immer wichtiger ist als das Verbale. Worte lügen und überreden; aber die Haltung, die Stimme, das nonverbale Verhalten ist wahr. Habt ihr es gemerkt? Als erstes: eine geschlossene Haltung. Wie war noch dein Name?

Ellen: Ellen.

Fritz: Ellen. Ihr merkt, Ellen ist ein geschlossenes System. Die Beine sind geschlossen. Sehr schwierig, sich mit einem geschlossenen System zu unterhalten. Willst du mir also einen Gefallen tun?

Ellen: Mmmhhmm.

Fritz: Sieh zu, was passieren würde, wenn du dich öffnetest. Wie fühlt sich das an?

Ellen: Leichter.

Fritz: So, magst du jetzt wohl mit Gordon sprechen und ihm sagen, wie du mit ihm steckengeblieben bist?

Ellen: Ich weiß nicht. Ich habe Gordon lange nicht gesehen.

Fritz: Gordon, magst du Ellen sagen, wie du mit ihr steckengeblieben bist?

Gordon: Ich habe jetzt gar nicht das Gefühl, mit ihr steckengeblieben zu sein.

Ellen: Ich hab' dich nicht verstanden. Oh, ich dachte, du sagtest steckenbleiben, und ich versuchte es zu verstehen.

Fritz: Steckenbleiben, steckenbleiben. (Gelächter)

Ellen: Ich habe nicht das Gefühl, mit Gordon steckengeblieben zu sein – ich fühle, fühle mich selbst.

Fritz: So, es gibt also keine Klagen in eurer Ehe?

Ellen: Eh, sicher, es gab mal welche.

Fritz: Aber jetzt nicht mehr.

Ellen: Weil, weil wir nicht mehr, nicht mehr zusammen leben.

Fritz: Deswegen hängt ihr nicht fest miteinander. (Gelächter) Habt ihr irgendwie die Idee, wieder zusammenzukommen?

Ellen: Ich nicht mehr, glaube ich.

Fritz: Wie ist deine Ansicht, Gordon?

Gordon: Ich habe das Gefühl, irgendwas ist unvollständig. Wir waren nur irgendwie einig, uns zu trennen, aber da sind immer noch die Kinder, an die man denken muß, und es gibt immer noch, ich bin in einer Weise noch engagiert. Und du?

Ellen: Sicher, ich bin auch engagiert, aber das heißt nicht notwendig, daß wir zusammen sein müssen.

Fritz: Was willst du also von ihm? Du sagst, es gibt noch gewisse Dinge, die beredet werden sollten. Wie ist deine Ansicht? Wo stehst du?

Ellen: Es gäbe eine Menge zu bereden, glaube ich. Aber ich sehe nicht, ich erwarte mir nichts besonderes, ob wir nun wieder zusammenkommen oder getrennt bleiben oder, eh, was auch immer.

Fritz: Es ist alles einerlei. Ich würde das nicht sagen, ›aber‹! Du hast wahrscheinlich irgendein ›aber‹ irgendwo im Ärmel.

Ellen: (Lacht) Vielleicht hast du eins.

Fritz: Es gibt zwei Killer. Der eine ist das schiefe Grinsen, oder sagen wir, das bösartige Lachen, und der andere ist das Wort ›aber‹. Das sind die beiden psychologischen Killer. Erst sagst du ja, dann kommt das »aber«. Wumm!

Es gibt eine kleine Geschichte darüber. Eh, die Mutter sagt zu ihrer Tochter: Meinetwegen, er ist häßlich, aber er hat dreißigtausend Dollar. Und die Tochter sagt: Mutter, du hast ja so recht. Er hat dreißigtausend Dollar, aber er ist häßlich. (Gelächter)

Paare Nr. 2

Fritz: Wir haben ein neues Paar in der Gruppe, und ich würde gerne sehen, was sich mit Leuten ereignen könnte, die in die Gestalttherapie vorher nicht eingeweiht waren. Wollt ihr bitte Platz nehmen? Und wie heißt ihr?

Irwin: Irwin.

Fritz: Irwin. Und du?

Nancy: Nancy.

Fritz: Nancy. Könntet ihr zu Anfang ein paar Minuten miteinander reden?

Irwin: Hallo.

Nancy: Wie geht es dir?

Irwin: Gut. (Pause) Wie hat dir das Sonnenbaden gefallen?

Nancy: Es war sehr geruhsam. Ich habe es genossen.

Irwin: Ja. (Pause) Es ist irgendwie schwierig, mit dir zu reden. Ich weiß nicht, was ich sagen soll.

Nancy: Ja, vielleicht hast du nichts zu sagen?

Irwin: Em, ich habe irgendwie so ein Gefühl, als müßte ich etwas sagen. Aber ich weiß nicht was. Eh, das ist das erstemal, daß ich dir so lange in die Augen gesehen habe. Ich habe dir noch nie so lange in die Augen gesehen. Eh ...

Fritz: Darf ich also deine Meinung hören? Was ist dein Eindruck von deiner Ehe?

Irwin: Eh, in mancher Hinsicht gut, in mancher Hinsicht nicht so gut. Eh, eh, da, wo sie gut ist, da ist manchmal so eine Wärme zwischen uns, so eine Zärtlichkeit. Eh, wo sie nicht gut ist, oder vielleicht nicht so gut, da spiel' ich manchmal den Herrn und sie den Nigger. So eine Art von Herr/Sklave-Beziehung.

Fritz: Da seht ihr, daß das Topdog/Underdogspielchen nicht auf den inneren Zwist beschränkt ist. Wir projizieren es oft ganz gerne, und dann sind wir uns nur des Topdogs in uns bewußt, weil der Underdog immer dort steht und umgekehrt. Nancy, was ist deine ...

Nancy: Ja, ich glaube, ich spiel unheimlich oft den Underdog, und dann werde ich plötzlich böse, wenn, und dann, dann glaub' ich, mag ich auch irgendwie gerne, bis zu einem Grade, den Topdog spielen.

Fritz: Ja. Wenn ihr jetzt miteinander arbeitet, spielen wir einige Ehespiele. Aber nichts von dem, was ihr sagt, wird gegen euch verwendet werden. Das bedeutet, wenn ihr hier etwas versprecht oder etwas sagt, gilt das nur für diese Situation hier. Das möchte ich gerne sagen, um eure Phantasie zu beflügeln. Laßt uns zunächst das Anrufungsspiel spielen. Wenn wir uns an jemanden wenden, wollen wir, daß diese Person da ist; wir rufen die andere Person also immer. Mit »Liebling«, oder »Kerl«, oder »Schnucki«, oder »Herrgott im Himmel«. (Gelächter) Jetzt würde ich das Spiel gern auf folgende Art spielen. Du sagst »Nancy«, wartest einen Augenblick und wiederholst es. Und du nickst, oder du schüttelst den Kopf und siehst zu, ob er dich einfach durch Anrufung deines Namens erreichen kann.

Irwin: Okay. (Seufzt) Nancy ... Nancy ... Nancy ... (Pause) Miststück.

Nancy: (Lacht)

Irwin: Arschloch.

Fritz: Bleib bei dem Namen Nancy.

Irwin: Mmhhmm. Okay. Nancy ... Nancy ... Nancy ... Nancy ... Nancy ... Nancy! Nancy ... Nancy ... Nancy.

Fritz: So, jetzt anders herum. Sieh zu, ob du ihn rufen kannst.

Nancy: Irwin (räuspert sich), Irwin.

Fritz: (Zu Irwin) Kannst du den Kopf schütteln oder nikken, damit ...

Irwin: Ja. Beim erstenmal dachte ich, du, du erreichtest mich. Beim zweitenmal ... (Schüttelt den Kopf)

Nancy: Irwin ... Irwin ... Irwin ... Irwin ...

Fritz: Ich bemerke, daß du jedesmal, wenn sie dich ruft, wegsiehst. Sicher, da passiert schon eine Menge, einfach mit diesen beiden Namen. Hast du gefühlt, wieviel du bei diesem einfachen Spiel erfahren hast? Es ist der beste Kommunikationstest. So, jetzt spielen wir das Übelnehmen-Spielchen. Du sagst, ›Nancy, ich nehme dir das und das übel‹, und du sagst

›Irwin, ich nehme dir das übel‹. Also los, spielt Pingpong mit Übelnehmen.

Irwin: Okay. (Seufzt) Ja. Ich nehme dir übel, daß du das Haus nicht so ordentlich hältst, wie ich es gern hätte.

Nancy: Ich nehme dir übel, daß du von mir verlangst, den Haushalt genauso zu führen, wie deine Mutter es getan hat.

Irwin: Eh, ich nehme dir übel, daß du, eh, manchmal nicht verstehst, was ich fühle. Du fühlst nicht mit mir.

Nancy: Ich nehme dir übel, daß du von mir forderst, mit dir zu fühlen.

Fritz: Ihr merkt, was passiert – sie schlägt einfach zurück. Sagst du jetzt bitte ein halbes Dutzend Sätze mit ›ich nehme dir übel‹?

Nancy: Okay, klar. Ich nehme dir übel, daß du immer an mir herumnörgelst.

Irwin: Mmmmm.

Fritz: Nein, laß uns noch mehr hören, was du übelnimmst.

Nancy: Ich Arme; okay. Ich nehme dir übel, daß du, eh, es irgendwie bewirkst, daß ich mich schuldig fühle. Ich nehme dir übel, daß du manchmal nicht mehr Zeit mit mir und den Kindern verbringst. Ich nehme dir übel, daß du dich mir manchmal nicht stellst. Eh ...

Irwin: Eh, ich nehme dir übel, daß du, wenn ich auf dich sauer bin, deine Hände manchmal, deine Hände in die Luft wirfst und heulend oder schreiend wegläufst und mich nicht sauer werden läßt oder so was. Aber, ich nehme dir übel, daß du die Finger in die Ohren steckst, wenn ich auf dich sauer bin.

Fritz: Gut, laßt uns jetzt weitermachen mit Anerkennung.

Irwin: Eh, okay. Wenn ich dich rufe, ich mag gerne, daß du manchmal, wenn ich dich rufe, da bist, ich mag es gerne, wie du mich manchmal in die Arme nimmst und mir ein schönes Gefühl von Wärme, ein schönes Gefühl von Zärtlichkeit gibst. Ich mag deine Ideen gerne, manchmal.

Nancy: Und ich mag deine Stärke gerne, und deine, eh, Hingabe, in bestimmten Zeiten, wenn ich sie brauche. Eh, ich mag deinen Sinn für Humor. Und ich mag gerne, daß du Ideen mit nach Hause bringst, die ich mit dir teilen kann. Ich mag, eh, zum Teil, (Pause) deine Spontaneität.

Irwin: Ich mag deine Tollkühnheit gerne. Du bist bereit, mehr Risiken einzugehen als ich. In einer Weise.

Fritz: Ja. Laßt uns wieder das Übelnehmen-Spiel machen. Nehmt wieder übel, und folgert dann daraus ›du solltest‹. Hinter jedem Groll ist eine Forderung versteckt.

Irwin: Mmhhmm. Eh, du solltest, eh, merken, daß ich dich manchmal brauche. Ich glaube manchmal, du kannst schon vorher raten, was ich sagen will, oder du machst es mir irgendwie leicht, zu sagen, was ich sagen will.

Fritz: Kannst du das stärker herausbringen? Sag ›du solltest dies tun, du solltest das tun‹. Mach ihr deine Forderungen sehr deutlich, damit sie weiß, wo sie steht.

Irwin: Okay. Neulich hatte ich irgendwie Krach mit einem Lehrer in der Schule. Und, eh, ich fühlte mich mies; irgendwie konnte ich mit ihm nicht wieder klarkommen und fühlte mich verletzt. Und als ich dann ins Schlafzimmer ging, eh, da hättest du merken müssen, wie verletzt ich war, und hättest darauf reagieren müssen.

Fritz: Jetzt nimm du ihm etwas übel, Nancy. Stell eine Forderung.

Nancy: Eh, ich nehme dir manchmal übel, daß du so viel Zeit von mir forderst, so daß ich keine Zeit mehr habe für andere Dinge im Haushalt, die getan werden müssen, oder für irgendwelche Kleinigkeiten. Du stößt dich daran, wenn ich etwas anderes tue anstatt auf dich einzugehen. Ich glaube, du solltest mich genießen, wenn ich da bin, und dann sagen, dann ›auf Wiedersehen‹ sagen können.

Fritz: Jetzt stell du ihr wieder eine Forderung.

Irwin: Okay. Eh, wenn ich verschlossen bin, komm nicht an und versuch mich irgendwie zu öffnen. Eh, stürz dich dann nicht auf mich. Ich weiß auch nicht, was du dann tun könntest – vielleicht irgendwie zeigen, daß du vorhast, zu kommen. Das klingt sinnlos, aber eh, wenigstens, komm wenigstens nicht in mich rein, wenn ich verschlossen bin. Wenn ich dann offen bin, sei offen für mich. Vor allem morgens, manchmal morgens kommst du auf mich zu und umarmst mich, dabei bin ich gerade verschlossen – also umarme mich nicht, wenn du merkst, daß ich verschlossen bin.

Fritz: Jetzt fordere du, Nancy.

Nancy: Em, ich will mich nicht so schuldig fühlen. Ich weiß nicht, ob du das machst, daß ich mich so schuldig fühle, oder ob ich das selbst mache. Aber helfen tust du mir, glaube ich, auch nicht in dieser Sache. Ich weiß nicht genau, wie ich dir sagen kann, daß du nicht immer machen sollst, daß ich mich schuldig fühle, weil das lächerlich ist. Aber em, irgendwie, glaube ich, bist du da mit drin.

Fritz: Okay. Nächster Schritt. Er stellt eine Forderung an dich und du bietest ihm Trotz. Du sagst, also gut, wenn du verschlossen sein willst, dann nehme ich eine Axt und breche dich auf. Geh einfach mit dem wildesten Trotz dagegen an. (Gelächter)

Nancy: Mmm. Okay.

Fritz: Das ist der beste Weg, Ehen zu verbessern, ob ihr es glaubt oder nicht.

Irwin: Ja. Genau das ist letzte Woche passiert. (Gelächter) Eh, ich, ich will jetzt einen Spaziergang machen und allein sein, und ich will nicht mit dir spazierengehen. Ich will allein zur Schule gehen, und ich will zu Hause sein und muß einfach eine Weile allein sein, also komm bitte nicht mit. Bleib wo du bist, bleib auf der Couch.

Fritz: Gib's ihm.

Nancy: Ich bin sehr wütend darüber. Ich werde ...

Fritz: Nein, nein, nein. Das ist kein Trotz. ›Wenn du zur Schule gehst, werde ich mich an dich hängen.‹

Nancy: Ja, dann werde ich mich an dich hängen.

Fritz: Frustriere ihn bis auf die Knochen.

Nancy: Ich werde, ich werde schreien. Ich werde einen Wutanfall aufs Parkett legen, ich werde die Wände hochgehen, ich werde sagen, geh nicht. Ich werde es fertigkriegen, daß du dich entsetzlich schuldig fühlen wirst.

Fritz: Seht ihr, jetzt wird sie lebendig.

Nancy: Eh, ja, stimmt. (Gelächter) Ich werde die Wände hochgehen. Ich werde dir sagen, wie sehr du mich vernachlässigst und daß du nicht, daß du wirklich, daß es deine Pflicht ist, bei mir zu sein, und damit werde ich es schaffen, daß du dich enorm schuldig fühlst.

Fritz: Okay. Jetzt stell ihm eine Forderung. Und du bietest ihr Trotz. Und du wirst sehen, wie gut du im Trotzen sein wirst.

Nancy: Eh, bring den Mülleimer raus.

Irwin: Nein, ich bringe jetzt keinen Mülleimer raus, ich muß nach oben und ich muß jetzt lesen und, eh, ach ja, ich habe jetzt eine Menge zu tun. Ich bin wirklich auch zu müde. Bring du doch den Mülleimer raus. Eh, ich muß jetzt runtergehen in die Werkstatt und arbeiten. Ich habe was zu tun, was wichtiger ist als Mülleimer. Eh, ich tue es nicht. Du solltest es selbst machen.

Fritz: Stell eine Forderung. Trotze ihr wieder. Du merkst sicher, daß sie im Trotzen viel besser ist, und du hast vielleicht auch am Anfang den Eindruck gehabt, daß sie das brave Mädchen ist. Hinter dem braven Mädchen oder dem lieben Jungen ist immer ein trotziger Balg versteckt.

Irwin: Eh, ach so, Okay. Fahr vorsichtig. Jetzt vergiß nicht, die Handbremse zu lösen, und denk endlich dran, du mußt jetzt den vierten Gang nehmen, nicht den dritten. Ich habe es dir hundertmal gesagt, daß du in den vierten gehen mußt, wenn wir über fünfunddreißig fahren.

Fritz: Jetzt trotze ihm.

Nancy: Also gut, eh, dann geh' ich eben nicht über fünfunddreißig. Und dann geh ich eben nicht in den vierten, dann kannst du mal sehen. (Gelächter)

Fritz: Gut. Jetzt stell eine Forderung an ihn.

Nancy: Eh, ich möchte ins Konzert gehen, und ich weiß, du magst nicht hin, also werde ich mir einige von meinen Freunden suchen und mit ihnen gehen.

Irwin: Meinetwegen, und vielleicht werde ich auch mitgehen. Und wenn mir dann die Musik nicht gefällt, dann werde ich dir echte Schwierigkeiten machen. Ich werde dir sagen, wie blöde sie ist, und wie modern und wie mistig und ich werde dir zeigen, daß diese Musik zu, eh, zu neu für mich ist, und ich werde es hinkriegen, daß du dich richtig gräßlich fühlst. Ich werde dir zeigen, wie mistig die Musik ist, gerade weil ich weiß, daß du Musik gerne magst.

Fritz: So, laßt uns jetzt das Gefälligkeitsspiel spielen. Du stellst Forderung und du bist übertrieben gefällig.

Irwin: Eh, rubbel mir die Füße, ja?

Nancy: Oh, ich werde dir die Füße rubbeln. Ich werde sie die ganze Nacht rubbeln. Ich werde sie so kräftig rubbeln, wie ich kann ... bis sie wund werden. (Gelächter)

Fritz: Stell eine Forderung an sie. Sieh zu, ob sie gefällig sein kann.

Irwin: Okay. Em, (seufzt) wenn ich mich mies fühle, wenn ich verletzt bin, wenn etwas in der Schule danebengeht, kannst du dann kommen und mich bestärken, kannst du mir dann sagen, daß die Welt nicht auseinanderfällt?

Nancy: Ich kann es versuchen. Ich kann es tun. Soll ich es jetzt übertreiben?

Fritz: Nein, ich möchte dich testen, ob du überhaupt kooperativ und hilfreich und gefällig sein kannst. Oder ob du nur ein trotziges Gör bist.

Nancy: Em ja, ich kann zu dir kommen und eh, vielleicht em ...

Fritz: Vielleicht. Ich versuche. Du kennst die typische Sprache vom Underdog. Ich möchte das Topdog-Underdog-Verhalten in diesem Zusammenhang noch mal erläutern. Der Topdog ist der selbstgerechte Tyrann. Der, der dem Underdog befiehlt, wie er sich verhalten soll und so weiter. Der Underdog sagt ›ja‹, ›ich tue mein Bestes‹; ›wenn ich nur könnte‹. Mit anderen Worten, der Underdog gewinnt gewöhnlich. Der Topdog steuert, und der Underdog ist angepaßt. Okay, danke. Weiter will ich nicht gehen.

Nancy: Danke.

Fritz: So, das nächste Paar. Ihr heißt?

Marty: Marty.

Susan: Susan.

Fritz: Gut, ich mag Marty und dich. Seht zu, wie wir mit dem Verständnis des Trotzens weiterkommen können. Wir fangen an mit dem Übelnehmespiel. Wir wollen auch zuerst das Anrufungsspiel machen. (Pause)

Marty: Okay. Em, ich nehme dir übel, daß du mir nicht mehr Freiheit gibst, und du solltest mir mehr Freiheit geben, als du tust.

Susan: Ich nehme dir übel, daß ich nicht auch Freiheit habe. Und ich nehme dir mein Schuldgefühl übel, wenn ich Freiheit habe – sie mir nehme.

Marty: Ich nehme dir übel, ich verabscheue dich, wenn du losgehst, wenn du auf mich losgehst. Wenn du vorgibst, sauer zu sein.

Fritz: Sag ihr, sie sollte. Mach weiter mit ›du solltest‹.

Marty: (Seufzt) Du solltest, und du solltest das nicht tun.

Fritz: Sag das noch mal.

Marty: ›Und du solltest das nicht tun‹?

Fritz: Kannst du das ›und‹ weglassen?

Marty: Du solltest das nicht tun.

Fritz: Sag es noch mal.

Marty: Du solltest das nicht tun!

Fritz: Lauter.

Marty: Du solltest das nicht tun!!

Fritz: Schrei es ihr ins Gesicht.

Marty: Du solltest das nicht tun!!!

Fritz: Du solltest was nicht tun?

Marty: Du solltest, du solltest nicht so tun, als ob du sauer bist, wenn das gar nicht stimmt!!

Fritz: So, jetzt sag ihm deinen Groll, und mach deine Forderungen sehr deutlich.

Susan: Ich nehme dir übel, wenn ich wirklich sauer auf dich bin – daß du dann weggehst und nicht zuhörst, und du solltest zuhören.

Fritz: Sag nur: Hör zu, hör zu, hör zu.

Susan: Du solltest zuhören.

Fritz: Noch mal.

Susan: Du solltest zuhören!

Fritz: Lauter.

Susan: Du solltest zuhören!!

Fritz: Bist du dir bewußt, was du mit deinem Gesicht machst?
Susan: Nein.
Fritz: Ich möchte gern, daß du mit Worten sagst, was ich in deinem Gesicht sehe. Sag ihm, ›ich verachte dich‹.
Susan: Ihm sagen, daß ich ihn verachte.
Fritz: Ja.
Susan: Ich verachte dich.
Fritz: Noch mal.
Susan: Ich verachte dich.
Fritz: Kannst du es fühlen?
Susan: Nein.
Fritz: Was ist das für ein schiefes Grinsen bei dir? Wir wollen eine andere Formulierung versuchen, die ihm näherkommt – ›ich kann dich nicht ernst nehmen‹.
Susan: Ich kann dich nicht ernst nehmen.
Fritz: Noch mal.
Susan: Ich kann dich nicht ernst nehmen. (Pause)
Fritz: Stimmt das?
Susan: Es stimmt.
Fritz: Also. Verstärk es. Arbeite daran.
Susan: Ich kann dich nicht ernst nehmen, weil du nicht willst, daß ich dich ernst nehme; und das solltest du nicht, eh, das solltest du so nicht machen, und du solltest nicht so unsinnige Geschichten erzählen. Du solltest mir keinen Unsinn erzählen. (Seufzt)
Fritz: Was erfährst du gerade?
Marty: Frustration.
Fritz: Sag ihr das.
Marty: Ich fühle Frustration; ich hab' so etwas das Gefühl, als könnte ich nicht verstehen, was du versuchst zu sagen.
Fritz: Könntest du sagen – bitte sag: ›ich weigere mich, dem zu folgen, was du sagst‹.
Marty: Ich weigere mich, dem zu folgen, was du sagst.
Fritz: Noch mal.
Marty: Ich weigere mich, dem zu folgen, was du sagst.
Fritz: Wie reagierst du darauf?
Susan: Ich glaube es ihm.
Fritz: Sag ihm das.
Susan: Ich glaub' es dir ...

Fritz: Noch mal mit lauterer Stimme.
Susan: Ich glaub' es dir, weil, eh, du das immer so machst! Du drehst deine Ohren weg.
Fritz: Sag nach jedem Satz ›ich finde dich lächerlich‹.
Susan: Ich finde dich lächerlich.
Fritz: Ja. Nach jedem Satz von jetzt an. (Pause) Was erfährst du jetzt?
Marty: Ich merke, daß ich mich etwas darüber amüsiere, daß du ihr sagtest, sie solle am Ende jedes Satzes sagen: Ich finde dich lächerlich.
Fritz: Sag ihr das.
Marty: Ich fand das ein bißchen komisch, als Fritz dir sagte, du sollst ›lächerlich‹ nach jedem Satz sagen.
Fritz: Was erfährst du jetzt?
Susan: Ich möchte dich fragen, warum, aber wir dürfen nicht ›warum‹ fragen, also frage ich ›wie kommt das‹ – was dasselbe ist.
Fritz: Frag ihn warum.
Susan: Warum? (Pause)
Fritz: Was hast du erlebt, ehe du ihn fragen wolltest?
Susan: Ich, em, fühlte die Wahrheit. Ich fühlte, daß es stimmte, daß es lächerlich ist, daß du lächerlich bist und daß du es weißt und es daher komisch fandest.
Fritz: (Pause) Ich möchte versuchen, ein Spiel mit euch zu machen. Könntest du hinüber zur Tür gehen und Christus am Kreuz spielen? (Pause) Jetzt geh du rüber und zieh die Nägel heraus. Nimm ihn ab vom Kreuz.
Marty: Ich habe einen Speer in meiner Seite.
Susan: Ich habe den Speer nicht in deine Seite gestoßen. (Gelächter)
Marty: Nimm ihn heraus.
Fritz: Kannst du jetzt herabsteigen zu uns Sterblichen?
Marty: Ja. Okay.
Fritz: Wo habt ihr euch getroffen? Was würdest du sehen, wenn du sie zum erstenmal sehen würdest?
Marty: Ein körperlich attraktives Mädchen. (Seufzt) Die ich noch nicht kenne, aber gerne kennenlernen möchte.
Fritz: Jetzt das nächste. Ich merke die ganze Zeit, daß du keine Hände hast. Deine Hände sind noch aneinandergefesselt.

Nein, nein, laß sie so.

Jetzt rede so zu ihr, berühre sie so, liebe sie so. Sieh, wie es sich anfühlt, wenn du in deinen Händen so geschlossen bist.

Marty: Was, eh, was war los, als du heute morgen aufwachtest?

Ich merkte, daß du dich nicht gut fühltest?

Susan: Mein Rücken und mein Bein taten weh von dem Sturz gestern.

Marty: Warst du überrascht, als Russ heute nicht kam?

Susan: Ja.

Fritz: Jetzt mach eine Runde und berühre einige von uns so, mit deinen Händen in Handschellen. So, kannst du deine Hände jetzt öffnen und sehen, wie es sich anfühlt, Hände zu haben? Daß du vielleicht Leute ›handhaben‹ könntest. Kannst du versuchen, sie jetzt zu behandeln? Behandeln oder mißhandeln, was auch immer.

Susan: Deine Hände sind kalt.

Fritz: Sag ihm, ich stoß' dich in die Kälte.

Susan: Ich stoß' dich in die Kälte ...

Fritz: Noch einmal.

Susan: Ich stoß' dich in die Kälte.

Fritz: Kannst du es fühlen?

Susan: Nein.

Marty: (Pause) Ich ja.

Fritz: Okay. So weit will ich für heute gehen. Jetzt Gordon und Ellen. Wir haben noch ein paar Minuten Zeit. Könnt ihr darüber miteinander reden, was seit eurer letzten oder ersten Auseinandersetzung hier geschehen ist?

Ellen: Hier?

Fritz: Das war vor zwei oder drei Tagen, nicht?

Ellen: Ja.

Fritz: Sag ihm, und du sag ihr, was inzwischen geschehen ist. Tauscht eure Erfahrungen aus, oder habt ihr schon darüber gesprochen?

Gordon: Nicht sehr viel. (Pause)

Ellen: Also gut; ich erinnere mich, daß mir, nachdem ich dir einiges von dem gesagt hatte, was ich übelnehme, eh, klar wurde, daß ich mir übelnahm ... daß ich dies hatte geschehen lassen.

Fritz: Gut; gib ihm die nachträglichen Befehle – ›du hättest sollen ...‹

Ellen: Ich kann mich jetzt nicht erinnern, was ich ihm da übelgenommen habe.

Fritz: Sehr bequem. Und ich glaube, du lügst.

Ellen: Ich glaube, ich kann es wieder zu fassen kriegen. Em, du solltest nicht, du hättest nie von oben herab zu mir sprechen sollen. Du hättest mich als gleichberechtigt akzeptieren und mich das auch spüren lassen müssen.

Fritz: Okay, laß uns das benutzen. Jetzt sag es ihm, »rede nicht wieder von oben herab zu mir, Gordon«.

Ellen: Red nicht so herablassend mit mir.

Fritz: Lauter.

Ellen: Red nicht so herablassend zu mir!

Fritz: Sag das jetzt mit deinem ganzen Körper.

Ellen: Red nicht so herablassend zu mir!!

Fritz: Kannst du es mehr aus deinem Bauch als aus deinem Hals sagen?

Ellen: Red nicht so herablassend zu mir!! Laß das bloß sein! Lach auch nicht so!!

Fritz: Laß uns jetzt tauschen. Spiel Gordon und rede zu Gordon, von oben herab.

Ellen: Warum mußt du immer mit den schwersten Arbeiten im Studio herumwühlen – du weißt, du könntest ein guter Künstler sein und lauter gute Sachen machen, wenn du dich nicht dauernd an den schwierigen Sachen versuchen würdest.

Fritz: Mach weiter, gib's ihm.

Ellen: Du bist lächerlich. Du jammerst immer, daß man dich nicht anerkennt. Aber du, nur du machst es unmöglich. Du bereitest dir immer selbst die Niederlagen.

Fritz: Sag ihm immer, was er tun sollte.

Ellen: Du solltest an einer Sache dranbleiben. Du solltest wirklich bei einer Sache weitermachen und dabeibleiben – du weißt, lange genug, um etwas daraus zu machen. (Pause) Du solltest dich nicht überlegen fühlen müssen.

Fritz: Kannst du auch zu ihm sagen, ›ich muß mich nicht überlegen fühlen‹?

Ellen: Ich muß mich nicht überlegen fühlen.

Fritz: Was würde passieren, wenn du dich nicht überlegen fühlen könntest – nicht überlegen zu fühlen brauchtest?

Ellen: Ich würde einfach mich fühlen.

Fritz: Kannst du das auch bei ihm versuchen? Und laß ihn sein, wie er ist. (Pause)

Ellen: Ja, ja.

Fritz: Kannst du es ihm sagen?

Ellen: Ich glaube, so bist du einfach, und dann ist das eben das, was du sein solltest.

Fritz: Meinst du das so, oder sagst du es mir zu Gefallen?

Ellen: Nein, ich glaube, ich meine es so. (Pause) Ich glaube, ich meine es so, weil ich fühle, daß es mir nicht so viel ausmacht.

Gordon: Ich glaube dir nicht. Das ist nicht echt – eine plötzliche Laune. Ich bin nicht überzeugt.

Fritz: Kannst du meine Formulierung benutzen? ›Du paßt nicht in mein Drehbuch. Du solltest es aber.‹

Ellen: Ich?

Fritz: Ja. Sag ihm, ›du paßt nicht in mein Drehbuch. Du solltest dies, das und das sein. Ich weiß nicht, was du von mir willst‹ – wie sieht dein Drehbuch über deinen Mann aus?

Ellen: Du paßt nicht in mein Drehbuch, weil, eh, du bereit sein müßtest, ein Partner zu sein und dich solidarisch zu verhalten. (Pause)

Fritz: Okay. Kannst du jetzt einen Satz sagen mit ›Gordon, ich mag das‹ – was auch immer du an ihm magst.

Ellen: Oh, ich mag deinen, eh, Humor, den ...

Fritz: Sprich zu ihm.

Ellen: Die Begeisterung ...

Fritz: Und jetzt laß ihn den Groll spüren.

Ellen: Ich nehme es übel, daß ich in der kreativen Welt der Kunst keinen Platz habe. Ich nehme das übel. Ich nehme das immer noch übel.

Fritz: Kannst du ihm sagen, er sei verantwortlich dafür, daß du keinen Platz finden kannst?

Ellen: Nein, eigentlich nicht, ich glaube es selbst nicht.
Fritz: Also, wo ist der Groll?
Ellen: Also vielleicht (lacht) ich glaube, der Groll ist, geht gerade weg.
Fritz: Ah hah. Kannst du ein Gleichgewicht zwischen Übelnehmen und Mögen finden? Vielleicht, wenn du ihm dankst! Gibt es irgendwas, wofür du dankbar sein kannst?
Ellen: O ja, klar. Ich bin dankbar, daß mein, daß eh, daß ich, daß mein Leben plötzlich, ganz plötzlich in eine andere Richtung gegangen ist, als ich dich traf. Und dabei ist eine Menge gut gewesen. (Pause) Ich bin besonders dankbar für die Kinder, und ich schätze manche von den vielen Leuten sehr, die ich, vor allem durch dich, kennengelernt habe.
Fritz: Okay, kannst du ihm die Hand geben?
Ellen: Klar.

Erinnerung und Stolz

Fritz: Ich bin dabei, mein geistiges Material zu sichten, um etwas zu finden, was ich euch mitgeben kann, damit ihr selbst weiterarbeiten könnt. Ich weiß, einige von euch hatten Wachstumserfahrungen, die bleiben und weitergehen werden, aber ich möchte euch gerne ein paar grundsätzlichere Tips geben, wie ihr mit euch und anderen weiterarbeiten könnt. Dafür müssen wir noch etwas mehr über die Projektion reden. Die meisten der verleugneten Teile in uns werden projiziert – in Träume hinein oder auf die Welt. Beispielsweise leiden viele Leute an Befangenheit. Tut das hier jemand? (Gelächter) Okay, kommst du nach vorn? (Dawn geht zum heißen Stuhl. Sie ist eine hochgewachsene, schlanke Frau von ungefähr 23 Jahren.)
Dawn: Ich fühlte mich sehr groß, als ich durch den Raum ging, und ich bin befangen wegen ... deswegen. Ich ...

Fritz: Okay. Setz dich dorthin. (Zeigt auf den leeren Stuhl) Spiel jetzt die Zuschauer.

Dawn: (Pause) Du bist sehr groß. Eh, du bist wirklich ein bißchen plump. Em ...

Fritz: Tausch die Plätze. Paß jetzt mal auf. Hat jemand bemerkt, daß sie sehr groß war, als sie aufstand? (Verneinende Stimmen) Keiner. (Zu Dawn) Ist das nicht erstaunlich?

Dawn: Em, nur, wenn man aufsteht und alle anderen sitzen – für mich war das, als ob ich in Lilliput wäre.

Fritz: Bitte?

Dawn: Es war, als ob ich in Lilliput wäre.

Fritz: Ah, das ist etwas anderes. Also, steh auf. Jetzt bist du der Riese und siehst auf uns Lilliputaner herab. (Gelächter) Rede zu uns.

Dawn: (Mit tiefer Stimme) Hallo, ihr da unten. Habt keine Angst vor mir.

Fritz: Fühlst du dich immer noch befangen?

Dawn: Ich habe das Gefühl, ich halte mich zurück.

Fritz: Wo? Was?

Dawn: Hier. (Zeigt auf ihr Becken) Ich bin, ich habe das Gefühl, ich bin sehr mächtig, aber ich erlaube mir nicht, damit herauszukommen.

Fritz: Okay. Setz dich hierhin. Sag Dawn: ›Laß ja nicht deine Macht heraus.‹

Dawn: Laß ja nicht deine Macht heraus.

Fritz: Mach weiter, gib's ihr.

Dawn: Eh, muß ich die Macht sein? Ich bin nur das Publikum.

Fritz: Nennen wir es deine Hemmungen. Du bist dein ›tu das nicht‹.

Dawn: Ich werde deine Macht nicht herauslassen. Hör doch auf mich, ich beschütze dich doch nur. Was denken die von dir, wenn die wissen, wie du über dich selbst denkst? (Tauscht die Plätze) Sie könnten sich vor mir fürchten.

Fritz: Kannst du jetzt statt ›sie‹ ›ihr‹ sagen und zur Gruppe sprechen und ihr das sagen?

Dawn: Ihr könntet euch vor mir fürchten.

Fritz: Noch mal.

Dawn: Ihr könntet euch vor mir fürchten.

Fritz: Jetzt steh auf und sag denselben Satz als Riese.

Dawn: Ihr *würdet* euch vor mir fürchten. (Seufzt) Ihr würdet euch vielleicht nicht vor mir fürchten. Ihr würdet eh, ihr würdet es vielleicht für eine kindische Idee halten. Ihr würdet mich vielleicht auslachen.

Fritz: Okay. Lach Dawn aus. (Sie lacht) Verspotte sie.

Dawn: Du albernes Gör. (Pause) Warum kannst du nicht einfach das sein, was du bist?

Fritz: Okay, steh auf und sag das zu uns. Verspotte uns. Sag uns, wie albern wir sind.

Dawn: Ihr seid ganz schön albern, aber ich ... ich würde es euch nicht sagen. Ich würde euch nicht so verletzen.

Fritz: Sag das noch mal.

Dawn: Ich würde euch nicht so verletzen.

Fritz: Kannst du das Gegenteil tun? Verletze sie. Setz sie in den leeren Stuhl und verletze sie. Bring *sie* zum Heulen.

Dawn: Ihr Dummköpfe. Sucht hier nach Antworten. Habt die Stirn zu glauben, es gäbe überhaupt Antworten. Ihr seht derart blöde aus. So werdet ihr ganz bestimmt nichts herausfinden.

Fritz: Nun sag es wirklich zu den Gruppenmitgliedern.

Dawn: So werdet ihr ganz bestimmt nichts herausfinden. (Sieht sich in der Gruppe um) Und du lächelst immer noch. (Zu Marek)

Marek: Aber ich finde doch etwas heraus! Und du findest eine Menge heraus über dich selbst! Ich habe ganz ähnlich in bezug auf die ganze Situation gefühlt wie du, und wie unecht sie ist. Aber es ist ein langer Weg, und vielleicht ist dies ein Schritt weiter. (Pause) Kein Lächeln.

Fritz: (Zu Dawn) Wie fühlst du dich jetzt?

Dawn: Em ... (seufzt) kleiner.

Fritz: Okay. Ich hätte gern, daß du (zeigt auf Marek) die Unechtheit in den Stuhl da setzt. Sprich zur Unechtheit.

Die Unechtheit sitzt auf dem Stuhl. (Pause) Unechtheit, Unechtheit. Ich muß das Wort fühlen.

Marek: Unechtheit, du kommst daher und erklärst uns alles, was an allem dran ist. Du weißt Bescheid. Du weißt, daß wir nichts wissen. Daß wir etwas über

Fragmente wissen, daß wir vom Weinen und vom Lächeln etwas wissen – daß wir etwas über bestimmte Seiten von uns wissen, aber du weißt alles.

Fritz: Spiel die Unechtheit.

Marek: (Seufzt) Ja, das sind diese unechten Spielchen, die ich gerne mit euren Köpfen spiele, aber sie könnten ja auch etwas bedeuten. Das liegt an euch. Vielleicht bin ich unrecht, aber ich möchte, daß ihr merkt, daß ihr auch unecht seid, vielleicht ... hm, ich bin jetzt gerade selbst unecht, weil ich im Moment nicht fühle ... ja, ich fühle eine enorme Spannung. Ich würde mich gerne an diesem Punkt zurückziehen. Die Unechtheit zieht sich in sich selbst zurück. (Lacht) Unechtheit, ich fühle ein ganz starkes Zittern in mir. Meine ganzen Eingeweide zittern.

Fritz: Du glaubst, das Zittern sei unecht?

Marek: Nein, für die Unechtheit ist es real. Da bin ich doch jetzt, ist doch die Unechtheit. Also (seufzt) wenn ich gerade die Unechtheit bin, dann bin ich richtig stark.

Fritz: Ja. Wart jetzt einen Augenblick, Unechtheit. Ich möchte dir helfen, real zu werden, denn dein Support ist in deinem Zittern. Kannst du dein Zittern tanzen?

Marek: (Geh herum, schüttelt seine Arme) Ja. Etwas davon. Ja. Ein wenig.

Fritz: Gut, geh zurück. Rede noch mal mit der Unechtheit.

Marek: (Seufzt) Ich habe den Kontakt mit dir verloren, Unechtheit. Ich mag mich gern selbst fühlen. Ich fühl mein Herz pochen. Ich sehe nicht ... ich sehe einen Stuhl. Ich fühle Schmerzen in meinen Füßen vom Springen. Das ist ein reales Gefühl. Und ich sehe Leute im Raum – Gordon, Ann, dich selbst. Dich.

Fritz: Wie ist es mit deinem schiefen Grinsen? (Lacht) Jetzt ist es wieder da.

Marek: Ja. Also ich meine, ich ... irgendein Lächeln kann doch möglich sein?

Fritz: Okay, du kennst jetzt eine wunderbare andere Polarität – die Unechtheit und die Umkehrung, das authentische Sein. Laß uns dies abschließen, indem wir das schiefe Grinsen auf den Stuhl da setzen. Rede zu deinem schiefen Grinsen.

Marek: Du schiefes Grinsen, ich mag dich nicht. Hinter dir sind aber schlecht gewachsene Zähne, und als sie zusammengebissen waren, versuchtest du zu lächeln. Ich würde lieber dich sehen – ... ich würde dich noch lieber sehen als das, was du vorher hattest. Es war ein gefährliches Knurren. (Explodiert, stößt den Schemel mit dem Fuß, wirft einen Stuhl.) Diese stinkenden Hitlerschweine! (Irwin hält ihn fest)

Fritz: Okay. Setz dich. Schließ die Augen und achte auf deinen Atem.

Marek: (Pause, Marek atmet tief) Ich bin fünfeinhalb Jahre alt. (Schluchzt, hört dann auf) Nein, ich glaube es nicht. Ich will nicht dahin zurückgehen.

Fritz: Bevor du zurückgehst, komm erst wieder zu uns. Kannst du mich sehen?

Marek: Ja, ich kann dich sehen.

Fritz: Bist du ... siehst du mich wirklich?

Marek: Ja, ich sehe dich.

Fritz: Du siehst, wo du jetzt in Wirklichkeit bist?

Marek: (Pause) Ja, ich glaube.

Fritz: Okay. Dann schließ die Augen. Du bist wieder fünfeinhalb. Was erlebst du da?

Marek: (Seufzt) Wir sind dreißig Kilometer von Warschau entfernt. Sie stecken es in Brand. Es sind Partisanen. Da ist ein fetter SS-Mann. Er hat ein großes rotes Gesicht. Er hebt mich auf seine Schultern. (Seufzt) Nein, nein ...

Fritz: Was siehst du wirklich? Mit geschlossenen Augen. Das ist jetzt sehr wichtig. Hör zu. Versuch nicht, dich zu erinnern. Sei einfach fünfeinhalb Jahre alt und sag mir, was du siehst, fühlst und hörst.

Marek: (Pause) Ich bin fünfeinhalb. (Lacht) Ich spiele mit einem Freund im Garten. (Seufzt) Sie sind überall. Die Partisanen verschleppen uns. Die Deutschen.

Fritz: Siehst du das?

Marek: Ja, ich sehe sie. Sie sind ...

Fritz: Was siehst du?

Marek: Es sind drei. Sie kommen zum Haus. Es ist ein großes Landhaus. Ich muß ... ich möchte hineingehen und alle warnen ... egal, ich weiß, du wirst mich nicht zwingen, dahin zurückzugehen. Tut mir leid. Das war's.

Fritz: Sag das zu mir.

Marek: Nein. Weißt du, ich bin in Kanada, Mann. (Lacht) Das ist es.

Fritz: Du möchtest diese Erinnerung bewahren. Wofür brauchst du diese Erinnerung?

Marek: Um sie mir über den Schädel zu schlagen.

Fritz: Wen möchtest du noch über den Schädel schlagen?

Marek: Jeden. Ich glaube, das habe ich gerade getan. (Pause)

Fritz: Komm zu uns zurück. (Marek sieht sich im Raum um.)

Marek: Hm, wenn ich jetzt feindselig auf euch wirke – – das stimmt. Und eine Menge Haß ist da. Eine Menge Haß auf jeden von euch, aber eine Menge Liebe auch. Nicht viel. Aber etwas ist da.

Fritz: Okay. Schließ die Augen. Geh wieder zurück. Setz dich in deine Zeitmaschine und sei wieder ein Kind.

Marek: Ich bin im Flur von Ulka Vitza, dreißig Kilometer von Warschau entfernt. Es ist ... ich bin in diesem Korridor. Da steht ein Mann am Ende des Korridors. Er malt. Niemand kann an ihn herankommen. (Sieht Fritz an) Du bist der alte Mann, Fritz.

Fritz: Sieh mich an. Bin ich der alte Mann?

Marek: (Lacht) Nein.

Fritz: Setz den alten Mann auf den Stuhl da und vergleich ihn mit mir. Wo sind die Ähnlichkeiten, wo sind die Unterschiede?

Marek: Die Ähnlichkeit ist, daß du alter Mann, als ich fünfeinhalb war ... du bist hinten in der Halle, und ich nähere mich dir. Und Fritz, du stehst für mein Gefühl am Ende einer Straße von Leuten, und ich gehe auch auf dich zu. Du hast graues Haar und er hat graues Haar. Du bist ein Maler und du malst mit allem, was du machst. Du bist ein Bildhauer von Menschen. Und ein Künstler. Und er ist auch ein Künstler.

Fritz: Und wo sind wir verschieden?

Marek: Du sprichst. Und er sprach nie ein Wort.

Fritz: Sag das jetzt zu ihm.

Marek: Du sprachst nie ein Wort. Aber du warst immer so anders, weil du maltest; und das war die Zeit, als ich auch anfing zu zeichnen. Du hast mich gelehrt zu zeichnen. Und ich hab' das Gefühl, du lehrst mich auch etwas. (Pause) Ihr seid zwei verschiedene Leute.

Fritz: Kannst du das jetzt erkennen?

Marek: O ja.

Fritz: Okay. Geh jetzt zurück zu den Deutschen. Zu dem Unbehagen.

Marek: Nein.

Fritz: Was hast du dagegen?

Marek: Ich bin dagegen.

Fritz: Was hast du dagegen?

Marek: Das ist vor langer Zeit geschehen.

Fritz: Du trägst es immer noch mit dir herum.

Marek: Das werde ich wahrscheinlich noch lange tun.

Fritz: Kannst du noch einmal zu der Erinnerung reden? Sag: ›Erinnerung, ich will dich nicht fahren lassen ... ich hüte dich in meinem Herzen Tag und Nacht.‹

Marek: Erinnerung, ich will dich Tag und Nacht in meinem Herzen tragen. Nein, das ist nicht wahr. Nein, ich glaube, es ... (lacht) ich ziehe mich, glaube ich, in die Unechtheit zurück.

Fritz: Tausch die Plätze. Sei die Erinnerung.

Marek: (Seufzt) Marek, du kannst mich nicht loswerden ... ich bin du. Du magst mich. Du fühlst dich dadurch gut. Du fühlst dich dadurch besser als alle anderen. Du hast gelitten, Kind. Darum bleibe ich bei dir ... Alle anderen hatten es leicht. Und du weißt, daß das falsch ist. (Pause)

Fritz: Was ist jetzt?

Marek: Ich eh, dachte – Erinnerung – es ist jetzt nicht wichtig.

Fritz: Sag: ›Leb wohl, Einnerung.‹

Marek: Bis dann! (Lacht)

Fritz: Nietzsche hat einmal gesagt: Erinnerung und Stolz streiten sich. Die Erinnerung sagt, es war so, und der Stolz sagt, so kann es nicht gewesen sein. Und die Erinnerung gibt nach. Seht ihr, wir behandeln die Erinnerung als etwas, was zum Jetzt gehört. Ob die Erinnerung nun wahr oder verzerrt ist, wir haben sie jetzt noch. Wir assimilierten sie nicht. Wir behalten sie uns vor als Schlachtfeld oder Rechtfertigung für irgend etwas. In Wahrheit brauchen wir sie nicht. So, wir wollen für heute morgen Schluß machen.

Die Philosophie des Augenfälligen

Ich würde die Gestalttherapie gerne die Philosophie des Augenfälligen nennen. Wir nehmen das Augenfällige als selbstverständlich hin. Wenn wir es aber ein wenig genauer betrachten, sehen wir hinter dem sogenannten Augenfälligen eine Menge Vorurteile, viel Mißtrauen, viel Aberglauben und so weiter. Um das Augenfällige wirklich zu verstehen, müssen wir es erfassen, und da liegt die größte Schwierigkeit. Wir führen kluge Reden, wir verstecken uns oder wir versuchen, einen wertvollen Beitrag zu liefern, und so weiter.

Ihr habt bemerkt, welche Schwierigkeiten ihr im Umgang mit dem Augenfälligen hattet. Ein Neurotiker ist einfach eine Person, die das Augenfällige nicht sieht. Aber um mit dem Augenfälligen umgehen zu können, muß man es erst einmal erfassen. Gut, und der augenfälligste Faktor für unsere Arbeit ist die Tatsache, daß unsere Existenz sich in zwei Bereichen vollzieht: in der inneren und in der äußeren Welt. Und die innere Welt, die man häufig als Psyche bezeichnet, sieht aus, als sei sie von der äußeren Welt völlig verschieden oder ihr sogar entgegengesetzt. Charakteristisch für diese innere Welt ist eine homöopathische Seinsweise. Die Homöopathie ist ein Zweig der Medizin, dem es um die Wirksamkeit sehr geringer medizinischer Dosen zu tun ist. Was ich also mit der homöopathischen Arbeitsweise der Psyche meine, ist folgendes: Du willst Brot kaufen, also gehst du nicht hinüber zu dem Pelzgeschäft und fragst nach Brot. Das nächste Haus ist die Bank; dort gehst du auch nicht hin und fragst nach Brot. Nein, du probst zunächst. Auch wenn die Probe nur den Bruchteil einer Sekunde dauert. Du überschlägst die Möglichkeit – dies ist der Ort, wo ich Brot kaufen werde. Diese kleine Phantasieprobe spart eine Menge Arbeit. Und auf diese Weise planen wir viel in der Phantasie. Der gesunde Geist ist also eine Art Miniaturausgabe der Realität. Sie entsprechen sich. Sie sind identisch, nur in verschiedenem Maßstab.

Die Gestalt, die in unserer Phantasie entsteht, muß mit der Gestalt in der äußeren Welt übereinstimmen, damit wir zu einer Lösung kommen, mit dem Leben fertigwerden – die Situation abschließen und so weiter. Wenn zwischen beiden keine Verbindung besteht, dann hast du den Menschen, der ständig in der Erwartung von Märchenglück oder in Katastrophen lebt – der davon träumt, daß er reich oder berühmt würde und so weiter; oder ihr lebt in der Katastrophenerwartung, dann stellt ihr euch dauernd vor, ihr würdet bestraft, man könnte euch nicht leiden. Das Fehlen einer Überprüfung, das Fehlen eines Vergleichs mit der Realität addiert sich in den vielen Leiden und den wirklichen Katastrophen im Leben.

Eine Region gibt es in der Tat, wo wir wirklich verrückt sind, wo wir ein wirklich verrücktes »Privatleben« führen – ein inneres Leben, ohne jede Verbindung mit der Außenwelt; und das ist der Traum. Der Traum erscheint euch als Wirklichkeit. Solange ihr träumt, seid ihr wirklich in der Situation. Ihr erlebt sie wirklich als eure eigene Existenz – vor allem, wenn ihr euch selbst gern frustriert; dann habt ihr Alpträume. Ihr wollt mit einer Situation fertigwerden und etwas erreichen – und frustriert euch ständig wieder. Ihr hindert euch daran, das, was ihr wollt, zu erreichen. Aber ihr erfahrt es nicht als euer eigenes Handeln. Ihr erlebt es als eine fremde Macht, die euch hindert.

Gestern haben wir mit dem Schweifen zwischen dem Kontakt zur Außenwelt und dem Kontakt zu euch selbst begonnen. Und wenn ihr einmal den Kontakt zu euch hergestellt habt, öffnet sich irgend etwas in euch. Wenn eine direkte Verbindung, eine direkte Kommunikation zwischen dem Leben und der Welt besteht, dann funktioniert ihr gut – dann sind euch eure Kräfte verfügbar, dann könnt ihr eure eigenen Hilfsquellen heranziehen. Wenn ihr euch jedoch zurückzuziehen versucht und nur in diesen nebelhaften, diesen psychotischen Teil in euch gelangt, in diese Phantasien wie das Computern, das Theoretisieren, das Erklären, das Verkriechen in Erinnerungen, in die Vergangenheit – dann könnt ihr nie zu eurem wahren Selbst kommen. Genau wie Freud nicht zum Selbst kam, sondern immer im Ich steckenblieb. Die einzige Möglichkeit, unsere Träume zu verstehen und voll zu nutzen, ist die, daß wir diese innere Welt der Träume auch als unser Lebens-Script akzeptieren, und zwar als eine viel deutlichere Ausgabe.

Genau wie wir uns im täglichen Leben mit Leuten auseinandersetzen und mit ihnen umgehen, machen wir es in unseren Träumen. Nur das ist das Schöne am Traum – wenn auch der Traum weit mehr Funktionen erfüllt als nur diese –, aber wir können damit beginnen, daß wir den Leuten, die in den Traum gehören, begegnen, und daß jeder Teil des Traumes, jede andere Person, jedes Ding und jede Stimmung Teil unseres auseinandergefallenen Selbst sind. Das ist so wichtig, daß ich es noch einmal neu formulieren möchte. So wie wir heute sind, sind wir auseinandergefallene Leute – Leute, die in Brocken und Fetzen zerfallen sind. Und es hat keinen Sinn, diese Brocken und Fetzen zu analysieren und dadurch noch mehr aufzuspalten.

Was wir in der Gestalttherapie erreichen wollen, ist die Integration aller verstreuten und verleugneten hinausgeworfenen Teile des Selbst und die Wiederherstellung des ganzen Menschen. Ein ganzer Mensch ist einer, der gut funktioniert, der sich auf seine Hilfsquellen verlassen kann, der sein Wachstum da wieder aufnehmen kann, wo er steckengeblieben ist.

Ich möchte also wieder einmal auf der Grundlage der Traumarbeit beginnen, und dazu muß ich folgendes sagen: Wenn ihr einen anderen Menschen trefft, und dieser andere hat das Bedürfnis, euch einen Traum zu erzählen, dann wird er euch diesen Traum als Geschichte erzählen. Das ist der erste Schritt – die Geschichte. Der zweite Schritt ist die Wiederbelebung des Traumes, und die erreichen wir durch eine grammatische Veränderung. Anstatt eine Geschichte zu erzählen, erzählen wir ein Drama. Und das tun wir, indem wir einfach die Zeitform der Vergangenheit in die der Gegenwart umwandeln. ›Ich klettere auf einen Berg. Da kommt das und das.‹ Der dritte Schritt besteht darin, daß wir den Regisseur spielen; wir bestimmen das Bühnenbild. ›Hier ist der Berg. Hier bin ich.‹ Ihr merkt, so langsam bekommen wir eine lebendige Darstellung des Traumes. Und häufig entdecken wir dadurch einiges von dem Leben des Traumes. Wir beginnen zu verstehen: wir sind der Autor, wir sind der Regisseur. Also können wir den nächsten Schritt unternehmen und noch mehr tun. Wir sind nicht nur der Autor und der Regisseur, wir sind auch die Schauspieler und die Kulissen und alles, was da ist. Und dann sehen wir: viele Auseinandersetzungen werden möglich. Das sind viele Gelegenheiten für die folgenden zwei Dinge: das eine ist die Integration der Konflikte und das andere ist die Identifikation mit den abgespaltenen Teilen. Wenn wir Teile von uns abgestoßen haben – wenn wir uns nicht mehr gehören –, dann gewinnen wir sie zurück, wenn wir uns wieder mit ihnen identifizieren, wenn wir wieder zu diesen Teilen werden. Wir müssen der Bösewicht und der Dämon werden und der Tatsache ins Auge sehen, daß sie lauter projizierte Teile von uns sind.

Wir wollen uns jetzt mit dem Gedanken der Projektion auseinandersetzen. Projektion bedeutet die Verleugnung eines Teils von uns, der dann in der Außenwelt, in unserer persönlichen Umwelt, erscheint und aufhört, ein Stück von uns zu sein. Sicher, die Wiederaneignung dieser Teile ist häufig unangenehm. Wir wollen nicht sehen, daß wir eine Kloake oder ein Polizist sind. An dieser Stelle wird der Gedanke wichtig, daß wir lernen müssen zu leiden; zu leiden an der Idee, daß wir eine Kloake oder ein Polizist sein könnten – bis plötzlich deutlich wird, daß irgendwo in diesen Projektionen wertvolle Energien verborgen liegen. Die können wir assimilieren und uns wieder zu eigen machen. Zum Traum ist noch vieles zu sagen, was ich jetzt nicht alles ansprechen will. Wichtig ist aber eines: Ihr braucht nicht mit dem ganzen Traum zu arbeiten. Auch wenn ihr nur ein Traumbild nehmt und euch mit nur wenigen Teilen daraus wieder identifiziert, werdet ihr jedesmal, wenn ihr etwas assimiliert habt, wachsen – ihr werdet eure Kräfte vermehren. Ihr beginnt euch zu verändern.

So, wir wollen jetzt zunächst ein wenig mit kleinen Stücken und Beispielen arbeiten. Laßt uns mit einigen von euch die vier Stadien durchlaufen, einfach, um zu begreifen, daß wir systematisch damit arbeiten können und daß dann etwas passiert. Wer möchte den Versuch machen?

Russ: Ich war auf diesem Berg da, der sah ähnlich aus wie die Hügel hier, und da war ein Freund von mir, ein guter Freund, und er hockte auf seinen Fersen. Und er schien ganz okay. Und er hatte einen Topf und einen blauen Teller und eine Art Schüssel, und alles war irgendwie in einer Reihe aufgestellt.

Fritz: Gut. Geh jetzt den nächsten Schritt. Erzähl den ganzen Ausschnitt des Traumes – ich nehme an, es war nicht der ganze Traum –, bring das Ganze, den gleichen Ausschnitt, in die Gegenwart.

Russ: Chris sitzt – du sitzt direkt vor mir. Auf den Fersen. Und direkt vor dir sehe ich den Topf und einen blauen Teller und eine Schüssel. (Zu Fritz) Soll ich den Rest noch erzählen?

Fritz: Nein. Ich möchte nur Ausschnitte nehmen, damit du daraus eine Szene machen kannst. Mach ein Spiel daraus. Hier ist deine Bühne. Wo sitzt er, wo ist der Teller und so weiter.

Russ: Chris, hier ist Chris, hier ist der Topf, der Teller, und diese Schüssel, und dann sind im Hintergrund die Berge, und hier herum wächst so eine Art Stroh, oder trockenes Gras. Ich stehe genau hier und schaue hin. Ich bin diesen Pfad heraufgekommen, der um die Berge herumläuft. Und jetzt bleibe ich stehen.

Fritz: Kannst du das nochmal machen? Ich glaube, du bist etwas faul. Steh auf und bau wirklich die Szene auf, zeig uns das ganze Drama.

Russ: Der Pfad – kommt hier herauf und führt weiter ...

Fritz: Wo, wo?

Russ: Bitte?

Fritz: Führ ihn weiter um den Hügel herum.

Russ: Bis gleich, Chris.

Fritz: Okay.

Russ: Da ist er wieder. (Geht im Kreis, bleibt vor dem heißen Stuhl stehen.)

Fritz: Sieh jetzt nicht auf mich. *Du* produzierst, du sprichst zu den verschiedenen Schauspielern. Du bist jetzt der Produzent.

Russ: (Fährt zusammen) Was ist denn da los? Der Topf, der Teller und die Schüssel. Was macht ihr? (Wird zu Chris) Sieh her. (Er nimmt die Dinge und zeigt mit blitzschnellen Handbewegungen, wie er sie akrobatisch hin- und herwirft.) Schau hin. Was, denkst du wohl, ist unter dem Topf? Der blaue

Teller. Was, denkst du wohl, ist unter dem blauen Teller? Der Topf.

Fritz: Okay. Jetzt werde zu allen verschiedenen Schauspielern. Du wirst dein Freund, du wirst der Teller, du wirst der Pfad. Und wenn dir das Schwierigkeiten macht, dann fang so an: ›Wenn ich der Pfad wäre, würde ich die und die Existenz haben.‹ Laß dich warnen: *einen* großen Fehler kannst du machen. Nämlich interpretieren. Wenn du anfängst zu interpretieren, bist du verloren. Dann machst du ein intellektuelles Freudsches Spielchen daraus, und dann wirst du bestenfalls einige sehr interessante Einsichten in einen intellektuellen Aktenschrank ablegen und dafür sorgen, daß sich nichts verändert. Interpretiere nichts, sei einfach das Ding, sei der Teller, sei der Topf, sei dein Freund.

Russ: (Chris) Russ, sieh her. Sieh, was ich kann. Sieh, ob du das so gut wie ich kannst. Das ist irgendwie toll.

Fritz: Jetzt würde ich zum Beispiel, wenn wir wirklich an ihm arbeiteten, zu ihm sagen: dreh dich um ...

Russ: Meinst du, jetzt?

Fritz: Dreh dich um. Sei derselbe und spiel das den Zuschauern vor.

Russ: (Zur Gruppe) Seht her. Seht zu, ob ihr es so schnell könnt wie ich. Es ist ganz verdammt schnell. Was, denkt ihr, ist jetzt unter diesem Topf? Der Teller, nicht? Okay, und was, meint ihr wohl, ist wohl jetzt unter dem Teller? Der Topf. Was, meint ihr, ist unter dem Topf? Der Teller, alles zur gleichen Zeit.

Fritz: Seht ihr jetzt, wie anders als der ängstliche Junge von gestern er sich heute benimmt? Fühlst du dich jetzt in deiner Rolle wohl?

Russ: Ich fühle mich wohl und als ob ich irgendwas ganz unheimlich vermeide.

Fritz: Gut. Sei also das andere. Sei der Pfad.

Russ: Okay. (Pause) Ich bin der Pfad.

Fritz: Was ist dein Ziel, Pfad? Wie siehst du aus und wie bist du?

Russ: Ich bin ein Pfad. Ich bin auf diesem Berg. Ich bin ein hübscher Pfad, bequem. Ich bin nicht schwierig zu begehen.

Fritz: Sag das noch einmal.

Russ: Ich bin nicht schwierig zu begehen. (Pause) Zu meinen Seiten ist viel schöne Landschaft. Hübsche Stellen, einige Campingplätze. Ich, eh, gehe hoch zur Spitze des Berges. Die Leute wandern auf mir zur Spitze.

Fritz: Sag das noch einmal.

Russ: Die Leute wandern auf mir zur Spitze. (Pause) Das tut weh.

Fritz: Du siehst. Du hast nicht interpretiert. Da kam etwas durch.

Russ: Russ geht auf mir, aber er ist stehngeblieben. Er ist jetzt bei Chris. Er ist immer noch auf mir.

Fritz: Gut. Jetzt haben wir eine deutliche Auseinandersetzung, die wir benutzen können. Setz dich her. Wir unterbrechen den Traum jetzt mit einer kleinen Auseinandersetzung. Du bist der Pfad, und da ist Russ. (Zeigt auf den leeren Stuhl) Und ihr redet miteinander. Schreib das Drehbuch.

Russ: (Pfad) Ich weiß, du gehst auf mir. Du bist gar nicht so schlecht. Deine Stiefel sind irgendwie schwer, schwerer als die meisten.

(Wird zu Russ) Ja, ich glaube, das muß so sein, damit sie mich gut vorwärtstragen. (Pfad) Du nutzt mich ab. Ich, du, du bist ziemlich viel auf mir herumgelaufen, Junge, mit schweren Stiefeln. Warum gehst du nicht runter von mir? Warum brauchst du einen verdammten Pfad? Quatsch, du brauchst mich nicht. Du hast deine großen Stiefel, mach deinen Kram alleine.

(Russ) Wenn ich von dir heruntergehe, Pfad, dann gehe ich vielleicht verloren. Ich falle vielleicht hin. Du bist sicher. Du bist eben – alles ist vorbereitet. Hier ist schon jemand anders gegangen und, wie ich schon sagte, ich kann nicht verlorengehen.

Fritz: Gut, hier möchte ich unterbrechen. Du merkst, daß schon etwas geschehen will. Du fühlst, daß du irgendwie aufgewühlt bist.

Russ: Ja.

Fritz: Wir tippen nur ein kleines Stück von einem Traum an, wir arbeiten nur ein kleines bißchen daran. Ich glaube in der Tat, wenn man einen Traum nimmt und ihn vollständig bearbeitet, dann ist das alle Therapie, die nötig ist. Es ist nur in der Regel so: bist du erstmal dabei, etwas mehr von deiner Persönlichkeit zu entdecken, dann kommt gleich ein anderer Traum hoch, der dir eine weitere existentielle Botschaft schickt. Da liegt für mich die Bedeutung des Traums – er ist eine existentielle Botschaft. Er ist nicht nur eine unvollendete Situation, er ist nicht allein ein akutes Problem, er ist nicht allein ein Symptom oder ein Charakterzug. Er ist ein existentielles Zeichen, eine Botschaft. Er betrifft unsere gesamte Existenz, unser gesamtes Drehbuch. Okay, nehmen wir jemand anders. (Ann geht zum heißen Stuhl.) Du heißt?

Ann: Ann. Es ist ein Traum, den ich häufig träume, mit kaum wechselnden Einzelheiten, und er ist nicht...

Fritz: Wir unterbrechen noch einmal. Das sind die wichtigsten Träume; und hier vertrete ich einen völlig anderen Standpunkt als Freud. Freud sah die zwanghafte Wiederholung – daß man etwas ständig und dauernd wiederholen muß –, und er hielt sie für eine Funktion des Todestriebs. Ich bin überzeugt, daß diese Wiederholungsträume den Versuch darstellen, eine Lösung zu finden, zu einem Schluß zu kommen. Wir müssen den Widerstand aus dem Weg räumen, so daß der Mensch die Situation vollenden, die Gestalt schließen und dann zur weiteren Entwicklung vordringen kann.
Und ihr könnt sicher sein: wenn es einen Wiederholungstraum gibt, dann geht es um ein wesentliches existentielles Problem.

Ann: Ich fahre mit dem Zug, mit einer Gruppe. Wir sind alle irgendwohin unterwegs – ich weiß nicht wohin. Aber wir halten auf einer Station, und ich verlasse die Gruppe. Mein Mann gehört in der Regel zu der Gruppe, und ihn verlasse ich auch. Er geht woandershin. Ich fahre allein in einem anderen Zug weiter. Und bald merke ich, daß ich vergessen habe, wohin ich fahren will. Wenn ich dann versuche, mich zurechtzufinden, dann merke ich, daß ich mich auch nicht erinnern kann, wo ich gewesen bin, so daß ich mich auch nicht nach rückwärts orientieren kann.

Fritz: Okay, laß uns am Anfang anfangen. Den ersten Schritt hast du schon übersprungen, du hast die Geschichte in der Gegenwart erzählt. Jetzt gestalte die Szene.

Ann: Ich reise in einem Zug mit einer lose zusammengehörigen Gruppe. Ich weiß eigentlich nicht ... ich empfinde diese Leute nicht als Freunde oder Feinde oder Fremde oder irgend etwas Besonderes. Wir fahren einfach zusammen und sitzen irgendwie in der Gruppe beieinander. Wir ruckeln so etwas mit der Bewegung des Zuges. (Hält inne und schaukelt mit ruckelnden Bewegungen.) Ich habe auch nicht das Gefühl, daß wir irgendwie miteinander reden oder daß wir an einen bestimmten Ort fahren. Wir bewegen uns einfach vorwärts. Wir kommen zu dieser Station, und die Gruppe scheint sich irgendwie zu zerstreuen. Wir verlassen den Zug.

Fritz: Kannst du jetzt der Regisseur sein und jedem genau sagen, was er tun muß? Ich sehe, daß du wieder auf deinem Hintern sitzen geblieben bist, nicht den Zug verlassen hast und nicht angefangen hast, Verbindung aufzunehmen.

Ann: Okay. Wir steigen jetzt aus dem Zug. Und wir kommen auf einen großen Bahnhof mit mächtigen Säulen – es ist einer dieser hohen alten Bahnhöfe aus grauem Stein mit riesigen Säulen. Und wir gehen nicht richtig in einen Raum. Wir stehen irgendwie draußen in dem hohen Foyer mit diesen Säulen. Und ich stehe ziemlich nahe an dieser Säule und rede zu niemandem. Ich fühle die übrige Gruppe um mich herum, aber wir sind nicht, eh, nicht richtig zusammen.

Fritz: Gut. Darf ich vorschlagen, daß du die Säule herausgreifst? Spiele die Säule und spiele den Bahnhof. Wenn du eine Säule wärest, was für eine Existenz hättest du?

Ann: Wenn ich eine Säule in diesem riesigen alten Bahnhof bin, sehe ich eine Menge Leute kommen und gehen. Manche scheinen zu wissen, wohin sie gehen, und manche stehen sehr nahe bei mir, um eine Stütze zu finden. (Fängt an zu weinen)

Fritz: Da beginnt etwas zu geschehen. Sei jetzt der Bahnhof.

Ann: Ich bin ein großer alter solider Bahnhof. Eine Menge Leute kommen durch mich durch ... und ich gebe ein bißchen Geborgenheit. Ich bin sozusagen ein Ort für Leute, wenn sie irgendwie, wenn sie ankommen oder wenn sie irgendwohin fahren. Wenn Menschen hereinkommen möchten, habe ich Essen für sie und Ruheräume und Plätze, wo sie sitzen und, und sich wohlfühlen können.

Fritz: Okay, laß uns das für eine Auseinandersetzung benutzen. Setz dich hierher. Du bist Ann, und das da ist der Bahnhof. Ihr redet miteinander. Ich nehme an, ihr habt bereits gemerkt, wieviel von der Persönlichkeit durch die verschiedenen Wesen ausgedrückt worden ist. Ich nenne sie nicht Symbole, es sind Grundzüge, Extrakte der Persönlichkeit.

Ann: Ich bin zu dir, Bahnhof, mit dem Zug gekommen und bin hier mit der Gruppe ausgestiegen, aber ich bin nicht hineingekommen, (wischt sich ihre Augen) wo ich vielleicht Geborgenheit finden könnte (schluchzend) oder jemanden, der nach mir sehen würde.

(Bahnhof) Warum wolltest du das nicht? Warum wolltest du nicht Rast machen und dich hinsetzen und etwas essen und vielleicht ausruhen, bevor du weiterfuhrst? Dafür sind die Bahnhöfe da.

(Ann) Ich habe etwas Angst vor dem Rasten und Geborgensein. Ich habe das Gefühl, ich müsse in Gang bleiben, sogar dann, wenn ich nicht weiß, wohin ich mich bewege.

(Bahnhof) Warum mußt du ... es ergibt keinen Sinn, daß du dich dauernd fortbewegst, in einen anderen Zug steigst und ihn irgendwo wieder verläßt und nicht einmal weißt, wo du gewesen bist und wohin du fährst oder ... hier hast du Freunde, und du läßt sie hinter dir.

Fritz: Gut, das klingt schon ein wenig nach einer existentiellen Botschaft. Okay, so weit möchte ich gehen.

Madelines Traum

Als ich mit Freud und der Psychoanalyse brach, habe ich als erstes ein Buch geschrieben, das den Titel trägt *Ego, Hunger und Aggression*, und da habe ich, möchte ich sagen, drei von Grund auf neue Theorien aufgestellt – die Bewußtheitstheorie, die Theorie des Ichs und die Aggressionstheorie. Ihr wißt, daß die Bewußtheitstheorie unter Namen aller Art weithin übernommen wurde – als Encountergruppen, Bewußtseinserweiterung und so weiter. Die Aggressionsidee wird schon zur Masche in den Vereinigten Staaten. Zum Beispiel wird ein kleines Quantum Aggression als nicht böse, sondern als biologische Funktion des Organismus akzeptiert. Speziell als Funktion der Zähne und der Assimilation. Aggression wird zu häufig mit Feindschaft und dergleichen gleichgesetzt. Ich möchte nicht in die Einzelheiten dieser Theorie gehen – ich möchte nur erwähnen, daß diese Aggression benötigt wird, um die Welt zu assimilieren. Wenn wir das Vorhandene nicht assimilieren, können wir es nicht zu einem Teil von uns machen. Es bleibt ein Fremdkörper in unserem System – etwas, was Freud als Introjektion bezeichnete. Und das führt uns zu der Ich-Theorie. Freud sah das Ich als Konglomerat fremder Substanzen, die, träfe das zu, für immer ein Konglomerat von Fremdkörpern in unserem Organismus bleiben würden. Hier ist wieder ein Punkt, wo die Vorzüge der Gestalt sichtbar werden. Eine Gestalt ist immer in Vordergrund und Hintergrund differenziert, und die Beziehung des Vordergrunds zum Hintergrund heißt ›Bedeutung‹. Mit anderen Worten, sobald du etwas aus seinem Zusammenhang reißt, verliert oder verzerrt das, nach meiner Idee, seine Bedeutung. Und diese Figur/Hintergrund-Beziehung trifft sehr stark auf das Ich zu. Das Ich ist das Identifikationssymbol. Laßt mich die beiden Zusammenhänge vergleichen.

Der ganze semantische Ansatz ist schief. Es gibt nur zwei bekannte semantische Ansätze. Einer ist der sogenannte absolute Ansatz – ein Ding bedeutet das, was es ist, oder als was es durch das Lexikon definiert ist oder so. Ein Baum bedeutet genau das, als was er beschrieben wird, das sogenannte absolute Zeichen. Der andere ist die »Alice-im-Wunderland«-Semantik. Ein Ding bedeutet das, was ich ihm an Bedeutung zumesse. Der Gestaltansatz ist anders. Er sagt: eine Bedeutung ist eine Augenblicksschöpfung der Beziehung von der Vordergrundfigur zum Hintergrund. Mit anderen Worten, sobald du etwas aus seinem Zusammenhang reißt, verliert oder verzerrt es seine Bedeutung. Nimm das Bild der Königin. Im Zusammenhang eines Schachspiels ist sie ein geschnitztes Stück Holz. Im Zusammenhang des Britischen Weltreiches ist sie eine Person, von der man erwartet, daß sie Millionen regiert. Wenn also die absolute Semantik recht hätte, könntet ihr das Stück Holz vom Schachbrett nehmen und auf den Thron von England setzen, oder wir könnten die Königin Elisabeth nehmen und sie auf das Schachbrett stellen. Das sähe etwas komisch aus, nicht war?

Jetzt seht, wie das zu unserer gesamten Neurosenbehandlung hinführt. In einer Neurose sind Teile der Persönlichkeit abgespalten. Wenn ihr euch mit diesen abgespaltenen Teilen identifiziert, können wir anfangen, die verleugneten Teile zu assimilieren, und wieder wachsen – zu einem ganzen Menschen werden. Es ist sehr interessant, daß zum Beispiel einige primitive Stämme, die nicht zwischen dem Selbst und der Welt differenzieren, das Wort ›Ich‹ nicht kennen. Sie sagen ›Hier‹. Hier ist Licht, hier ist Hunger, hier ist Zorn, hier ist ein Gedanke, hier ist ein Tier. Und auch ein Kind hat wirklich Mühe, das Wort ›Ich‹ zu begreifen. Es sagt: »Carl ist hungrig.« Es nennt sich noch selbst bei dem Namen, der ihm gegeben ist.

Jetzt würde ich gerne die Idee von Traumarbeit und Identifikationsarbeit integrieren. Wer möchte also an einem Traum arbeiten? (Madeline kommt nach vorn – ein schönes schwarzhaariges französisches Mädchen.) Dieses Mal möchte ich, daß du wenn irgend möglich immer wieder zu deiner Erfahrung zurückkehrst. Jetzt gerade – was fühlst du jetzt gerade?

Madeline: Em ...

Fritz: Du fühlst ›em‹. Halte Augen und Ohren offen. Jeder Hinweis muß aufgenommen werden.

Madeline: Ich habe das Gefühl, ich müßte meine Schuhe ausziehen. (Lacht) Ich fühle das Bedürfnis, barfuß zu sein, wenn ich meinen Traum erzähle.

Fritz: Okay.

Madeline: Em. Den Traum habe ich, erlebte ich, als ich sehr jung, vielleicht acht Jahre alt war, und ich habe ihn auch kürzlich erlebt. Ich stehe an der Küste. Das Ufer ist irgendwie sandig und weich, und um mich herum ist Wald. Vor mir ist ein See, der rund ist. Da wo ich stehe, sehe ich nicht das andere Ende des Sees, aber der See ist sehr rund, das weiß ich, oder ich entdecke es später. Aber ich fühle, daß er sehr rund ist, sehr kreisförmig, und kein buchtenreiches Ufer hat. Es ist ein sehr sanfter See, und das Licht ist sehr schön. Sonne ist nicht da, aber der Himmel ist sehr hell.

Fritz: Ja. Ich möchte ein wenig an dem Traum arbeiten. Sei der See. Und, See, erzähle mir deine Geschichte.

Madeline: Eh, ich bin ein runder, runder See. Ich fühle mich irgendwie vollkommen, ein vollkommener See. Ich, mein Wasser ist sehr gut und fühlt sich weich an.

Fritz: Zu wem sprichst du?

Madeline: Zu mir selbst.

Fritz: Gut, du kennst das dritte Gesetz in der Gestalttherapie. Tu den anderen an, was du dir selbst antust. Rede zu uns.

Madeline: Em . . .

Fritz: Du bist der See.

Madeline: Ich bin der See. Ihr möchtet in mich hineinkommen, in meinen See, in diesen See, weil es sehr schön ist, und das Wasser sehr . . .

Fritz: Das zweite Gesetz in der Gestalttherapie – sage nicht ›es‹, sage ›ich‹ oder ›du‹.

Madeline: Em . . . (Bewegt sich ein wenig)

Fritz: Du merkst, ich fange an, sehr dienstlich zu werden.

Madeline: Ihr möchtet in mich hineinkommen. Ihr könnt leicht in mir schwimmen, und auf meinem Grund ist nichts Schlammiges. Mein Grund ist reiner Sand. Und wenn ihr in die Mitte von meinem See kommt, dann ist da eine Überraschung. Da ist etwas, von dem ihr nicht wißt. Es könnte euch erschrecken, vielleicht würdet ihr es auch sehr gern mögen, aber es gibt etwas in der Mitte von mir, in dem See, das ist sehr seltsam, und ihr müßt schwimmen oder rudern, um es zu erreichen. Ihr seht es nicht vom Ufer aus, es lohnt sich also, dahin zu schwimmen, um es zu sehen. (Lacht)

Fritz: ›Es‹ zu sehen?
Madeline: Mich zu sehen. (Lacht)
Fritz: Sag das noch mal zur Gruppe.
Madeline: Es lohnt sich, in mir zu schwimmen oder ein Boot zu nehmen, aber kein Motorboot.
Fritz: Wer ist ›es‹? ›Es‹ lohnt sich.
Madeline: Eh, lohnt es sich für dich?
Fritz: Wer ist ›es‹? ›Es‹ lohnt sich.
Madeline: Das . . . es lohnt sich . . .
Fritz: Sag nicht ›es‹. Probier mal ›ich‹. ›Ich‹ lohne mich.
Madeline: Ich. Ich lohne mich – daß ihr schwimmt oder ein Boot nehmt und seht, was in der Mitte des Sees ist, denn es ist eine Überraschung.
Fritz: ›Es‹ ist eine Überraschung?
Madeline: Eh, ich bin eine Überraschung. Vielleicht begreift ihr aber die Überraschung nicht. Es ist ein, ich habe in . . . der Mitte von meinem See, ich habe eine Statue da. Es ist ein kleiner Junge, und er gießt Wasser aus . . . aber viele Leute . . . wenn ich in den See gehe und komme, um das Wasser zu trinken, wache ich auf, also vielleicht . . .
Fritz: Warte, halte. Schließ deine Augen. Träume weiter. Aufwachen ist nämlich ein schöner Trick, um die Lösung des Traumes zu blockieren.
Madeline: Das . . .
Fritz: Du bist zu uns zurückgekommen. Hast du weitergeträumt?
Madeline: Denselben Traum? Es dauerte lange, bis ich zu dem Traum kam. Ich sah das Licht in meinen Augen und fühlte mich, mich sehr geschäftig.
Fritz: Gestikuliere das. Mach weiter.
Madeline: Sehr geschäftig. (Bewegt die Arme und lacht)
Fritz: Tanze es. (Sie vollführt einen Tanz vor allem mit Armbewegungen) Gut. Laß uns jetzt die Geschichte der Figur, der Statue hören. Du bist jetzt die Statue.
Madeline: Ich bin die Statue in der Mitte des Sees.
Fritz: Zu wem sprichst du?
Madeline: Ich habe versucht, zu Helen zu sprechen. (Lacht) Ich bin grau und sehe irgendwie, eh, ganz schön klassisch aus. Ich sehe aus wie die meisten kleinen Statuen

von kleinen Jungen, die man überall sehen kann. Und ich halte ein Gefäß. Es ist eine Vase, die einen schmalen Hals und einen breiten Boden hat.

Und ich halte sie, und ich gieße sie aus, obwohl ich im Wasser bin – ich gieße das Wasser in den See. Ich weiß nicht, wo dieses Wasser herkommt, aber es ist überaus rein, und es würde auch richtig wohl tun, wenn ihr es trinken würdet. Ihr würdet euch schon am ganzen Körper wohl fühlen, weil ihr das Wasser von dem See um euch hättet, in dessen Mitte ich sitze. Und das Wasser um euch herum ist richtig gut. Aber dann möchte ich wirklich, daß ihr das Wasser trinkt, das ich aus meinem Gefäß gebe, weil es euch auch innen ein wirklich gutes Gefühl gibt. Aber manchmal, ich weiß nicht warum, könnt ihr es nicht trinken; ihr kommt hin, um zu trinken – ihr seid ganz vergnügt und schwimmt, dann wollt ihr es trinken und dann könnt ihr es nicht trinken. Ich kann mich nicht zu euch hinunterbeugen. Ich kann nur mein Wasser weiter ausgießen und hoffen, daß ihr herkommen und es trinken könnt.

Fritz: Sag den letzten Satz noch mal zu uns.

Madeline: Ich kann nicht hinunterkommen und euch das Wasser geben. Ich kann es nur weiter ausgießen und hoffen, daß ihr herkommen und es trinken könnt. Ich kann es nur weiter ausgießen.

Fritz: Okay. Spiel jetzt das Wasser. Erzähl uns. Du bist jetzt das Wasser.

Madeline: In dem Gefäß?

Fritz: Ja, das Wasser in dem Gefäß. Wie ist dein Drehbuch? Was hast du für eine Geschichte, Wasser?

Madeline: (Pause) Ich weiß nicht viel über mich.

Fritz: Noch mal.

Madeline: Ich weiß nicht viel über mich. (Pause, fängt an zu weinen) Ich komme. Ich weiß nicht, wie ich komme, aber ich weiß, daß ich gut bin, das ist alles, was ich weiß. Ich hätte gerne, daß ihr mich trinkt, weil ich weiß, daß ich gut bin. Ich weiß nicht, woher ich komme ... ich bin in dieser großen Vase. Es ist eine schwarze Vase.

Fritz: Steh jetzt auf. Sag es jedem von uns. Steh auf. Geh

zu jedem von uns und sag es uns. Du bist das Wasser.

Madeline: (Schluchzend und schniefend) Ich bin Wasser in einer Vase, und ich weiß nicht, woher ich komme. Aber ich weiß, daß ich gut zu trinken bin. Ich bin Wasser in einer Vase.

Fritz: Gebrauch jetzt deine eigenen Worte.

Madeline: Ich sehe aus wie Wasser, und sie nennen mich Wasser, und ich bin nur hier in der Vase. Und es ist kein Loch in der Vase. Ich weiß nicht wo, niemand, ich bin die ganze Zeit da, ich fließe einfach heraus, und ich hätte gerne, daß ihr mich trinkt.

Fritz: Geh zum Nächsten.

Madeline: Ich bin da und ich bin weiß und rein, und wenn du mich fragst, wo ich herkomme, kann ich es dir nicht sagen. Aber es ist ein Wunder, ich komme ständig heraus, nur damit du mich trinken kannst. Du mußt aus dem anderen Wasser heraussteigen und herkommen. (Geht zur nächsten Person und schluchzt) Ich bin in einer Vase, und ich weiß nicht, wo ich herkomme, aber ich komme dauernd heraus, und du mußt mich trinken, jeden einzelnen Tropfen.

Fritz: Was tust du jetzt gerade mit dir?

Madeline: Ich halte mich fest.

Fritz: Mach es mit mir. (Geht zu ihm und reibt seine Arme) Okay. Setz dich. So, was erfährst du jetzt?

Madeline: Ich habe das Gefühl, ich habe etwas entdeckt.

Fritz: Ja? Was?

Madeline: Ich dachte immer, ich dachte von diesen Träumen, ich dachte immer, das Wasser in der Vase wäre der Geist, das Spirituelle.

Fritz: Mmhhmm.

Madeline: Die Schönheit von, von Geburt und ... für mich ist das so ein Mysterium, die Schönheit des Lebens, und ich dachte, die Vase wäre ein Geheimnis, und ich wäre nicht hoch genug, um das Wasser zu trinken. Daher wachte ich auf. Als ich sehr klein war, quälte es mich nicht – ich hatte einfach Spaß am Schwimmen. Es störte mich nicht, daß ich das Wasser nicht trank, sondern aufwachte. Aber als ich älter wurde,

	wurde ich immer zorniger, daß ich das Wasser nicht trinken konnte.
Fritz:	Gut. So weit will ich nur gehen. Du siehst, es ist wieder das gleiche, was wir mit Träumen schon gemacht haben. Keine Interpretation. Du weißt alles; du weißt viel mehr als ich, und meine ganze Interpretation würde dich nur irreführen. Es ist wieder nur eine Frage des Lernens, der Entdeckung deines wahren Selbst.

Alles ist ein Bewußtheitsprozeß

Jetzt ist wohl die Zeit gekommen, daß wir so weit sind, die Stücke alle zusammenzufügen und zu sehen, ob wir an den Kern des Ansatzes herankommen können. Und der innerste Kern ist natürlich das Verlangen, die Welt als eine Einheit sehen zu können. Ihr könnt es mit Hilfe der Religion tun – indem ihr sagt: alles ist von Gott erschaffen. Dann steht ihr aber immer noch mit dem Schritt zwischen Gott und der Welt da, und mit dem Zweifel, ob die Welt Gott erschaffen hat oder Gott die Welt. Wenn wir indessen die drei Dimensionen – Ausdehnung, Dauer und Bewußtheit – in Erwägung ziehen, dann können wir sagen: alles ist ein Bewußtheitsprozeß. Wir zögern immer noch, die Bewußtheit der Materie zuzuordnen, wir sind so daran gewöhnt, zu glauben, die Bewußtheit sei im Gehirn beheimatet. Es ist am Anfang sehr schwierig, sich vorzustellen, daß die ganze Welt – und wir bekommen immer mehr wissenschaftliche Beweise dafür – immer über Bewußtheit verfügt.

Also, alles ist ein Bewußtheitsprozeß. Laßt uns davon ausgehen. Ich bin mir bewußt. Du bist dir bewußt. Dieser Stuhl ist sich meiner bewußt – vielleicht in einem Billionstelbruchteil eines Billionstel einer Bewußtheitseinheit. Aber ich bin sicher, daß Bewußtheit vorhanden ist. Sobald wir das akzeptieren, beginnt eine weitere Spaltung, die zwischen dem Objektiven und dem Subjektiven, zusammenzubrechen. Das Subjektive ist immer Bewußtheit und das Objektive ist der Inhalt der Bewußtheit. Wir müssen uns bewußtmachen, daß uns nie nichts bewußt ist. Ohne Bewußtheit ist nichts. Es gibt also einen Kontrast zwischen dem Existenten und dem Nichtexistenten oder dem Nichts. Bewußtheit ist immer mit der gegenwärtigen Erfahrung verknüpft. Wir können uns unmöglich der Vergangenheit bewußt sein, wir können uns unmöglich der Zukunft bewußt sein. Wir sind uns der Erinnerungen bewußt, wir sind uns der Vorahnung bewußt und der Zukunftspläne; aber wir sind uns hier und jetzt bewußt – das ist ein Teil des Bewußtheitsprozesses.

Die entscheidende Bewußtheit ist die der Einzigartigkeit eines jeden von uns. Wir erfahren uns selbst als etwas Einmaliges, ob wir es nun Persönlichkeit oder Seele oder Wesen nennen. Und wir sind uns auch bewußt, daß uns ständig etwas anderes bewußt wird, daß wir zu einer anderen Zeit an einem anderen Ort sind. Daher versuchen wir immer zu erfassen und zu bestimmen – und wir beginnen in der Gestalttherapie immer mit dem Gedanken: Wo bist du? Wo bist du zeitlich, wo bist du örtlich. Bist du ganz hier, oder bist du zu Hause und kümmerst dich um ein unerledigtes Geschäft? Und wo bist du in deiner Bewußtheit? Bist du in Kontakt mit der Welt, bist du in Kontakt mit dir, bist du in Kontakt mit dem Zwischenbereich – der Phantasie, die einem vollkommenen Kontakt mit dir oder der Welt entgegensteht?

Wenn wir mit der Welt in Kontakt sind, dann geschieht etwas. Zum Kontakt mit der Welt werden wir veranlaßt durch eine auftauchende Gestalt, ein auftauchendes Bedürfnis, eine auftauchende unabgeschlossene Situation. Und wenn wir mit der Situation nicht fertig werden können, dann suchen wir Support – etwas oder jemanden, der uns bei der Bewältigung hilft. Und diesen Support können wir uns verschaffen, entweder durch Manipulation der Umwelt oder durch Hilferufe, oder dadurch, daß wir hilflos spielen, die Heulsuse spielen oder daß wir die Umwelt kontrollieren. Oder wir bekommen Support von innen – wir ziehen uns auf der Suche nach Support in uns zurück. Und wenn wir uns zurückziehen, finden wir immer etwas. Vielleicht finden wir Support von unserem Selbst, vielleicht auch nur aus der Phantasie. Diese Hilfe muß aber sorgfältig geprüft werden, denn sie kann eine Katastrophenerwartung sein. Diese Hilfe sagt dann vielleicht: faß das nicht an, der Umgang damit könnte gefährlich sein. Oder sie sagt: ja, faß zu, es wird der Himmel sein. Eine Welt voller Narren.

Aber in jedem Fall beginnen wir in diesem Schweifen zwischen Lebensbewältigung und der Suche nach Support bei der Lebensbewältigung unsere eigenen Kräfte zu mobilisieren. Das, würde ich sagen, ist kurzgefaßt die ganze Theorie und der ganze Ansatz. Es gibt wie gesagt kein besseres Mittel, um zu einem Verständnis des Zwischenbereichs, des Störfaktors, zu gelangen als den Traum. Wir arbeiten also immer mit dem Traum und anderen nonverbalen Ausdrucksweisen, um den Krebs oder den kranken Teil der Persönlichkeit auszuleeren, herauszuwaschen oder wie ihr es immer nennen wollt. So, wer hat einen Traum, mit dem er arbeiten will? (Helen geht zum heißen Stuhl. Sie ist eine strahlende, füllige Frau um die vierzig.)

Helen: Wir sitzen im Kreis in einer Encountergruppe, und jeder hat einen Chefsessel. Die Umgebung wechselt hin und her zwischen zwei Räumen, die ich gut kenne – Maslows und dein Wohnzimmer. Den Wechsel hin und her erkenne ich daran, daß der Teppich wechselt zwischen einem dünnen, staubigen Teppich mit rötlich-schwarzem Muster und einem dicken, flauschigen Teppich ...

Fritz: Okay, laß diese beiden Teppiche ein Encounter haben.

Helen: (Lächelt) Ich bin der dicke, flauschige, weiche üppige Teppich von sattem Orange. Und, eh, wenn ihr auf mir sitzt, gebe ich sehr schön nach. Und ich liebe meine warme orange Farbe. – Und ich bin ein irgendwie dünner, rotschwarzer, staubiger, abgetretener, muffiger Teppich. Und alles, was mich berührt, tut mir weh, weil ich so dünn bin. Und ich bin vernachlässigt, ... ich fühle mich einsam, so als ob sich niemand darum kümmerte, daß ich gesäubert werde oder so.

Fritz: Das erzählst du mir. Warum erzählst du es nicht dem anderen Teppich?

Helen: Ich beneide dich. Ich beneide dich wirklich. Weil die Leute gerne auf dir sitzen und weil sie, wenn sie auf mir sitzen, ihre Knochen fühlen. Ich wünsche, man würde mir wenigstens eine Polstermatte unterlegen.

(Lächelnd) Ich schelte dich nicht für deinen Neid auf mich. Ich bin sehr weich und schön. Manchmal weinen die Leute in mich hinein, aber ihre Tränen sind nicht zu sehen, weil ich sie einfach alle aufsauge. Und sogar Flecken sieht man auf mir nicht sehr. Und ich habe nichts dafür übrig, dich zu bedauern, weil ich so damit beschäftigt bin, mich zu genießen; und ich mag dich eigentlich nicht ansehen, weil du so zerrissen bist. Und ich bin so glücklich, daß ich *ich* bin! (Lacht) Ja, ich habe kein schönes Gefühl im Gedanken an dich.

Fritz: Gut, mach dasselbe mit dem Gegensatz zwischen dem Maslowraum und meinem Wohnzimmer. Laß die Räume sich begegnen.

Helen: Ich bin ganz aus Holz, und ich habe eine schöne Maserung an den Wänden, und mein Teppich ist flauschig und dick. Ich habe große Fenster mit schönen Holzschnitzereien, die den Einblick von außen teilweise versperren, den Ausblick aber schöner machen, als er ohne diesen Schutz wäre. Mein Hauptproblem ist, daß die Beleuchtung mies ist. Die halbe Zeit ist die Beleuchtung falsch und auch die Temperatur.

Ich bin ein unordentlicher, spartanischer Raum mit einem dünnen Teppich und einem unbenutzten Kamin, und einem Ausblick, den ich nicht sehen kann, und ich bin so voll und unordentlich und gar nicht hilfreich. Aber ich habe etwas, was du nicht hast. Ich habe das Rauschen des Ozeans ganz nah, und es füllt fast immer den Raum. Und meine Heizung ist sehr gut, und ich habe eine Menge Kleinkram.

Das klingt nach Verteidigung und Enttäuschung. Ja, ich bin enttäuscht. Und ich bin ein wenig traurig. Ich bin nämlich Fritz Perls' Wohnzimmer, und es ist kein Leben in mir außer dem Rauschen des Meeres. Ich bin mir meines Staubs und meiner Härte und meiner Unordnung bewußt.

(Lächeln) Ich gehöre Dutzenden von Leuten, und ich bin warm. Und noch was, ich mag dich nicht so gerne ansehen, weil ich fühle, daß ich so viel mehr als du habe, und wenn ich dich anschaue, wird mir bewußt, was fehlt.

Fritz: Sag das noch einmal.

Helen: Ich mag dich wirklich nicht ansehen.

Fritz: Noch mal.

Helen: Ich mag dich wirklich nicht gerne ansehen.

Fritz: Lauter.

Helen: Ich mag dich wirklich nicht gerne ansehen!!

Fritz: Sag es mit deinem ganzen Körper.

Helen: Ich mag dich nicht gerne ansehen!!!

Fritz: Jetzt tausch die Plätze.

Helen: Um Himmels willen, ich habe dir ja auch nicht befohlen, mich anzusehen!! Sieh mich nicht an, wenn du nicht magst! Aber schrei mich nicht an! (Schreiend) Ich hasse es, angeschrien zu werden! Ich bin böse!!! (Pause) So, jetzt hast du, was du wolltest. Ich habe nicht, was ich wollte. Ich habe nicht, was ich brauche.

Fritz: Sag das noch mal.

Helen: Ich habe nicht, was ich brauche. (Pause, redet dann leiser) Und ich weiß nicht, wie ich es bekommen kann. Es gibt eben strukturelle Begrenzungen in Stein und Zement und Umfang. (Pause) Ich habe einen Moment lang vergessen zu atmen. (Tut einen tiefen Atemzug)

Fritz: Kannst du deine Augen schließen und in deinen Körper gehen und sehen, was du körperlich erlebst?

Helen: Meine Wangen sind heiß, und meine Stimme ist rauh. Meine Kehle ist zugeschnürt. Hinten in meiner Kehle und in meiner Brust ist eine Traurigkeit. Und ich atme ziemlich tief, und das tut gut. Das tröstet und stärkt mich. Ich benetze meine Lippen, weil sie trocken sind. Ich bin mir bewußt, wie ich sitze – als ob ich gleich weggehen wollte. Ich bin auch äußerst defensiv und verschlossen. Meine rechte Schulter ist verschoben, und meine rechte Hand ist in der Schwebe, als wollte ich etwas tun.

Fritz: Was tun?

Helen: Schlagen.

Fritz: Also schlag den Maslowraum. (Sie tut es ein paarmal) Jetzt tu es auch mit der linken Hand.

Helen: Mit meiner linken Hand möchte ich ihn nicht schlagen. (Lächelt) Ich möchte ihn berühren. (Streckt die Hand aus)

Fritz: Gut. Kannst du das abwechselnd tun? Schlag ihn mit deiner rechten Hand und berühre ihn mit der linken. (Sie macht das dreimal) Jetzt tu mir einen Gefallen, auch wenn es unecht wird. Tausch die Hände. Schlag mit deiner linken und berühre mit der rechten.

Helen: Mmmhhmmm. Ich kann mit der rechten auch berühren.

Fritz: Was erlebst du dabei?

Helen: Es ist schön, ich mag es. Ich kann mit meiner rechten Hand genausoviel fühlen wie mit meiner linken. Ich bin gar nicht willens, mit meiner linken zu schlagen.

Fritz: Sag das zu dem Maslowraum.

Helen: Ich mag dich nicht mit meiner linken Hand schlagen. Ich will dich wirklich nur berühren. Ich will dich nicht schlagen.

Fritz: Versuch es noch mal.

Helen: Zu schlagen?

Fritz: Ja. Mit deiner linken Hand.

Helen: Ich wundere mich selbst über mein Widerstreben. Ich will es wirklich nicht.

Fritz: Sag das noch mal.

Helen: Ich will es wirklich nicht.

Fritz: Noch mal.

Helen: Ich will dich nicht schlagen!

Fritz: Und noch mal.

Helen: Ich will dich nicht schlagen. (Lächelt, die Stimme wechselt in einen sanfteren neckenden Ton) Ich will dich nicht schlagen. (Lachen) Ich will dich nicht schlagen. Ich will dich nur berühren.

Fritz: Jetzt versuch noch einmal, ihn zu schlagen.

Helen: Ich kann es, aber mein Herz ist nicht dabei.

Fritz: Gut, versuch es.

Helen: (Lacht) Das tat nicht weh. (Tastet mit beiden Händen) Mit beiden Händen fühlt er sich viel besser an.

Fritz: Schlag noch mal mit der linken Hand. Weißt du, ich

sehe hier etwas Irrationales, darum will ich daran arbeiten.

Helen: Wenn ich dich ansehe, kann ich dich schlagen. (Schlägt den Stuhl, stößt ihn dann methodisch) Ja, wenn ich dich ansehe, kann ich dich schlagen und stoßen. Ich kann dich richtig hassen. (Pause) Du bist glänzend. Ich beneide dich. Nein, ich beneide dich nicht, verdammt noch mal, du hast eben, was du hast. Du bist einfach nur anders. (Leiser) Ich beneide dich.

Fritz: Tausch die Plätze.

Helen: He. Ich mag nicht, wenn du mich schlägst. Ich weiß, ich habe viel, was du nicht hast, aber so bin ich eben geworden. Nichts davon habe ich je einem anderen weggenommen. Einem anderen, dir. Ich bin einfach so, ebenso wie du auch einfach so bist, aber ich habe nichts von dir genommen.

Ein Teil von mir möchte mit dir diskutieren, und ein Teil möchte dich wegschieben. Ich wünschte, du wärest nicht so üppig. Ich kann diese Fülle nicht ausstehen.

(Zu Fritz) Das fühlt sich nicht richtig an.

(Pause) Das ist es, ich beneide deine Fülle.

(Lächelt) Ich fühle Traurigkeit darüber. So, als ob ich irgendwas haben wollte, was ich wirklich nicht bekommen kann, und als ob ich nicht mit dem zufrieden sein will, was ich habe.

Fritz: Sag das zur Gruppe.

Helen: Ich will nicht mit dem zufrieden sein, was ich habe.

Fritz: Kannst du das vertiefen?

Helen: Ja, ich habe eine Menge, aber ich habe einen Schimmer von dem bekommen, was es noch alles gibt. Und das will ich haben. Und ich bin bereit, sehr hart zu arbeiten und viel Zeit und Mühe einzusetzen, um mehr zu bekommen. Was ich da schimmern sehe, ist mehr von mir selbst. Und ich bin richtig begeistert von mir und hätte gern mehr von mir. Das bedeutet aber auch Arbeit mit anderen Leuten, und da bekomme ich Angst. Wirklich Angst, (lächelt Fritz an) an manchen Orten, an anderen nicht.

Fritz: Okay, so weit will ich gehen. Ich nehme an, ihr habt

gemerkt, was ich tat. Ich dirigierte sehr wenig. Wenn ich aber etwas Irrationales fühle oder merke, dann arbeite ich daran, bis die ganze Sache wieder rational wird. Und das ist etwas, wofür ihr wirklich ein ungeheures Maß an Sensitivität und Intuition entwickeln müßt. Dazu gehört der Schlüsselsatz. Wenn man fühlt, daß ein Schlüsselsatz eine Rolle spielt – irgendwas wirklich Grundlegendes –, dann verstärke ich es, laß ihn noch einmal sprechen und wiederholen und verstärken, bis die ganze Person erscheint. Dann werdet ihr merken, daß etwas völlig Unerwartetes geschieht. Die Persönlichkeit und die Gefühle kommen ins Spiel, und wieder einmal gibt es einen Wendepunkt im Wachstumsprozeß.

Fritz, Freund und Freud

(Barbara sitzt auf dem heißen Stuhl. Sie ist eine junge Frau, die wohl ungefähr 38 Jahre alt ist und sehr schüchtern dasitzt. Sie ist Sozialarbeiterin und hat schon früher mit Fritz gearbeitet.)

Barbara: Ich wollte ein braves Mädchen sein und einen wunderschönen Traum mit lauter schönen Sachen für dich träumen. Das habe ich nicht geschafft, aber etwas anderes ist passiert, was vielleicht ebensogut ist. Letzte Nacht war ich im Bett, und das geht mir schon seit langem so – wenn auch nicht sehr häufig –, nämlich, daß ich völlig gelähmt bin und mich überhaupt nicht rühren kann. Ich kann meine Zehen nicht bewegen und meine Augen nicht öffnen – nichts kann ich. Ich bin einfach vollständig gelähmt. Und ich bekomme Angst, und dann geht es wieder weg. Es scheint eine sehr lange Zeit da zu sein, ich glaube aber, es sind nur einige Minuten – vielleicht noch nicht einmal so lange. Aber es ist, als ob ich überhaupt nichts tun kann; und woran ich denken mußte, war eh, meine Unfähigkeit, mit mir umzugehen, wenn ich mich fürchte oder wütend werde.

(Tut einen langen Zug aus ihrer Zigarette) Ich werde einfach bewegungsunfähig – so daß es dasselbe ist, ob ich wache oder schlafe, ich bin gelähmt.

Fritz: Gut. Kannst du die ganze Geschichte noch einmal erzählen und dir vorstellen, daß du für alles, was geschieht, selbst verantwortlich bist. Zum Beispiel: ›Ich lähme mich.‹

Barbara: Em, gut. Em, ich lähme, ich lähme mich ... Ich mache mich bewegungsunfähig. Ich will mir nicht gestatten, etwas zu fühlen oder mich irgendwie zu benehmen, wenn es nicht zivilisiert und gut ist. Ich will mir nicht gestatten, wegzulaufen, wenn ich Angst habe; ich will den Leuten nicht erzählen, wenn ich Angst habe. Ich will mich nicht wehren, wenn ich wütend oder verletzt bin. Ich will es sie nie wissen lassen, daß ich böse Gefühle habe. (Fängt an zu weinen) Ich will sie nicht wissen lassen, daß ich sie manchmal hasse oder daß ich mich zu Tode fürchte und em ... Ich versetze mich manchmal, um mich zu strafen, in eine Art Panik, wo ich vor Angst nichts tun kann. Ich habe Angst zu atmen, und dann quäle ich mich mit all den schrecklichen Dingen, die ich mit mir geschehen lasse. Das ist alles, woran ich jetzt denken kann. (Schnieft) Fritz, ich will nicht weinen, ich glaube nämlich, Weinen ist schlecht für mich. Ich glaube, ich verstecke mich hinter meinen Tränen. Aber ich weiß nicht, was ich ... verstecke.

(Barbara schlägt mit der Hand auf ihren Oberschenkel, während sie redet)

Fritz: Kannst du das noch mal machen? Mit der rechten Hand. Rede zu Barbara.

Barbara: (Schlägt auf ihren Oberschenkel und lacht) Barbara, du brauchst Prügel!

Fritz: Prügle sie!

Barbara: (Schlägt sich weiter) Du bist ein böses Mädchen, weil du unecht und unehrlich bist! Du belügst dich selbst und alle anderen, und ich bin das leid, denn es führt zu nichts!

Fritz: Was antwortet Barbara?

Barbara: (Mit sich erhebender Stimme) Sie antwortet, daß sie nie gelernt hat, etwas anderes zu tun.

Fritz: Sag es in direkter Rede.

Barbara: Ich habe nie gelernt, etwas anderes zu tun. Ich weiß, daß man es anders machen kann. Ich weiß, daß es anderes zu tun gibt, aber ich weiß nicht, wie ich es machen soll.

Fritz: Sag das noch einmal.

Barbara: Ich weiß nicht, wie ich es machen soll! Ich kann es nur, wenn ich in einer geschützten und unterstützenden Situation bin; dann kann ich es ein kleines bißchen. Aber wenn ich in einer kalten Situation allein bin, dann habe ich zuviel Angst. Und dann gerate ich in Schwierigkeiten. Dann bringe ich mich in Schwierigkeiten.

Fritz: Ja.

Barbara: Und dann werde ich wütend auf mich, wenn ich mich in Schwierigkeiten gebracht habe, und dann strafe und strafe und strafe ich.
(Schlägt wieder ihren Oberschenkel) Und mir ist, als nähme das nie ein Ende und als ob ich nie zufrieden sein würde. (Fängt an zu weinen)

Fritz: Sag das zu Barbara. ›Ich werde nie mit dir zufrieden sein, was du auch tun wirst, ich bin nie zufrieden.‹

Barbara: Barbara, ich bin nie mit dir zufrieden. Egal, was du tust, es ist nie gut genug!

Fritz: Kannst du das auch zu deiner Mutter oder zu deinem Vater sagen?

Barbara: Mutter, egal, was ich tue oder getan habe, es ist nie gut genug.

Fritz: Kannst du es auch zu ihr sagen? ›Mutter, was du auch tust, es ist nie gut genug.‹

Barbara: Eh, Mutter, was du auch tust, es ist nicht gut genug.

Fritz: Sag ihr, was sie tun wollte.

Barbara: Mutter, du solltest versuchen, mich kennenzulernen. Du kennst mich nicht. Ich bin eine Fremde, und du läßt es zu, daß ich vortäusche ... du weißt schon; und ich habe eine ganze Persönlichkeit allein für dich. Das bin ich aber nicht. Ich bin überhaupt nicht die Persönlichkeit, von der du annimmst, daß ich sie wäre.

Fritz: Was würde sie antworten?

Barbara: Ich verstehe dich natürlich; du bist meine Tochter. Ich verstehe alles. Und ich weiß, was gut für dich ist.

Fritz: Rede jetzt dagegen.

Barbara: Mutter, du weißt nicht, was gut für mich ist! Deine Art führt bei mir zu nichts. Ich mag sie nicht, und ich respektiere deine Verhaltensweisen nicht. Ich glaube einfach nicht, daß sie produktiv sind. Ich glaube, daß sie dich einsam machen und daß du nie nahe an die Leute herankommst. Du findest immer zu viel an ihnen nicht gut. Du magst niemanden, und so ein Mensch möchte ich nicht sein ...

Fritz: Sag ihr mehr, was sie tun sollte. Was für ein Mensch sie sein sollte.

Barbara: Du solltest verstehen, wie es für andere Leute ist. Sie erfahren das Leben ganz anders als du. Könntest du nur ein einzigesmal versuchen, zu wissen, was es bedeutet, jemand anders zu sein?

Fritz: Ja. Ich hätte gerne, daß du einen Schritt weitergehst. Rede zu ihr in der Befehlsform. ›Sei verständnisvoller‹ und so weiter.

Barbara: Sei verständnisvoller ...

Fritz: Lauter Imperative.

Barbara: Sei einfühlsamer! Sei sensitiver! Verteidige dich nicht soviel, das hast du nicht nötig! Sei nicht so mißtrauisch und paranoisch! Laß den Glauben an Magie, es ist verrückt, an Magie zu glauben! Leb nicht immer in so einer Doppelbindung, wo du versuchst, so ein guter Mensch zu sein, so eine Heilige, so eine Stütze der Gesellschaft, so eine Urmutter, und gleichzeitig jede Minute dieses Lebens haßt. Tu das nicht!

Fritz: Jetzt rede so zu Barbara. Auch in Imperativen.

Barbara: Barbara, sei nicht so hilflos! Das ist verrückt ... eh ... hab keine Angst vor deinen Gefühlen! Deine bösen Gefühle – du mußt sie ausdrücken! Du mußt für dich selbst geradestehen! Du mußt wirklich werden! Spiel nicht Verstecken, das ist ein verrottetes Spiel! (Fängt an zu weinen) Sei kein Haufen Unglück und mach keine Spielchen, so daß andere Leute dich bedauern oder sich schuldig fühlen. Dann werden sie sich ungemütlich fühlen und fortgehen, und das willst du doch nicht.

Fritz: Jetzt gehe mehr in die Einzelheiten. Bleib bei deinen Imperativen und gib Barbara jedesmal ein Rezept hinterher – was sie tun sollte.

Barbara: Em ... Sei kein Schauspieler, kein Chamäleon!

Fritz: Sag ihr, wie sie das erreichen sollte – kein Chamäleon zu sein.

Barbara: Male dir aus, wer du bist und was du sein und tun willst und tu es! Versuch nicht herumzulaufen und dauernd nach Leuten Ausschau zu halten, die du imitieren kannst! Du hast Tausende von Leuten imitiert und was hat es dir eingebracht? Du fühlst dich immer noch wie eine leere Muschel. Du mußt dich entscheiden, wer du bist und was du tun willst!

Fritz: Sag ihr, wie sie sich entscheiden kann.

Barbara: (In scheltendem Ton) Du kennst deinen eigenen Geschmack und deine Interessen und deinen Wert. Du kennst alles schon lange. Sie sind nie ...

Fritz: Sag ihr im einzelnen, welches ihre Interessen sind.

Barbara: Em, eine Menge Dinge interessieren dich.

Fritz: Zum Beispiel?

Barbara: Zum Beispiel ... du arbeitest gerne mit Leuten, und es gibt dir ein gutes Gefühl, wenn du merkst, daß du nützlich gewesen bist – und daß du dir erlaubt hast, auf produktive Weise von anderen Leuten gebraucht zu werden. Tu das! Und such dir da einen Weg, auf dem du dich erfolgreich und nützlich fühlst.

Fritz: Komm, fang an, den Weg zu suchen.

Barbara: Also du mußt dich entwickeln ... du mußt zwei Dinge tun: du mußt dir wirklich die Mühe machen, von anderen Leuten zu lernen, die viel erfahrener und geschickter sind als du; und gleichzeitig mußt du du selbst werden. Du kannst nicht herumlaufen als Imitation von Fritz oder Virginia Satir oder Dr. Delchamps oder wer gerade Berater ist, oder wo gerade das letzte Seminar oder der letzte Workshop war, zu dem du gegangen bist. Tu das nicht, das ist schlecht! Du bist nämlich nicht sie, und du kannst nicht dieselben Emotionen durchmachen wie sie und die gleichen Sachen sagen wie sie und damit irgendwas Gutes für irgend jemand erreichen. Sie wissen es bald, daß du unecht bist.

Fritz: Du hast meinen Namen erwähnt. Sag mir also, was bin ich? Was von mir kopierst du?

Barbara: Fritz, du bist ein Mann, der mit Leuten arbeitet, und du läßt sie dich benutzen – du läßt die Leute dich zum Wachsen benutzen.

Fritz: Ja.

Barbara: Und das will ich auch tun; und ich glaube, was du tust, führt wirklich zu etwas ... aber ich kann nicht Fritz spielen. Das führt zu nichts, weil ich nicht du bin und dahin tendieren würde, dich zu imitieren.

Fritz: Laß mich sehen, wie du mich imitierst. Spiel Fritz.

Barbara: (Lacht) Gut. Soll ich es mit dir machen?

Fritz: Ja.

Barbara: Gut. (Lachend)
(Lange Pause) Willst du arbeiten?

Fritz: Ja.

Barbara: Willst du nicht, daß ich arbeite? Für dich?

Fritz: Doch.

Barbara: Ich kann nicht, Fritz. Ich kann nicht für dich arbeiten.

Fritz: O doch, du kannst.

Barbara: Nein.

Fritz: (Mit einem Glitzern in den Augen) Du bist Fritz, du weißt alles. (Gelächter) Du bist so weise.

Barbara: Das ist nicht wahr. Ich weiß nicht alles, und ich bin nicht so weise. Du mußt die Arbeit machen.

Fritz: Gut. Ich plage mich so sehr. Ich würde gern arbeiten, aber ich kann nicht. Ich habe einen Block. (Allgemeine Heiterkeit über Fritz' Antworten)

Barbara: Sei dein Block.

Fritz: Aber ich kann meinen Block nicht sehen.

Barbara: Du hörst mir nicht zu.

Fritz: O doch, ich höre sehr sorgfältig zu. Ich höre dich gerade sagen: ›Du hörst mir nicht zu‹.

Barbara:	Also laß uns etwas anderes probieren. Tu so, als wärest du draußen.
Fritz:	Draußen?
Barbara:	Ehem.
Fritz:	Wo? Hier oder da oder da oder da? (Er zeigt auf verschiedene Stellen im Raum)
Barbara:	Du kannst wählen, wo.
Fritz:	Du hast für mich gewählt.
Barbara:	Ich habe das Gefühl, du verspottest mich. Und versuchst vielleicht ...
Fritz:	Ich? Dich verspotten? Das würde ich nicht wagen! Du bist so ehrwürdig, und ich schmelze direkt vor Bewunderung. Ich würde nie wagen, dich zu verspotten. Wie könnte ich?
Barbara:	Dann laß uns etwas anderes versuchen. Kannst du deine Verehrung für mich tanzen?
Fritz:	O ja. (Gelächter) Jetzt kann ich gar nichts tun. Du mußt mir die Musik geben.
Barbara:	Eh, versuch, die Musik in deinem eigenen Kopf zu machen.
Fritz:	Ich bin aber nicht musikalisch, weißt du.
Barbara:	Wir sind alle musikalisch.
Fritz:	Mach du sie. (Gelächter)
Barbara:	Ich merke, daß die Last auf mich fällt, egal was passiert. Egal, was ich vorschlage, du sagst ›nein, mach du es für mich, ich weiß nicht wie‹.
Fritz:	Natürlich. Wenn ich nicht so unfähig wäre, dann wäre ich nicht hier. Das ist meine Krankheit, siehst du das nicht?
Barbara:	Sprich zu deiner Krankheit.
Fritz:	Aber meine Krankheit ist nicht hier. Wie kann ich zu ihr sprechen? Und wenn ich zu meiner Krankheit sprechen würde, würde sie nicht zuhören, denn das ist ja die Krankheit.
Barbara:	Ich werde zuhören. Hat jemand dir die Krankheit gegeben?
Fritz:	(Langsam) Ja.
Barbara:	Wer?
Fritz:	Sigmund Freud. (An diesem Punkt ist viel Lachen in der Gruppe zu hören.)
Barbara:	Ich sehe, daß Sigmund Freud nicht hier ist, daß er ...

Fritz: Ich bin aber sieben Jahre lang infiziert worden.

Barbara: (Kichernd) Oh, dann habe ich dir drei Jahre voraus, denn ich habe zehn Jahre bei einem Analytiker zugebracht. Du brauchst mir nicht zu erzählen, wie schlimm das ist! Kannst du mit Sigmund Freud reden?

Fritz: O nein, das kann ich nicht. Der ist tot.

Barbara: Du hast dich verändert. Du bist jetzt zum erstenmal ausgewichen. Was ist dir gerade bewußt?

Fritz: (Nüchtern) Eine große Trauer, daß Freud gestorben ist, ehe ich wirklich von Mann zu Mann mit ihm reden konnte.

Barbara: (Sanft) Ich glaube, du kannst immer noch mit ihm reden. Möchtest du?

Fritz: Ehem.

Barbara: Schön. (Pause) Ich möchte zuhören.

Fritz: Jetzt hänge ich fest. Ich würde es gerne tun. Ich würde gern in dieser Situation dein Patient sein, und eh ... (sehr langsam) Professor Freud ... ein großer Mann ... aber sehr krank ... du kannst dich von niemandem berühren lassen. Du mußt festsetzen, was ist, und dein Wort ist dann das Evangelium. Ich wünschte, du würdest mir zuhören. In einer Art weiß ich mehr als du. Du hättest das Neurosenproblem lösen können. Und hier bin ich ... ein einfacher Bürger ... der durch Gottes Gnade das einfache Geheimnis entdeckt hat, daß ist, was ist. Ich habe es noch nicht einmal entdeckt. Gertrude Stein hat es entdeckt. Ich kopiere sie nur. Nein, kopieren ist nicht richtig. Ich bin in dieselbe Bahn des Lebens und Denkens geraten wie sie. Nicht als Intellektueller, sondern einfach als menschliche Pflanze, als Lebewesen – und da bist du blind gewesen. Du hast den Sex moralisiert und verteidigt; damit hast du ihn aus dem Lebenszusammenhang gerissen. So hast du das Leben versäumt. (Im Raum ist es einige Minuten lang still. Dann wendet Fritz sich an Barbara.) Also, deine Kopie von Fritz war gar nicht so schlecht. (Gibt Barbara einen Kuß.) Du hast etwas für mich getan.

Barbara: Danke, Fritz.